高海拔低氧环境对人体机能影响与适应机制研究丛书

高海拔与脑保护

朱玲玲　赵　名　著

西南交通大学出版社
·成都·

图书在版编目（CIP）数据

高海拔与脑保护 / 朱玲玲，赵名著. —成都：西南交通大学出版社，2022.1
ISBN 978-7-5643-8413-5

Ⅰ. ①高… Ⅱ. ①朱… ②赵… Ⅲ. ①高原 – 影响 – 大脑 – 机能 – 研究 Ⅳ. ①R322

中国版本图书馆 CIP 数据核字（2021）第 245254 号

Gaohaiba yu Naobaohu
高海拔与脑保护

朱玲玲
赵　名　著

责任编辑　罗在伟
助理编辑　姜远平
封面设计　何东琳设计工作室

印张	15.75　字数　251千	出版发行	西南交通大学出版社
成品尺寸	170 mm × 230 mm	网址	http://www.xnjdcbs.com
版次	2022年1月第1版	地址	四川省成都市金牛区二环路北一段111号西南交通大学创新大厦21楼
印次	2022年1月第1次	邮政编码	610031
印刷	四川煤田地质制图印刷厂	发行部电话	028-87600564　028-87600533
书号	ISBN 978-7-5643-8413-5	定价	96.00元

图书如有印装质量问题　本社负责退换
版权所有　盗版必究　举报电话：028-87600562

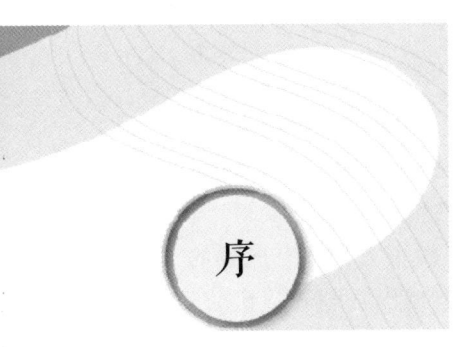

序

　　高海拔地区雪峰巍峨、层峦叠嶂，是地球上最靓丽的风景之一，是众多民族世代繁衍生息之地，也是旅游爱好者向往的地方。被称为"世界屋脊"的青藏高原和帕米尔高原大部分地区位于我国境内，约占我国近四分之一的国土面积。在国防上，这一地区与多个国家接壤，有着重要的军事意义；在资源上，不仅是我国矿产资源的战略储备地带，而且是控制着中亚、南亚、东南亚和东亚广大地区的"亚洲水塔"；在贸易上，自古就有"丝绸之路""茶马古道"联通中亚，现在更是"一带一路"的重要节点之一。高海拔地区在社会、经济、政治等方面的战略地位非常重要。

　　高海拔环境的低氧、低压、寒冷和强紫外线等极端因素造成的健康危害，是制约我国高原地区国防安全、经济建设和社会发展的"瓶颈"之一。2000多年前，《汉书·西域传》就描述了高原地区的大头痛山、小头痛山、身热之阪等，并指出如此命名是因为这些地方会使人头痛、头晕、呕吐、发烧。其后我国的多本古籍和近现代文献中也都有高原反应及其危害的记载。

　　中华人民共和国成立以来，我国在高原低氧损伤机制与防护领域的研究取得重大进展。无论是慢性高原病的"青海标准评分"还是藏族低氧适应基因的发现；无论是青藏铁路（格拉段）建设的"零死亡"还是玉树地震的医学救援；无论是"洞朗冲突"还是"加勒万河谷事件"中的高效卫勤保障，都证明我国在急慢性高原病的机制与防护领域达到了国际领先水平。但国内外的高原医学与低氧生理学领域以往都集中在急慢性高原病等机体损伤，对高原低氧造成的学习记忆、感知决策等认识能力下降较少关注。

　　随着人类生活方式不断向机械化、信息化、智能化的方向发展，人们开始逐渐重视高原低氧的认知损伤与防护的问题，高原医学与低氧生理学研究开拓了新的领域。朱玲玲研究员及其团队在低氧对神经发育、认知功能影响和干预措施研究方面辛勤耕耘二十余年，做了大量卓有成效的工作。特别是很多工作是在高原地区实地开展，既有南迦巴瓦朝晖、班公湖畔晚霞的浪漫，也有顶风冒雪、头痛恶心的辛苦。而《高海拔与脑保护》一书总结了该团队多年的研究成果，并拓展介绍了国内外的相关研究进展。

　　本书首先介绍了高海拔暴露对脑功能影响的变化规律，相关的神经影像学变化以及缺氧引起脑内神经炎症的机制；而后以高原缺氧脑损伤动物模型及其评价技术方法为引，介绍了天然药物、功能食品和绞股蓝皂苷、二甲双胍等化合物对高原缺氧脑功能保护作用的研究工作；进一步以人体研究为主，阐述了低氧训练、远隔缺血训练、神经调节技术和冥想训练对高海拔低氧条件下脑功能的保护作用；最后概述了新兴可穿戴生理感知技术在脑功能的监测与防护中的应用。主要内容为作者团队自己科研工作的第一手资料，数据翔实，图文并茂，对于高原脑科学的研究来说具有重要的意义和极大的参考价值。

　　本书的出版，将为世居和移居高海拔地区人员的身心健康与脑力作业能力的维护提供科学指导，为防护高海拔低氧造成的认知功能衰退提供科学措施，为国家制定有关政策提供科学依据，善莫大焉，扎西德勒。

2021 年 6 月

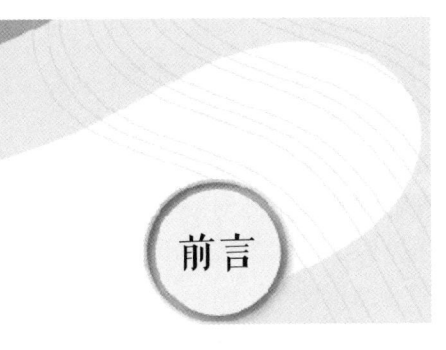

前言

我国境内有著名的四大高原：青藏高原、内蒙古高原、黄土高原和云贵高原，是世界上高原高山地区人口最多的国家。在地理学上，海拔 500 m 以上即可称之为高原；但从医学的角度上，则以海拔 2 500 m 作为高原的界限。高原地区的低压低氧、寒冷干燥、紫外线强烈等环境因素对人体造成复杂的系统性影响。尤其是低氧，它与运动医学、航空航天医学、极地医学、老年医学等学科密切相关。

2019 年诺贝尔生理学或医学奖被授予了美国科学家威廉·凯林、格雷格·塞门扎以及英国科学家彼得·拉特克利夫。以上三位科学家的工作开创性地在分子水平上阐明了细胞感知和适应氧气变化的机理，使人类对于氧浓度如何调节一些基础性生理机制有了更加深刻的认识，同时也有力推动了低氧在环境医学和临床医学中的机制和防护研究。

随着西部大开发、"一带一路"建设以及经济发展和国防安全的需要，前往高原地区的人数，包括工程人员、旅行者等越来越多，高原环境对人体健康和工作效能的影响也越来越受到关注。高原反应除了引起身体不适如心慌、胸闷、气短、乏力外，还表现出头痛头晕、睡眠障碍等一系列的神经功能改变，此外，还影响人体的情绪、感知力、判断力、记忆力和执行力等心理认知能力。因此，加强高原医学与脑功能的研究，特别是低压低氧引起脑功能异常的机制和防护研究具有重要的理论和实践意义。

我们课题组依托国家自然科学基金、国家重点基础研究发展计划（"973"计划）、军队后勤科研项目等基金项目，在范明研究员的带领下，聚焦于高原低氧等特殊环境因素对脑功能的影响机制及其干预措施，与国内外同行一道在作用机制、低氧训练、防护措施等方面开展了大量研究工作。本著作主要总结了近些年来高原医学与脑功能防护领域的最近进展，其内容主要包括研究概况、作用规律、脑影像学、实验模型、天然药物与功能食品的脑保护作用、神经调控、新兴技术等文献综述，以及绞股蓝皂苷、二甲双胍、间歇性低氧、远隔缺血、冥想训练等具体措施对脑功能的保护作用。希望能够总结经验，查找不足，为高原医学的大发展贡献应有的一份力量。

在本著作的撰写过程中，坚持最新的文献调研和课题组研究资料相结合、基础理论与实践经验相结合、实验室研究和现场观察相结合的原则，力求做到结构合理、内容翔实，图文并茂，期望成为高原医学科研与教学的一部较为系统的参考书，但由于时间仓促和作者水平有限，书中遗漏、争议和不妥之处在所难免，恳请广大读者指正。

在本著作的撰写过程中，参考了本课题组和高原医学同行已发表的众多文献，以及许多未一一列出的研究成果，在此一并表示感谢！同时，也感谢西南交通大学出版社对该书出版的大力支持。

朱玲玲　赵名
2021 年 6 月于北京

目录

第一章　高海拔与脑保护的研究概述 ………………………………………… 1

第二章　高原低氧对认知功能的影响及其相关因素 …………………………… 9

第三章　高原低氧对脑神经影像学的影响 …………………………………… 22

第四章　脂多糖（LPS）诱导系统性炎症复合低氧加重脑内神经
　　　　炎症的研究 …………………………………………………………… 32

第五章　葡聚糖硫酸钠诱导外周结肠炎复合低氧加重脑内神经
　　　　炎症的研究 …………………………………………………………… 55

第六章　高原缺氧脑损伤动物模型及其评价技术方法 ……………………… 74

第七章　天然药物对高原缺氧脑功能的保护作用 …………………………… 84

第八章　绞股蓝皂苷对高原缺氧脑功能的保护作用 ………………………… 93

第九章　功能食品对高原缺氧脑功能的保护作用 …………………………… 110

第十章　生酮饮食对高原缺氧脑功能的保护作用 …………………………… 119

第十一章　二甲双胍对高原缺氧脑功能的保护作用 ………………………… 131

第十二章　适度低氧对脑功能的保护作用 …………………………………… 143

第十三章　间歇性低氧训练对高原缺氧脑功能的保护作用 ………………… 156

第十四章 远隔缺血训练对高原缺氧脑功能的保护作用 …………………… 184

第十五章 神经调控技术对高原缺氧脑功能的保护作用 …………………… 193

第十六章 冥想训练对脑功能的保护作用 ……………………………………… 199

第十七章 新兴可穿戴生理感知技术助力高原缺氧脑功能的
监测和防护 ……………………………………………………………… 210

后　记 ……………………………………………………………………………… 244

第一章　高海拔与脑保护的研究概述

我国高原医学的发展经历了从初期的高原环境下人体基础生理学数据的观察，到高原特发疾病的生理病理学机制的探索，再到急慢性高原病的预防和治疗措施的研究过程，在高原医学和低氧生理学领域的研究取得了重大进展。随着科学与技术的进步以及神经心理与脑科学的发展，高原低氧对脑认知功能影响与防护的问题越来越受到关注。

一、我国高原医学研究的概况

高原医学研究在中国有悠久的历史。最早可追溯到《汉书·西域传》中所记载的"大头痛山""小头痛山"，描述了类似高山病的表现，即平原地区的人进入高原后出现浑身发热、脸色苍白、剧烈头痛、头晕及呕吐等症状。从 20 世纪 50 年代起，我国高原低氧研究大致分为三个阶段：

（1）开展探索期：1966—1968 年中国科学院对珠穆朗玛峰进行了大规模多学科的综合考察，我国生理学工作者第一次在这个地区进行了高山生理科学考察。1975 年，我国在世界上首次实现了在珠峰峰顶测绘人体心电图，青海、西藏的卫生部门和登山队医务组多有原始研究资料和记录。此时西藏军区高山病研究室刊印有"高原适应不全和防治研究资料"选编。张士楷编著的《高原卫生》出版。

（2）广泛深入期：随着我国改革开放和经济建设的发展，高原地区的探秘和勘察、资源的开发和利用、生态环境的保护、青藏铁路的设计以及高原旅游的开展，从 70 年代开始，中国科学院组织了多次以珠穆朗玛峰地区为主的青藏高原多学科综合考察，以及卫生部组织了青藏铁路前期医疗卫生调研任务。这些项目广泛深入地开展了有关高原低氧生理、病理、疾病和药物治疗的研究，取得不少成果。此时也开始与国际同行有交流和联系，同时也开始举行有关低氧的学术会议。

（3）前进发展期：90年代我国经济飞速发展，西部大开发战略开始实施，作为我国西部大开发的标志性工程之一的青藏铁路的建设推动了高原旅游等方面的发展。所有高原的开发都离不开对人体健康的保护，这大大促进了我国高原医学研究的发展。特别是国家自然科学基金和科技部先后启动了有关低氧的重大项目和重点基础研究发展规划"973"项目，集中了全国的优势科研力量，给高原低氧研究带来前进发展的动力。这期间，在高原低氧基础研究和应用研究方面都取得了许多重要成果，极大地提升了我国高原低氧领域的研究水平和国际地位。中国学者在国际期刊上发表的与高原有关的科研论文的数量呈现快速增长（图1-1A）。2004年，国际高原医学会对于争论了百年之久的慢性高原病诊断标准问题达成了一致，采用了我国学者提出的"青海标准"。2010年我国学者在同一期《科学》杂志上发表了两篇论文，指出藏族在高原环境下较少罹患慢性高原红细胞增多症的遗传学基础与 *HIFs* 调控网络的关键分子 *EPAS1* 和 *EGLN1* 的基因突变有关。这期间我国的高原低氧研究，已经开始步入国际先进行列。2019年诺贝尔生理学或医学奖授予了低氧感知信号分子研究的科学家，无疑会助推低氧及高原低氧相关领域的研究。因此，随着我国综合实力的增强，科学与技术的进步，以及神经科学的发展，高原低氧环境对脑认知损伤与防护的研究会越来越受到关注，得到更进一步的深入和发展。

二、高原低氧对脑认知功能影响研究的概述

认知能力是指人脑接收、加工、储存、提取及应用信息的能力，是多种能力和技能的组合，包括观察、知觉、记忆、思维、想象及注意力等。人在高海拔环境下除了身体的不适如心慌、胸闷、气短、乏力外，还表现出头痛、头晕、睡眠障碍等。高原反应可引起一系列的神经心理改变，影响人的情绪、感知力、判断力、记忆力以及执行认知和心理活动的能力。2000年以前，高海拔缺氧对人脑功能如感觉机能、睡眠、意识、学习、记忆、思维和情绪等的影响都是一些零散的研究报道，主要来自登山运动员的心理和生理测试或志愿者的神经行为检测。

早在1945年美国佛罗里达州彭萨科拉海军航空站的研究团队研究了高

海拔地区缺氧患者血氧饱和度与意识持续时间，观察了 25 名飞行学员和医院医务人员在不同海拔高度失去知觉的时间、有效意识的时间等。该研究结果显示：在出现特定缺氧症状时，海拔高度之间的最初变化非常小，行为出现错误时血氧饱和度平均为 64%，在即将失去知觉时血氧饱和度平均为 56%。此后对低气压对视觉（知觉）学习或记忆和注意力的影响都有相关的研究报道。我国学者林仲贤等早在 1981 年也从脑功能的角度，对高原地区的汽车司机的感觉机能、注意稳定性、记忆联想和演算能力、视觉反应时、手脚协同反应、驾驶追踪动作及汽车穿桩技术的情况，进行了现场实验与观察。该研究首次报道了海拔 4 000 m 左右低氧对脑功能的影响，并观察了高原现场驾驶汽车劳动 6 小时后脑功能的变化。

国内外关于高原低氧对脑功能影响的相关研究论文数量，如下图 1.1 所示（在 PubMed 网站检索关键词 "high altitude and cognitive"，截至 2021 年 6 月）。从历年发表论文数量上看，国际上关于高原脑认知的研究从 2000 年以后明显增加，反映了高海拔对脑功能影响的研究愈来愈受到关注。

高海拔缺氧对人脑功能如感觉机能、睡眠、意识、学习、记忆、思维和情绪等的影响，一般来说，视觉是对低氧最敏感的感觉，光敏感度的下降可发生在海拔 1 525 m 以下的地方。海拔 3 000 m 以下，对人脑功能影响不大，主要表现为轻度睡眠障碍和视觉信息处理下降；海拔 3 000 m 以上，神经心理功能会发生显著变化。但是，换气水平低或肺换气功能受损的人群甚至可能在海拔低于 3 000 m 时就出现神经心理问题。在上升到海拔 3 000 m 以上的前 24 h 内，未高原习服（指个体逐渐耐受高原缺氧并提高存活能力的环境适应性过程）的平原人的神经心理功能变化最为明显。此外，低氧对中枢神经系统的损害逐步加剧，其中皮质中心的上层最敏感，其次是小脑、髓质和脊髓。认知、决策和推理等大脑的高级功能对海拔高度和缺氧的影响最为敏感。

随着神经科学研究的快速发展和"人类大脑科学计划"的提出，从 2000 年以后高原环境对脑认知功能影响的研究报道明显增加。2009 年 5 月，美国国家研究委员会发表了一份名为《神经科学未来军事应用机遇》的报告。该报告认为，认知神经科学的发展为军事应用提供了新的认识与方向。由于高原环境地域对我国经济建设和国家安全的重要性，我国政府一直高度重视这一领域的研究工作，特别是随着综合国力的提高，近年来在基础研究上更是加大了资助。随着中国"脑科学计划"的实施,在此国际和国内大背景下,"高原环境与脑认知功能"研究迎来了新的机遇和挑战。

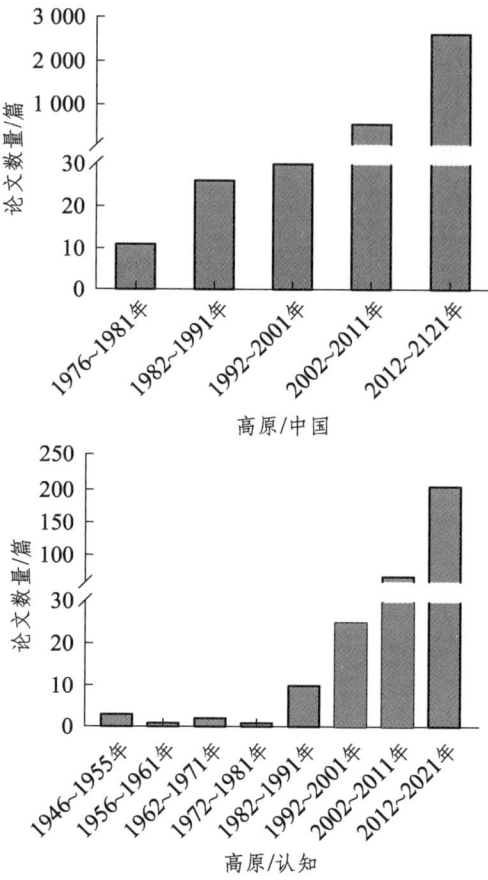

图1.1 有关"高原与中国"和"高原与认知"的历年论文发表情况

三、高原低氧脑认知功能防护的研究概述

高海拔对人体的情绪状态、视觉、认知和心理运动表现的影响往往大于受影响人自己所认知到的损害。由于高海拔地区每个人都易出现这些负面变化,因此加强对人行为的监测可能有助于识别神经心理损害。在过去的十年中,随着西部大开发以及经济发展和国防安全的需要,前往高海拔地区的人数,包括徒步旅行者、游客和建设者等越来越多,而暴露于高原

环境对人的健康和工作效能都会产生不容忽视的影响。在这样特殊环境下，不但要确保人们"上得去，活下来"，还要"上得去，活得好"。而针对高原缺氧下人认知功能的改善和防护措施的研究才刚刚起步。目前，对高原低氧下认知能力的保护和认知功能下降干预措施的研究，归纳起来可分为两个方面：靶向认知调节的直接干预和通过减轻高原生理反应的间接干预。

1. 靶向认知调节的直接干预措施

这方面的研究主要借鉴临床上用于改善疾病导致认知障碍的药物，观察其对高原缺氧性脑认知下降的防护作用。目前已经用于临床的改善认知的药物有：① 能改善阿尔茨海默病患者记忆障碍的乙酰胆碱酯酶抑制剂，如毒扁豆碱（Physostigmine）和加兰他敏（Galantamine）。基于乙酰胆碱在记忆中的重要作用，动物实验已证明给予上述两药能有效改善低压低氧下大鼠的空间记忆能力。② 钙离子拮抗剂类药物依拉地平（Isradipine）。动物实验发现，依拉地平能够阻断 L 型钙通道，减少氧自由基的产生和细胞色素 C 的释放，有效保护海马区神经元的损伤，对实验动物的记忆障碍具有保护作用。目前正在临床研究阶段的靶向组蛋白去乙酰化酶抑制剂、新型 α-氨基-3-羟基-5-甲基-4-异噁唑丙酸（AMPA）受体拮抗剂和磷酸二酯酶抑制剂等，都可通过改善学习和记忆过程而促进认知功能。此外，基于低氧对神经细胞能量代谢、氧化应激等调节，一些天然药物、营养助剂和功能食品对认知功能具有维护作用。如生酮饮食（Ketogenic diet）通过调节组蛋白去乙酰化酶，能有效逆转大鼠急性高原低氧所导致的学习和空间记忆障碍。然而，上述改善认知功能的药物如何应用到高原低氧下人认知下降的干预还有待进一步的验证。

2. 通过减轻高原反应的间接干预策略

高原环境由于缺氧可导致机体组织细胞氧化应激、自由基介导的过氧化损伤和代谢紊乱等，从而引起急性高原病。因此，基于低氧导致氧化应激和代谢紊乱等多靶点的调节，具有抗低氧损伤作用的药物，可通过减轻高原反应而间接改善认知功能。一些药物在抗高原反应中具有较好的效果，我国的传统中草药如藏药红景天、红景天黄芪合剂、复方党参、银杏叶片和刺五加片等均在防治急性高原反应方面有所应用，主要通过改善氧利用率、抗氧化与自由基清除等途径保护大脑神经元而改善脑功能。另外，许多天然产物和天然产物来源的化合物，作为有治疗作用的抗氧化剂，已应用于治疗神经系统疾病并有明显的治疗效果。有研究报道，一些草药如睡茄、假马齿苋和余甘子等能提高记忆和智力以及抗应激能力，而用于治疗多种疾病。三果宝是一种含有余甘子提取物的草本配方，具有抗血管生成作用，在动物实验中，对低压低氧导致的氧化损伤有明显的改善作用。

此外，低氧预适应或低氧训练是国内外公认的抗缺氧损伤干预的重要手段。在适度的海拔高度进行体能训练已被证明能有效提高高原低氧的耐受能力，减轻低氧导致的体能下降和高原反应。这种低氧训练通过非损伤性刺激，激活机体产生有益的适应性反应，也可明显改善急性高原反应。近年来，越来越多的动物实验研究证明，间歇性低氧对多种疾病如脑缺血、阿尔茨海默病的认知障碍和抑郁症等都有明显的改善和治疗作用。因此，间歇性低氧能有效减轻神经系统损伤，防治多种神经系统疾病，在神经损伤和修复过程中发挥着重要的保护作用。间歇性低氧训练方法作为一种简便、安全、经济的刺激手段，具有潜在的应用推广价值。进一步针对不同人群，完善和优化低氧训练方案，大样本的验证低氧训练对人认知功能的影响，将有望促进低氧训练成为改善和提高认知功能的非药物的辅助手段之一。

近年来研究发现，无创的神经调控技术在脑功能维护中具有重要作用。神经调控技术是指通过侵入性或非侵入性技术，利用光、磁、电、超声等物理性或化学性手段改变神经系统信号传递，调节神经元及其所在神经网络活动性，最终引起特定脑功能改变的生物医学工程技术。目前已经应用于临床的有经颅磁刺激（rTMS）技术，已有研究报道经颅磁刺激也可以改善急进高原受试者的睡眠状况，并改善认知灵活性等。因此，新兴的神经调控技术的发展，也为包括高原缺氧在内的极端环境下脑功能的异常提供了崭新的防护手段。

四、总结与展望

中国高原医学和低氧生理学研究经过了我国军地从事高原医学临床和基础研究的几代人的努力，在急慢性高原病的机制与防护方面都取得了令人瞩目的成绩。高海拔与脑功能防护的研究是高原医学与低氧生理学有待拓展的新领域。一方面，认识并阐明高原低氧对脑认知影响的规律和调节的关键环节；另一方面，有针对性地加强研发有前景的药物或天然化合物及其衍生物，用于防治高原低氧环境下认知功能损伤，争取研制出具有自主知识产权的抗低氧损伤新型天然化合物与中药有效成分的新药。同时，将脑科学的新进展和新技术转化应用到高原脑功能的防护，从而在以往适应性训练和药物干预的基础上，形成综合性防治方案（图1.2）。

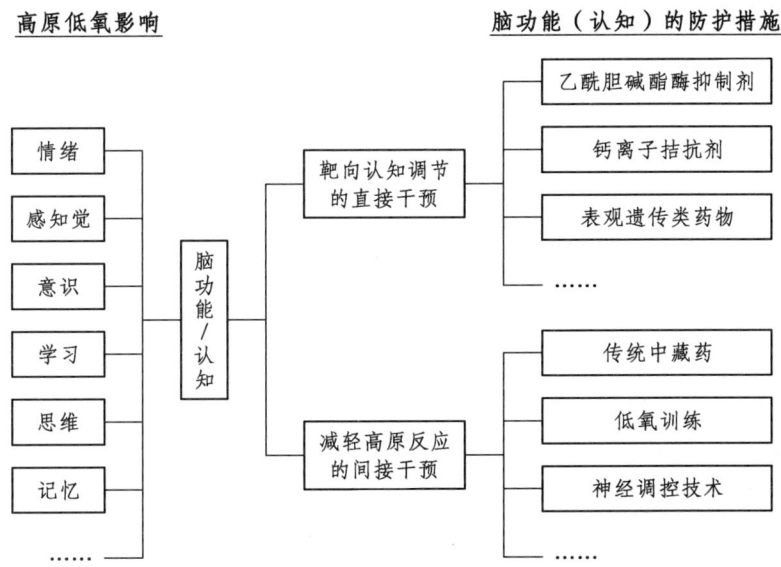

图 1.2　高原低氧对脑功能的影响及防护措施

本章参考文献

[1] 上海生理研究所. 科学研究论文及技术总结汇编：高山生理[M]. 上海：上海生理研究所，1973.
[2] 何永照. 听力学概论[M]. 上海：上海科学技术出版社，1964.
[3] 张士楷. 高原卫生[M]. 上海：上海科学技术出版社，1964.
[4] 伍德沃斯. 实验心理学[M]. 北京：科学出版社，1965.
[5] 张宽，朱玲玲，范明. 高原环境对人认知功能的影响[J]. 军事医学，2011，35（9）：706-709.

[6] 朱玲玲，范明. 高原缺氧对人认知功能的影响及干预措施[J]. 中国药理学与毒理学杂志，2017，31（11）：1114-1119.

[7] 吉维忠，吴世政. 高原低氧环境诱导认知功能损害研究现况[J]. 中国高原医学与生物学杂志，2019，40（3）：189-193.

[8] SETTAROV I A, RUCHANSKIĬ B Z. Medico-genetic indices in twins living at high altitudes. Sov Zdravookhr Kirg. Jan-Feb 1971, 1: 28-30.

[9] VIRUÉS-ORTEGA J, BUELA-CASAL G, GARRIDO E, et al. Neuropsychological functioning associated with high-altitude exposure[J]. Neuropsychol Rev. 2004, 14(4): 197-224.

[10] LOWE M, HARRIS W, KANE R L, et al. Neuropsychological assessment in extreme environments[J]. Arch Clin Neuropsychol. 2007, 22 Suppl 1: S89-99.

[11] LEMOS VDE A, ANTUNES H K, SANTOS R V, et al. Effects of exposure to altitude on neuropsychology aspects: a literature review[J]. Braz J Psychiatry. 2010, 32(1): 70-76.

[12] YAN X. Cognitive impairments at high altitudes and adaptation[J]. High Alt Med Biol. 2014, 15(2): 141-145.

[13] GAO Y X, LI P, JIANG C H, et al. Psychological and cognitive impairment of long-term migrators to high altitudes and the relationship to physiological and biochemical changes[J]. Eur J Neurol. 2015, 22(10): 1363-1369.

第二章　高原低氧对认知功能的影响及其相关因素

高原环境恶劣，其中低压低氧、紫外线辐射强、风速大等特点都对人的认知功能会产生明显影响。本章系统回顾了高原环境对人认知功能的影响，如知觉、学习和记忆、注意力、语言功能以及人格和情绪等。高原环境对认知功能的影响与海拔高度、进入高原时间和任务复杂程度等因素相关。本章还分析了目前该研究领域存在的问题及今后的展望。

一、高原低氧对知觉和视觉的影响

知觉是指对客体或客体特征的感知和反应。感知和反应能力的变化对于任务操作的速度和准确性均有显著影响，尤其是复杂任务。其中，个体对文字理解所需的时间称为综合反应时间（Complex Reaction Time，CRT）。研究发现，高原环境中 CRT 是一个较为敏感的指标。无论是在实验室模拟条件下，还是现场试验中，与在基准海拔环境相比（如低海拔或者海平面处），高原环境中人 CRT 均有所增加。即使对于某些高原环境耐受者（海拔 6 000 m 以上仍无明显的生理反应者）以及高原习服人员来说，CRT 也是一个非常敏感的指标。通常情况下，研究人员在海拔 2 500 m 以上就可以观察到 CRT 的明显增加。Denison 等发现即使在海拔 1 500 m 以上也可以观察到 CRT 的增加。Fowler 等证实，在海拔 2 438 m 以上 CRT 可以明显增加。另外，选择反应时间（Choice Reaction Time）是指对多种刺激进行辨别和区分，然后做出适当反应所需的时间。Dykiert 等在选择反应时间的研究中发现，选择反应时间在海拔高于 4 000 m 时便会明显增加。因此，高原环境可以显著影响人的知觉，并且其影响随着海拔高度的升高而增加。

在各种特殊感觉（视觉、听力、嗅觉、味觉和触觉）中，视觉是对低氧最敏感的感觉。光敏感度的下降可发生在海拔1 525 m以下的地方。海拔3 000 m以上时，视力和辨色能力明显下降。海拔4 000 m以上时，由于暗适应能力受损，再加上调节能力和聚焦能力下降，从而导致了隐斜视发病率的增加。从中等到极端海拔高度，夜间视力（光敏感度和视力）比白天视力受到的影响更大。高海拔习服程度似乎对视觉功能恢复帮助不大。然而，无论是海拔下降还是补充氧气都可以使视觉功能迅速恢复正常。目前尚没有药物或营养干预措施可以改善高海拔视觉功能。我国学者林仲贤等在1981年首次报道了海拔4 000 m左右低氧对脑功能的影响，并观察了高原现场驾驶汽车劳动6 h后脑功能的变化。研究显示在海拔4 000 m左右高原上，人的视觉机能和驾驶操作活动会遭受某些影响；但海拔低于4 000 m左右的高原现场对人的感觉机能和脑功能没有明显的影响。

由于高海拔地区的光散射较少，阳光更明亮，因此，光照区域和阴影区域之间的对比度增加。高海拔地区视觉效果的各种损害会对任何涉及边界光照条件的心理运动或认知任务（例如警戒能力、眼-手协调、目标探测等）产生不利影响，即使是在中等海拔高度情况也是如此。陆军军医大学高原军事医学系以视听整合连续测试系统（Integrated Visual and Auditory Continuous Performance Test）作为脑功能的评价方法，发现进入5 380 m高原3 d时，各项参数（综合尺度注意力、听觉注意力、听觉注意力集中和听觉反应控制一致性）比平原分别减少了11.2%、15.3%、19.8%和14.9%。美军近年观察到士兵的射击成绩在3 500 m地区和平原相比无明显变化，但在进入4 300 m地区8 d和30 d时均显著低于平原成绩。

二、高原低氧对学习和记忆能力的影响

海马和大脑边缘系统是学习和记忆的主要部位，也是对低氧较敏感的脑区，提示高原暴露很可能对人和动物的学习和记忆能力造成损害。目前有大量运用不同方法研究低氧对学习和记忆（包括信息储存和提取）的影响的报道，且有证据表明，这些影响是由于低氧损害了机体对于新信息的学习能力所致。

1. 信息储存和提取能力受损

Shock 等首次证实氧气浓度为 11% 的低氧可以对大鼠在迷宫中的视觉辨认学习能力造成影响，而且低氧对学习能力的损害要大于对储存和提取能力的影响。Nelson 等发现，高于海拔 6 000 m 的低氧环境对于信息的储存能力没有影响，但是却损害了对新信息的学习能力。然而，动物实验表明，严重的低氧环境也可能损害动物对信息的储存和提取能力。Chleide 等发现，连续 4 d 的低氧处理可以损害大鼠储存信息能力，但是这种损害可以在动物回到常氧环境中 6 d 后便得以恢复。Chiu 等发现急性低氧暴露（5% 氧浓度，2 h）后可以严重损害动物的信息提取能力，5 h 后严重影响动物对新信息的学习能力。Kramer 等通过对海拔 6 100 m 的登山队员作业能力的检测同样发现了类似的结果。近期 Hota 等发现头孢曲松可以减轻慢性低压低氧对记忆提取能力的影响，其机制可能是头孢曲松增加了神经胶质细胞内谷氨酸盐转运蛋白的表达，从而加大了神经突触对谷氨酸盐的摄取，进而使得记忆提取能力得到改善。

但是，Nicholson 与 Wright 发现，在适度低氧环境中（4 572 m，动脉血氧分压 PaO_2 50 mmHg*）猴子执行任务的能力却得到了改善。另外，Zhang 等对在适度低氧环境中（2 260 m）人的空间记忆、长时程记忆以及短时程记忆都做了研究。他们发现适度低氧仅对受试者的短期视觉构建能力（Ability of visual construction）产生影响，但对其他功能却未造成明显影响。以上结果表明，低氧对动物学习记忆能力的影响，与低氧程度和持续时间都有关系。

2. 高原低氧对空间记忆、短时程记忆的影响

已有报道低氧对大鼠空间记忆能力也会造成影响。Shukitt-Hale 等通过水迷宫研究发现海拔 5 500 ~ 6 400 m 的低氧暴露可以损害动物的空间记忆能力，而且对记忆能力的损伤程度和海拔高度呈正相关。值得注意的是，低氧损害的是动物的学习能力，而对动物储存信息的能力则无影响。另外，以上这一影响只有在海拔高于 5 500 m 时才能表现出来。因此，低氧对大鼠空间记忆能力的损害似乎存在一个阈值下限。总体来说，这种影响在低氧

---

* 注：1 mmHg=0.133 kPa。

暴露过程中要比低氧暴露后明显，低氧暴露后 6 h 要比暴露后 2 h 明显。Kheirandish 等发现间歇性低氧暴露也可以损害动物的空间记忆能力。Maiti 等研究发现，急性高原低氧环境下海马、皮质和纹状体神经元的凋亡可能导致动物空间记忆能力的下降，但低氧暴露 21 d 后，下降的空间记忆能力即有所恢复。

有趣的是，Zhang 等发现适度的间歇性低氧暴露（2 000 m，3 周或 4 周，4 h/d）却可以提高动物的空间记忆能力。近期研究发现，这一空间记忆能力的提高与动物海马树突棘 Rap 特异性 GTP 酶活化蛋白（Spine-associated Rap-specific GTPase-activating protein，SPAR）表达的升高相关。另外，Wittner 等发现短暂的急性低氧暴露（7 000 m，60 min）也可以提高动物的空间记忆能力。Nelson 于 1982 年对 20 名攀登麦金利峰（海拔 6 193 m）的登山者，在 35 d 的攀登过程中做了空间记忆能力的检测。研究结果发现，在海拔 3 800 m 时，未观察到低氧对其记忆能力的影响，而在海拔 5 000 m 以上时，则对其空间记忆能力损伤较大。Barhwal 研究发现，乙酰左旋肉碱可以减少低氧环境下细胞的氧化损伤并抑制细胞的凋亡，从而可以改善急性低压低氧环境对动物空间记忆能力造成的损伤。Bekker 等发现，异氟烷也可以对低氧导致的空间记忆能力的损伤起到保护作用。

在短期记忆测验中，Crow 和 Kelman 在不同的海拔高度下，让 86 名受试者记下几组数字。研究发现，只有在海拔达到 3 658 m 高度时，受试者的短期记忆能力才会产生障碍。Bartholomew 等对 72 名飞行员，通过无线电广播的形式，分别在海拔 606 m、3 788 m 以及 4 545 m 处对其短期记忆能力做了测试。该研究发现，只有当海拔到达 4 545 m，并且在做一些对记忆力要求较高的测试时，飞行员的短期记忆能力才会出现明显缺陷。同样，Virúes 等也发现，在海拔高度达到 4 500～4 600 m 时，受试者的短期记忆才会受到损害。从以上结果可以看到，发生短期记忆障碍的最低海拔为 3 500 m 左右。

3. 学习和记忆能力受损

高原低压低氧以海拔高度依赖的方式严重干扰学习和记忆过程。对模拟高原环境的登山运动员和志愿者的研究表明，高原低压低氧降低了人的心理、运动功能和延缓了视觉反应时间。2017 年，Nation 等利用模拟控制舱将空军机组人员暴露于高海拔 6 096 m（相当于 20 000 in）15 min。结果显示，急性暴露于模拟高空环境可引起学习和记忆快速损伤，而视觉和听觉的记忆则能基本保存，影响较少。急性低氧引起的记忆功能障碍的主要特征是记忆编码的缺失，在高海拔暴露前快速获得的记忆的维持和提取也受到损伤，提示在高海拔低氧暴露迅速引起记忆的编码和保留障碍。在海拔 4 400 m 高原环境急性暴露 1 h，人的短期记忆明显下降，且随海拔高度的增加而加剧。因此，随海拔高度增加，对低氧敏感的脑区如海马、纹状体和小脑等受低氧影响而出现显著的功能下降，出现运动协调能力、语言能力、反应时间、空间记忆、视听觉敏感度和短期记忆能力等多方面的损伤。

三、高原低氧对警觉和注意力的影响

有关高原低氧对警觉和注意力影响的报道较少。Evans 和 Witt 在海拔 4 200 m 的数字编码测验中发现，受试者的注意能力确实受到了损害。Berry 等对在模拟海拔高度为 3 000~5 000 m 的环境暴露后的受试者进行的数字编码测验中也得到了类似结果。Stivalet 等于 2000 年对适度低氧后 8 h 的受试者进行的视觉搜索测试中，发现受试者的测试成绩低于低氧暴露前，特别是低氧延迟了受试者的连续注意力处理时间。Bonnon 等对两个不同的登山小组做了实地检测。其中，第一组在 16 d 内从海拔 2 000 m 上升到了 5 600 m，接着用 2 d 时间上升到海拔 6 440 m。另一组在海拔高度为 6 542 m 处持续居住 21 d。研究者发现，只有第二组的注意力受到了明显的影响。

四、高原低氧对语言功能的影响

语言是现代人类特有的表达和交流系统，是人类社会必不可少的支柱之一。对于认知神经科学家来说，其关注的焦点集中于语言使用的内在认知和神经过程。研究发现，词形识别的心理过程与大脑的左侧梭状回有一定联系，尤其是其中被称为的视觉词形区（Visual word form area，VWFA），而语音感知和加工过程则与左侧额下回和颞上回密切相关。

高原环境是否可以对人的语言功能产生影响呢？已有研究发现，极度低氧暴露确实会对人的前额叶功能产生影响，其中有关语言功能以及词汇流利程度方面的损害已有多次报道。Petiet 等用语言探测能力的测验方式，在登山队员登上海拔 6 800 m 高处后，立即对登山队员进行实地调查。研究发现，登山队员的抽象思维能力以及语言流利程度均受到了影响。Kennedy 等的研究显示，海拔高度为 8 400 m 的低氧环境可严重损害受试者的抽象思维能力以及数字编码能力。Cavaletti 等详细报道了高原暴露对回到平原地区 2 个月后受试者语言流利程度的影响。Regard 等采用基于语言产出能力以及限时图片归类的两种语言流利程度的测试方法对高原低氧影响语言功能进行研究。研究结果发现，与近 7 个月未攀登海拔高于 5 000 m 的登山运动员相比，近期有过高海拔攀登经历的登山队员，其语言流畅程度受到了显著损伤。West 和 Hornbein 分别于 1984 年、1989 年利用失语症筛选试验发现高原环境对人语言产生不利影响，失语症患病率增加。

West 等人研究也发现受试者高原暴露一年后其语言损伤便可恢复。Shipton 和 Garrido 等发现极端低氧环境可导致暂时性失语。在实际攀登珠穆朗玛峰的过程中，Lieberman 等通过分析无线电电话录音发现，随着海拔高度的增加，受试者对语言理解的时间也会相应增加。

五、低氧环境对情绪状态和人格的影响

关于高原低氧对人情绪和人格影响的研究主要围绕以下三个问题：① 登山者与普通受试者之间在人格特征方面有何不同；② 海拔高度的改变对人的情绪状态造成哪些影响；③ 高原习服对人格特征的影响。

有研究发现，登山者会表现出一些特殊的人格特征。Magni 等在攀登喜马拉雅山脉的实地调查中，将 22 名登山者的 16 项人格特征与正常对照组进行了比较。结果发现，两组之间的以下三项人格特征存在差异：A（保守-激进），G（利己心-责任心），以及 Q（放松-紧张）。结果显示，登山者表现出较少的焦虑和社会控制倾向，而表现出更多的情绪稳定性。

在海拔高度与情绪特征方面，Ryn 等分别于 1971 年、1988 年调查了 80 名登山者后发现，在海拔高度低于 2 500 m 时，受试者的情绪特征主要表现为兴奋-冷漠。在海拔高度高于 5 500 m 后，情绪特征中的欣快-冲动因素便占主导，而且抑郁综合征的发生概率增大。Shukitt 及 Banderet 报道，在海拔 1 800 m 左右，以欣快感为主的情绪变化已经出现。我们在海拔

4 000 m 左右的调查发现，除有躯体不适的人员外，欣快感普遍存在。随后的研究发现焦虑水平会随着海拔高度的升高而有所增加，而且很可能与高海拔条件下的情绪状态有关。另外，Hale 等对处于海拔 4 700 m、7 h 的受试者的调查研究证实，高海拔下的情绪状态与脑功能密切相关，并且它也是衡量高原病程度的衡量指标。Nelson 发现，在海拔 3 800 m 时，人格特点与海平面相当，而在海拔 5 000 m 以上时，则出现偏执、强迫、抑郁以及敌对等症状。

关于高原习服对人格和情绪的影响方面。Missoum 等 1992 年对 100 名攀登了喜马拉雅山的登山者进行了调查。研究者将登山探险后的受试人员分为急性高山病敏感组和不敏感组。研究发现，敏感组在登山之前便表现出较高的焦虑水平，并且在登山后，焦虑表现更加明显。Bushov 等将受试者暴露于模拟海拔 3 500 m 的高原环境中从而区分专业和非专业登山者。研究发现，专业登山者神经过敏症的发病率要低于非专业登山者，高原习服可以降低神经过敏症的发病率，而且神经过敏症发病率的降低与急性高山病的低发病率有关。最新的研究发现，长期生活于高原地区（约 3 700 m）的青少年，其认知能力与平原组（约 500 m）并无明显差异。此现象说明青少年在其生长发育过程中可以逐渐适应慢性低氧暴露环境，即高原习服。

六、长期暴露高原环境对脑力作业能力的影响

长期暴露高原环境的人群主要分为两类：一是在高原居住的人群；二是从平原到高原工作、生活或旅游的人群，包括久居高原的部队官兵。慢性低氧暴露主要对大脑前额叶功能产生影响，对语言功能包括语言理解、抽象思维能力和词汇流利程度等产生损害；也会损害长期记忆能力，表现为信息存储和提取功能受损。

近年来，Gao 等较系统地比较了久居高原与急进高原的军人的认知功能。结果发现，初入高原军人的认知障碍主要表现为视听觉注意力降低且反应时间延长，颜色辨别能力下降，短时视觉记忆能力受损，计算能力下降，运动稳定性降低等。随着在高原居留时间的延长，机体对高原低氧环境逐渐习服，神经系统可从生理和生化机制上进行一系列代偿性调节，使某些认知功能，如听觉反应时间和运动稳定性等稍有恢复，但颜色反应时

间、短时视觉记忆能力随高原居留年限的延长呈渐进性衰退的趋势。

蒋春华等研究比较了平原部队、进驻高原部队（4 050 m，2 个月）、常驻高原部队（3 600 m，大于 1 年）的脑力作业能力，发现进驻高原部队军人主要表现为视觉反应时明显延缓，长期驻扎后会逐渐好转，恢复正常。但常驻高原部队军人的目标追踪成绩相对较低，且低于进驻高原部队，提示长期高原低氧对以操作协调性和稳定性为主的认知功能可能有潜在的负性影响。图 2.1 为急性高原暴露后神经心理行为的变化。

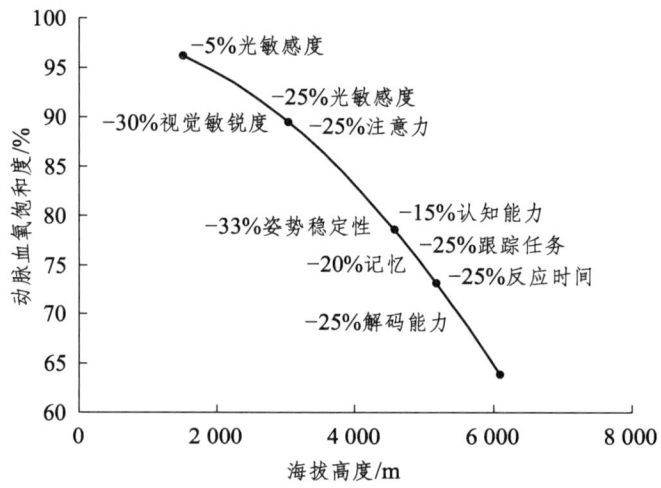

图 2.1　急性高原暴露后神经心理行为的变化

Ma 等利用事件相关电位研究高原环境的长期暴露对冲突控制的影响。长期暴露在高海拔地区会影响冲突解决阶段的冲突控制，在高海拔组的注意力的减少抵抗了冲突的控制。研究显示，尽管在行为层面上，海拔的影响并不显著，但事件相关电位显示，低海拔组 P3 振幅明显高于高海拔组，认知冲突的控制受到明显影响。因此，长期高原暴露后脑功能与运动能力均遭受到不同程度的损害，主要表现在注意力、学习和记忆尤其是瞬时记忆和短时记忆等认知功能受到损害。

七、高原环境影响人认知功能的因素和存在的问题

认知功能水平在人群中的个体差异较大，影响因素众多，包括先天遗

传、后天环境、个体的学习、训练、营养及机体应激水平等。已有研究虽证明了高原环境对大脑认知功能的潜在影响，但目前对高原环境损伤认知功能的特点和关键环节尚不明确，也缺乏相应评价技术。无论是急进高原还是长期暴露高原环境中，海拔高度、上升速度、高原停留时间、个人适应能力以及执行任务复杂程度等都是高原环境影响认知功能的重要因素。此外，高原低氧本身导致的生理心理变化，如头痛、睡眠质量差和紧张焦虑等负性情绪也都与认知功能的降低密切相关。而且高原低氧下认知功能的改变及情绪情感的变化都是在不知不觉中发生的，不易被觉察。更多的影响因素尚有待进一步明确。

2016 年 Issa 等利用多种认知检测手段评估了认知表现与时间、海拔、睡眠质量和急性高原（山）病（Actute mountain sickness，AMS）的关系，研究中使用了三种认知测试和实时的认知评估工具，连同健康和高原反应评估问卷量表。结果显示，在高海拔整体认知表现无显著性的变化，但 AMS 的症状和某些特定的认知功能之间表现出显著的相关性。这进一步提示高原环境下需要更多对客观生理评价、自我感知调查和 AMS 度量标准综合评估对认知功能的影响。Guo 等对 163 人急性暴露在 3 700 m 后，头痛的出现与高海拔发病有关的生理和心理因素进行研究。结果提示，高原环境下头痛患者有更多的负面情绪状态，包括紧张焦虑分数、抑郁、敌意、疲劳和困惑以及较低的活力。负面情绪与头痛的严重程度相关。头痛患者的认知功能轻微下降。国内外的学者均认为，进入高原初期认知能力的损害与急性高原病症状的发生并不同步，存在一定分离。而久居高原者，认知能力的下降与慢性高原病的严重程度是否存在相关性，目前尚无确切的研究结论。

综合国内外的研究报道表明，高原低氧环境对认知功能的影响是多方面的，包括感知能力、注意力及记忆力、情绪情感等方面的改变。但已有的研究报道中，即使在相同的海拔高度，得出的结论有时也互有矛盾。除了上述的影响因素外，还由于认知功能检测的手段不同、人群样本的不同、暴露的环境不同（高原现场或高原模拟舱等）、检测的时间和流程不同等都将直接影响实验结论。因此，高原低氧对人认知功能的影响迫切需要结合多种认知功能客观检测手段进行大样本纵向队列的调查研究。

八、总结和展望

高原环境对人的认知心理行为会产生明显影响，表现在知觉、学习记忆能力、注意力、语言功能、人格以及情绪等方面，并且其作用与海拔高度、进入高原时间和任务复杂程度均明显相关（表 2.1）。但是由于认知心理的检测和评估手段的差异以及复杂的影响因素，导致某些研究结果出现不一致。因此，进一步加强高原低氧对人认知功能影响的规律的研究，发现关键环节，明确认知损害的特征和指标，并结合脑科学的最新进展和新技术开展脑损伤修复和脑保护的新机制和新靶点，进而利用学科交叉的优势，为高原低氧下认知下降的防护和认知能力的维护提出新的干预策略和技术手段。

表 2.1 神经心理学表现要点

- 海拔>3000 米时发生神经心理表现下降
- 人人易感
- 反感情绪常见
- 夜间视力下降
- 复杂作业成绩下降
- 警戒能力下降
- 反应时间下降
- 有高原反应的人情况更严重

本章参考文献

[1] ROACH E B, BLEIBERG J, LATHAN C E, et al. AltitudeOmics: Decreased reaction time after high altitude cognitive testing is a sensitive metric of hypoxic impairment[J]. Neuroreport. 2014, 25(11): 814-818.

[2] KRYSKOW M A, BEIDLEMAN B A, FULCO C S, et al. Performance during simple and complex military psychomotor tasks at various altitudes[J]. Aviat Space Environ Med. 2013, 84(11): 1147-1152.

[3] DAVRANCHE K, CASINI L, ARNAL P J, et al. Cognitive functions and cerebral oxygenation changes during acute and prolonged hypoxic exposure[J]. Physiol Behav. 2016, 164(Pt A): 189-197.

[4] NATION D A, BONDI M W, GAYLES E, et al. Mechanisms of Memory Dysfunction during High Altitude Hypoxia Training in Military Aircrew [J]. J Int Neuropsychol Soc. 2017, 23(1): 1-10.

[5] DAVIS J E, WAGNER D R, GARVIN N, et al. Cognitive and psychomotor responses to high-altitude exposure in sea level and high-altitude residents of Ecuador[J]. J Physiol Anthropol. 2015, 34(1): 2.

[6] GUO W, CHEN G, QIN J, et al. Short-term high-altitude pre-exposure improves neurobehavioral ability[J]. Neuroreport. 2016, 27(6): 367-373.

[7] GAO Y X, LI P, JIANG C H, et al. Psychological and cognitive impairment of long-term migrators to high altitudes and the relationship to physiological and biochemical changes[J]. Eur J Neurol. 2015, 22(10): 1363-1369.

[8] ZHANG G, ZHOU S M, YUAN C, et al. The effects of short-term and long-term exposure to a high altitude hypoxic environment on neurobehavioral function[J]. High Alt Med Biol. 2013, 14(4): 338-341.

[9] MA H, WANG Y, WU J, et al. Long-Term Exposure to High Altitude Affects Conflict Control in the Conflict-Resolving Stage[J]. PLoS One. 2015, 10(12): e0145246.

[10] LI P, ZHANG G, YOU H Y, et al. Training-dependent cognitive advantage is suppressed at high altitude[J]. Physiol Behav. 2012, 106(4): 439-445.

[11] MCMORRIS T, HALE B J, BARWOOD M, et al. Effect of acute hypoxia on cognition: A systematic review and meta-regression analysis[J]. Neurosci Biobehav Rev. 2017, 74(Pt A): 225-232.

[12] KONG F Y, LI Q, LIU S X. Poor sleep quality predicts decreased cognitive function independently of chronic mountain sickness score in young soldiers with polycythemia stationed in Tibet[J]. High Alt Med Biol. 2011, 12(3): 237-242.

[13] ISSA A N, HERMAN N M, WENTZ R J, et al. Association of cognitive performance with time at altitude, sleep quality, and acute mountain

sickness symptoms[J]. Wilderness Environ Med. 2016, 27(3): 371-378.

[14] GUO W Y, BIAN S Z, ZHANG J H, et al. Physiological and psychological factors associated with onset of high-altitude headache in Chinese men upon acute high-altitude exposure at 3700 m[J]. Cephalalgia. 2017, 37(4): 336-347.

[15] ZHAO M, HUANG X, CHENG X, et al. Ketogenic diet improves the spatial memory impairment caused by exposure to hypobaric hypoxia through increased acetylation of histones in rats[J]. PLoS One. 2017, 12(3): e0174477.

[16] JAIN V. Brain food at high altitude[J]. Adv Neurobiol. 2016, 12: 307-321.

[17] BROCHERIE F, MILLET G P, HAUSER A, et al. "Live high-train low and high" hypoxic training improves team-sport performance[J]. Med Sci Sports Exerc. 2015, 47(10): 2140-2149.

[18] MANUKHINA E B, GORYACHEVA A V, BARSKOV I V, et al. Prevention of neurodegenerative damage to the brain in rats in experimental Alzheimer's disease by adaptation to hypoxia[J]. Neurosci Behav Physiol. 2010, 40(7): 737-743.

[19] MATEIKA J H, EL-CHAMI M, SHAHEEN D, et al. Intermittent hypoxia: a low-risk research tool with therapeutic value in humans[J]. J Appl Physiol (1985). 2015, 118(5): 520-532.

[20] ZHANG K, ZHU L, FAN M. Oxygen, a Key Factor Regulating Cell Behavior during Neurogenesis and Cerebral Diseases[J]. Front Mol Neurosci. 2011, 4: 5.

[21] 吕永达，霍仲厚. 特殊环境生理学[M]. 北京：军事医学科学出版社，2003.

[22] 张宽，朱玲玲，范明. 高原环境对人认知功能的影响[J]. 军事医学，2011，35（9）：706-709.

[23] 史清海，伏建峰. 高原军事认知功能及其药物干预[J]. 解放军预防医学杂志，2012，30（4）：306-308.

[24] 蒋春华，刘福玉，崔建华，等. 快速进入极高海拔高原早期视听觉认知功能的变化[J]. 高原医学杂志，2009，19（s1）：36.

[25] 朱玲玲, 范明. 高原缺氧对人认知功能的影响及干预措施[J]. 中国药理学与毒理学杂志, 2017, 31（11）: 1114-1119.

[26] 马强, 张志清, 陈学伟, 等. 高原作训部队军人作业能力现场评估分析[J]. 军事医学, 2014, 38（9）: 668-671.

[27] 于晓妩. 认知促进药物的研发现状及思考[J]. 军事医学, 2011, 35（9）: 649-653.

[28] 罗刚, 袁超, 李鹏. 高原军事作业医学的研究现状及发展方向思考[J]. 西南国防医药, 2016, 26（1）: 80-83.

第三章 高原低氧对脑神经影像学的影响

高原低氧从多方面对机体产生影响，而脑又是机体对氧需求最高的器官。因此，长时间高海拔低氧环境对脑的结构和功能如记忆力、判断力、计算力等产生一系列的影响，严重时可导致高原脑水肿。随着神经影像技术的发展，利用磁共振成像（MRI）进行高原环境脑结构和功能的影像研究取得了一系列新的进展，从而对高原病发病机制有了更深层次的理解。本章综述了利用神经影像技术研究高原环境对脑结构和功能取得的一系列新的进展。

磁共振功能成像（function magnetic resonance imaging，FMRI）是目前脑功能研究中的一个热点。20 世纪 90 年代后，BOLD（blood oxygenation level dependent）磁共振功能成像已广泛应用于脑功能的研究。其优点是具有较高的空间、时间分辨率，无辐射损伤以及可以在活体上重复进行检测。FMRI 技术既可显示脑部的整体形态学变化，还可发现脑部的细微结构变化以及血流动力学、功能、代谢等方面的变化。MRI 近些年来不断出现新的扫描序列，在神经系统研究方面显示出其不可比拟的优越性。因此，利用磁共振成像进行高原环境脑结构和功能的影像的研究，对高原病发病机制有了更深层次的理解。

一、急性高原低氧暴露下脑影像学改变

急性高原病（AMS）一般发生在海拔大于 2 500 m，从平原快速上升到高原的情况下。症状包括头痛、恶心、食欲不振、疲乏、头晕等，一般在到达高原 6~12 h 内出现，如海拔不继续升高，多在 1~2 d 内缓解，但也有不到 1% 的人群病情会继续进展，表现为致命的高原脑水肿（HACE）。脑

对于缺氧十分敏感,在低氧环境下脑氧代谢率也会升高,因此人体会有一些代偿机制来维持充足的氧供,其中包括通气频率、心率、红细胞压积的增加等。对于 AMS 确切的病理生理机制目前尚不清楚,现有的共识认为 AMS 和 HACE 在临床上具有许多相似的特点,两者可能是同一疾病谱的不同阶段。

1. 急性高原低氧暴露脑体积的变化与 AMS 的关系

1985 年 Ross 提出了"tight-fit hypothesis"假说,该假说认为颅骨的容积是一定的,因此脑、血液、脑脊液的体积总和也是恒定的。如其中一项的体积发生改变,其他一项或两项也会发生相应的改变。在高海拔低氧环境下,脑体积占总体积比例高的人,脑脊液的调节能力有限,此时会造成颅内压的升高,脑组织进一步肿胀,产生高原头痛。已有多项研究对高原低氧下脑体积的变化进行了观察。结果表明,在低氧环境下脑体积会增加,但其原因有所不同。吸入浓度为 12.4% O_2 40 min 脑体积增加 8.2 mL,脑脊液体积减少 5%。Lawley 等发现,在急性常压低氧(12% O_2)暴露 10 h 后脑体积增加,但主要是在灰质,同时与脑脊液体积下降具有一定相关性。经历 10 h 的低氧增加了灰质的体积和脑体积,这种现象可能会引起颅内压的增高。另有研究发现,脑体积的增加也与白质有关。Sagoo 等发现,在常压低氧(12% O_2)暴露 22 h 后,总的脑实质体积增加,从基线 1 253 mL 增加到 1 282 mL,并且脑灰质及白质体积均出现了增加。脑的总体积增加与脑脊液的减少同样具有明显相关性,并且脑白质体积的增加与"路易斯湖评分"明显相关。Verges 等亦发现了类似的结果,但白质体积增加更为明显。该作者认为,脑白质可能对于血管源性水肿更敏感,因为脑白质密度较低,对于液体的侵袭抵抗力低。白质体积增加和表观弥散系数(apparent diffusion coefficient,ADC)值升高提示白质细胞外的水分增加,可能与白质容积增加有关,而脑白质各向异性分数(fractional anisotropy,FA)值下降进一步支持了高原暴露下脑白质细胞外水分增加。另外一项研究也发现,暴露于常压模拟海拔 4 500 m 10 h,脑白质的体积明显增加,ADC 值则明显下降。

这些研究均发现在急性低氧后脑的总体积增加,灰质、白质均受累,ADC 值增加,尤其是在胼胝体膝部和压部。ADC 值在无症状的高原低氧人群有增高的趋势，在 AMS 人群 ADC 值下降比较明显。ADC 值的减少可能代表了脑能量状态的下降，是 AMS 症状发生的重要预测因素。随着脑体积的增加，脑脊液体积出现了代偿性的减少。在高原低氧下，脑灌注明显增加，脑组织存在细胞毒性水肿及血管源性水肿，从而引起脑组织的肿胀。随着脑体积的增加，AMS 症状越来越明显，两者具有一定的相关性。现有的研究结果提示，急性高原低氧后可引起脑体积的增加（包括灰质和白质），进而引起颅内压升高导致 AMS 的发生。

2. 急性高原低氧暴露颅内静脉系统与 AMS 的关系

近期的研究表明，急性高原低氧暴露后颅内静脉系统异常与 AMS 敏感性有关。相比脑脊液和脑体积的变化，脑血流（Cerebral blood flow，CBF）的流入和流出对于颅内压的影响更大，轻度的不平衡就会对颅内压造成明显的影响。Lawley 等发现，急性常压低氧（12% O_2）暴露 10 h 颅内较小的横窦和高原头痛中度相关。应用磁共振静脉成像（Magnetic resonance venography，MRV）发现静脉评分和头痛强度之间有明显的联系，存在单侧的横窦优势。当高原低氧下 CBF 增加时，引起近端的静脉淤血，从而增加了颅内压，引起 AMS 的发生。受限的静脉窦形态，如静脉窦先天发育异常、狭窄可能是 AMS 的危险因素，或可加重 AMS 的症状。研究还发现，优势侧脑表面的静脉系统容积增加与灰质体积增加有关。Sagoo 等进行了相似的研究，发现在低氧下上矢状窦和横窦无明显改变，但到低氧 22 h 暴露时脑内深部小静脉显示受压迫，脑静脉容积从 2 h 的 116 cm^3 下降到 22 h 的 97 cm^3，该研究中也发现了下降的横窦容积趋势，但差异无统计学意义，可能与样本较少有关。这两项研究分别从大的静脉窦和脑深部小静脉两方面阐述了 AMS 的可能发病机制：高原低氧引起脑血管扩张，CBF 增加，导致脑灰质、白质体积增加，进而压迫脑内深部小静脉，引起脑内深部小静脉体积下降。脑血管扩张只有静脉血流相应增加才能保持稳态。当个体存在静脉窦先天发育异常、狭窄时，或由于静脉系统本身解剖结构的特点，其血流调节能力极为有限，因此，在 CBF 增加时静脉回流不能相应地增加，导致毛细血管及静脉压增高，引起 CBF 回流受限，近端静脉淤血。而静脉淤血又加重脑组织肿胀，引起颅内压增高，最终出现 AMS 的症状。

3. 视神经鞘直径与 AMS 的关系

学者们对高原低氧暴露人群视神经鞘直径（optic nerve sheath diameter，ONSD）的变化也进行了研究，而且在临床上也发现其变化与重症患者颅内压增高具有一定相关性。Verges 等研究发现，在高原暴露期间，ONSD 变化虽然差异无统计学意义，但 3 名 ONSD 增加最多的受试者头痛最为严重。因此推测，ONSD 的扩大可能与高原病症状和颅内压增高相关。AMS 症状与 ONSD 之间虽无明显相关，但在高原暴露早期 AMS 症状较严重的个体 ONSD 增加最大，提示其增加可能间接反映了高原初期颅内压的增高。该研究表明，ONSD 与 AMS 可能具有一定的关联，评估 ONSD 并结合 MRI 一些参数，如脑白质水肿、脑容积、脑血流、颅内压等更有助于 AMS 的识别。

二、高原脑水肿（HACE）影像学表现

HACE 是由急性低氧引起的中枢神经系统功能严重障碍，以严重头痛、呕吐、躯干共济失调、进行性意识障碍为特征，严重时死于脑疝。HACE 在海拔大于 4 500 m 发病率为 0.5%～1.0%。HACE 包括细胞毒性水肿和血管源性水肿。目前关于 HACE 的发病机制，研究者认为细胞毒性水肿是由低氧下 Na^+-K^+-ATP 酶失活引起的，而低氧时脑血管静水压增加，机体释放自由基、血管内皮细胞生长因子（VEGF）的上调均可直接损害血管的基底膜，引起血管源性水肿。HACE 一个明显的特点就是微出血的形成，在病理切片上可见脑的环状出血，它反映了脑血管的破坏和流体静水压的升高。

从临床诊断为 HACE 死亡的登山者和士兵的尸检结果已证明了脑水肿的存在。Bin 等研究了一例 AMS 患者，其在海拔 4 000 m 停留了 6 d，出现了癫痫全面强直发作。MRI 显示，在胼胝体压部弥散加权成像（Diffusion weighted imaging，DWI）高信号，ADC 低信号，数月后影像复查异常信号消失，这种现象提示脑组织存在细胞毒性水肿。其他 MRI 研究结果表明，应用 3T 以上核磁 DWI 序列发现了白质以及胼胝体压部的水肿，采用磁敏感加权成像（Susceptibility weighted imaging，SWI）序列可在脑水肿急性期检测到广泛的微出血。临床上绝大多数发生过严重 HACE 的存活患者，其脑部 MRI 检查均可见明显的微出血证据，且出血灶的位置主要位于胼胝体。胼胝体是 HACE 的好发部位，这可能是因为胼胝体由比较短小的无交

感神经支配的穿支动脉供血,因此它们对低氧比较敏感,加上血管自我调节能力失调,继而引起脑的过度灌注而出现微出血。研究表明,含铁血黄素在胼胝体的沉积可作为 HACE 的高度特异征象。含铁血黄素在脑部的沉积在 HACE 病情缓解后由于血脑屏障的完整性其不能被清除,多年后仍可被检测到,SWI 序列在确定 HACE 的诊断上具有一定的特异性。在快速上升到高海拔地区时常出现视网膜静脉的扩张,视网膜出血在高原病中也比较常见。Wilson 等研究发现,头痛与视网膜静脉扩张具有相关性,横窦较窄的个体易出现低氧诱导的头痛,这可能与视网膜静脉回流受阻有关。因此,视网膜静脉的扩张可能间接反映了颅内压的增高。

三、急性高原低氧暴露下脑动脉的变化

当海拔上升时,氧分压下降,人体需要通过增加脑血流(CBF)以保证脑组织正常的生理功能。CBF 的改变是低氧通气反应、高碳酸通气反应、低氧性脑血管扩张、低碳酸性脑血管收缩这四种调节因素互相作用的结果。低氧可引起血管扩张,低碳酸血症引起血管收缩,因此,动脉直径的改变依赖于这两方面的共同作用。高原低氧环境下脑血管的扩张增加了 CBF,从而维持了脑的氧供。有学者认为,在面对低氧时脑动脉直径是不变的,推测 CBF 的改变来自大脑中动脉(MCA)血流速度的改变。然而相反,在临床上发现蛛网膜下腔出血患者的脑血流速度明显加快,考虑是由血管痉挛所致。对于高原低氧下脑动脉的变化近些年来应用 MRI 进行了多项研究。偏头痛在高原低氧下比较常见,提示低氧可能和偏头痛的发作有一定的关系。有研究报道,吸入低氧 3 h,将血氧饱和度(SPO_2)维持在 70%~75%,可诱导偏头痛的发作以及引起颅内动脉扩张。Wilson 等应用经颅多普勒超声(TCD)发现 MCA 的扩张在较高海拔(6 400~7 950 m)下才发生改变,从海平面的 5.3 mm 扩张到 6 400 m 的 6.66 mm,当海拔上升到 7 950 m 后 MCA 扩张到 9.34 mm,且补充供氧后,血管的扩张仍可逆转。作者随后模拟相同的高原低氧环境应用 MRI 对上述结果进行印证,发现了相似的结果,并且 TCD 和 MRI 测量的 MCA 直径相关性良好($r=0.82$)。两种检测手段得到的结果虽相关性较好,但两者之间的测量值有较大的不同。很多研究应用 TCD 测量 CBF,它并非绝对测量,前提条件是低氧下 MCA 的直径不

变。因此，在评估 CBF 时单独测量血流速度是不可靠的，血管的直径相比速度更为重要。Wilson 等还发现，大脑中动脉血流和氧供从 6 400 m 开始明显增加，而 MCA 速度未发现明显变化，进一步证明血管扩张是影响血流的主要因素，随着血液黏性增大，血管扩张成为增加 CBF 最主要的机制。虽发现 MCA 的扩张只发生在较高的海拔，但作者推测在较低的海拔也可能出现相似的改变引起 AMS。刘文佳等研究发现，在进入高原第 1 天，磁共振血管成像（MRA）显示高原病患者或无症状者颈内动脉、基底动脉、大脑中动脉的截面积均有明显的增加。Sagoo 等发现，在低氧后平均 MCA 血流速度增加并在低氧 2 h 时达到峰值，MCA 的直径也有类似的变化趋势。

以上研究证明了在高原低氧暴露下，随着海拔高度的增加，脑血管出现了不同程度的扩张，但这种扩张有可能是可逆的。通过脑血管的扩张和脑血流速度的加快引起脑血流量的增加，而脑血管的扩张是其中主要因素。在评估脑血流时，不能仅仅依据脑血流速度的快慢，更需将血管直径的变化考虑在内。

四、慢性低氧暴露下脑的适应性改变

目前，对于慢性高原低氧暴露下脑及脑功能适应性改变的研究主要应用的是静息态功能磁共振成像（resting state functional magnetic resonance imaging，rfMRI）。rfMRI 主要研究人体静息状态下脑局部神经元的活动，其基本原理是依据血氧水平依赖效应（blood oxygen level dependent，BOLD）的信号变化来间接反映神经元活动的变化。它主要包括局部一致性（regional homogeneity，ReHo）和低频振幅（amplitude of low frequency fluctuation，ALFF）2 个参数。ReHo 反映静息状态下局部脑区自发的神经元活动的时间序列变化的一致性，ALFF 则反映神经元自发活动的低频振幅，神经元自发活动增强时 ALFF 增大，神经元自发活动减弱时 ALFF 减低。长期高海拔低氧刺激下，血红蛋白浓度以及动脉血氧饱和度的变化影响了大脑血流的氧输送，最终导致大脑结构的累积性改变。多项研究发现，在慢性低氧暴露下脑的结构和功能发生了改变，认知功能包括工作记忆、反应时等均受损。何盈等研究了低海拔正常成人移居高海拔地区 2 年后脑的适应性变化，共选取了 19 例青年志愿者，移居地海拔约 2 261 m。该研究发现受试者长期低氧暴露后左侧眶内额上回 ReHo 增加，左侧额中回、左侧背外侧额上回 ALFF 增加。额叶是大脑发育中最高级的部分，其几乎涉及了全部心理认知功能。左侧额叶 ALFF、ReHo 值增加，可能是高海拔移居者大脑对长期低氧的一种适应性改变。该研究同时发现，右侧舌回 ALFF 值减低，提示该脑区的自发性脑活动减低，可能与高海拔移居者工作记忆的减退相关。

Yan 等对 28 名从出生到成年均在青藏高原（2 616~4 200 m）的迁入移民应用多模磁共振成像技术进行研究，发现这些受试者完成工作记忆测试较差，右舌回、右下额叶皮质、右中额叶皮质是工作记忆成绩的重要预测因素。另外，海马静息态 ReHo 值升高。另有研究发现，小鼠慢性暴露（1~8 个月）于模拟海拔 5 000 m，通过 MRA 计算血管密度指数，显示在低氧暴露 1 个月后毛细血管密度明显升高。因此，ReHo 值的升高可能与微血管密度增加有关，从而增加血供来对抗慢性低氧。除慢性低氧下脑功能会发生改变，脑结构也会出现一定的变化，包括脑岛、扣带回、前额叶、舌回、壳核等灰质体积的下降，而这些部位的损伤相应地引起注意力、工作记忆及高级执行功能的下降。

五、总结和展望

多项研究表明，在高原低氧下，脑的灰质、白质、动脉、静脉等多处都会发生改变，进而影响脑功能，尤其是认知功能，并且诱发高原病的产生。针对这些已发现的病理生理机制，将来可制定更好的高原病的预防和干预策略。如可通过 AMS 易感人群的基线信息、脑影像特征等制定 AMS 预测模型，有助于我们更早地发现 AMS 易感人群，提前进行预防；或者将这些特征性的病理改变作为干预靶点，开发更有效的药物或物理性干预措施。但高原低氧对脑的影响远比我们了解得更复杂，且很多问题还处于探索阶段，一些研究结果并不一致，每项研究都或多或少存在自身局限性。

目前的研究还存在以下问题：① 多数研究样本量较小，不能充分证明得出的统计学结论；② 低氧暴露后 MRI 的检查是在平原复氧的情况下完成的，而这可能对低氧造成的脑改变产生影响；③ 局部脑形态改变的测量需要确定对低氧暴露更敏感的区域；④ 某些影像学指标通过视觉的方法进行评估，可能会造成偏倚；⑤ 多数研究对象是青年，取得的结论对于老年人可能并不适用。因此，后续还需要更多的随机对照研究、严密合理的实验设计、大样本量、先进的影像技术，以及更为准确可靠的数据来深入地探索高原低氧对脑的影响。

本章参考文献

[1] 张宽，朱玲玲. 高原环境对人认知功能的影响[J]. 军事医学，2011，35（9）：706-709.

[2] WILSON M H, NEWMAN S, IMRAY C H. The cerebral effects of ascent to high altitudes[J]. Lancet Neurol. 2009, 8(2): 175-191.

[3] BÄRTSCH P, SWENSON E R. Clinical practice: Acute high-altitude illnesses[J]. N Engl J Med. 2013, 368(24): 2294-2302.

[4] VESTERGAARD M B, Lindberg U, Aachmann-Andersen N J, et al. Acute hypoxia increases the cerebral metabolic rate - a magnetic resonance imaging study[J]. J Cereb Blood Flow Metab. 2016, 36(6): 1046-1058.

[5] DUBOWITZ D J, DYER E A, THEILMANN R J, et al. Early brain swelling in acute hypoxia[J]. J Appl Physiol (1985). 2009, 107(1): 244-252.

[6] LAWLEY J S, ALPERIN N, BAGCI A M, et al. Normobaric hypoxia and symptoms of acute mountain sickness: elevated brain volume and intracranial hypertension[J]. Ann Neurol. 2014, 75(6): 890-898.

[7] SAGOO R S, HUTCHINSON C E, WRIGHT A, et al. Magnetic resonance investigation into the mechanisms involved in the development of high-altitude cerebral edema[J]. J Cereb Blood Flow Metab. 2017, 37(1): 319-331.

[8] VERGES S, RUPP T, VILLIEN M, et al. Multiparametric magnetic resonance investigation of brain adaptations to 6 days at 4350 m[J]. Front Physiol. 2016, 7: 393.

[9] RUPP T, JUBEAU M, LAMALLE L, et al. Cerebral volumetric changes induced by prolonged hypoxic exposure and whole-body exercise[J]. J Cereb Blood Flow Metab. 2014, 34(11): 1802-1809.

[10] HUNT JS JR, THEILMANN R J, SMITH Z M, et al. Cerebral diffusion and T(2): MRI predictors of acute mountain sickness during sustained high-altitude hypoxia[J]. J Cereb Blood Flow Metab. 2013, 33(3): 372-380.

[11] WILSON M H, IMRAY C H. The cerebral venous system and hypoxia[J]. J Appl Physiol (1985). 2016, 120(2): 244-250.

[12] LAWLEY J S, OLIVER S J, MULLINS P G, et al. Investigation of whole-brain white matter identifies altered water mobility in the pathogenesis of high-altitude headache[J]. J Cereb Blood Flow Metab. 2013, 33(8): 1286-1294.

[13] LAWLEY J S, LEVINE B D, WILLIAMS M A, et al. Cerebral spinal fluid dynamics: effect of hypoxia and implications for high-altitude illness[J]. J Appl Physiol (1985). 2016, 120(2): 251-262.

[14] KALLENBERG K, BAILEY D M, CHRIST S, et al. Magnetic resonance imaging evidence of cytotoxic cerebral edema in acute mountain sickness [J]. J Cereb Blood Flow Metab. 2007, 27(5): 1064-1071.

[15] SCHOMMER K, BÄRTSCH P, KNAUTH M, et al. Teaching Neuroimages: reversible splenial cytotoxic edema in acute mountain sickness[J]. Neurology. 2012, 78(12): 932.

[16] SCHOMMER K, KALLENBERG K, LUTZ K, et al. Hemosiderin deposition in the brain as footprint of high-altitude cerebral edema[J]. Neurology. 2013, 81(20): 1776-1779.

[17] HACKETT P H, YARNELL P R, WEILAND D A, et al. Acute and Evolving MRI of High-Altitude Cerebral Edema: Microbleeds, Edema, and Pathophysiology[J]. AJNR Am J Neuroradiol. 2019, 40(3): 464-469.

[18] WILSON M H, EDSELL M E, DAVAGNANAM I, et al. Cerebral artery dilatation maintains cerebral oxygenation at extreme altitude and in acute hypoxia--an ultrasound and MRI study[J]. J Cereb Blood Flow Metab. 2011, 31(10): 2019-2029.

[19] ARNGRIM N, SCHYTZ H W, BRITZE J, et al. Migraine induced by hypoxia: an MRI spectroscopy and angiography study[J]. Brain. 2016,

139(Pt 3): 723-737.

[20] LIU W, LIU J, LOU X, et al. A longitudinal study of cerebral blood flow under hypoxia at high altitude using 3D pseudo-continuous arterial spin labeling[J]. Sci Rep. 2017, 7: 43246.

[21] 何盈，鲍海华. 低海拔正常成人移居高海拔地区 2 年后脑的适应性变化[J]. 山东医药，2017, 57(38): 92-94.

[22] YAN X, ZHANG J, SHI J, et al. Cerebral and functional adaptation with chronic hypoxia exposure: a multi-modal MRI study[J]. Brain Res. 2010, 1348:21-29.

[23] CHEN X, ZHANG Q, WANG J, et al. Cognitive and neuroimaging changes in healthy immigrants upon relocation to a high altitude: A panel study[J]. Hum Brain Mapp. 2017, 38(8): 3865-3877.

[24] CHEN X, LI H, ZHANG Q, et al. Combined fractional anisotropy and subcortical volumetric abnormalities in healthy immigrants to high altitude: A longitudinal study[J]. Hum Brain Mapp. 2019, 40(14): 4202-4212.

第四章 脂多糖（LPS）诱导系统性炎症复合低氧加重脑内神经炎症的研究

炎症在神经系统疾病发生发展中起重要作用。越来越多的研究提示炎症在急性高原病中同样发挥了重要作用。1995 年，Murdoch 发现有出现呼吸道或肠道感染的人群更容易发生急性高原病。对 283 名珠穆朗玛峰大本营徒步旅行者的急性高原病和感染症状进行统计分析，大约 57% 的受试者在研究期间出现了急性高原病，87% 的受试者至少经历了一种感染症状。其中，鼻炎、咳嗽、喉咙痛和腹泻尤为普遍，并且其炎症相关症状的程度与路易斯湖急性高原病评分（以下简称路易斯湖评分，LLS）成正相关。这些结果表明感染症状在高海拔地区很常见，并且与急性高原病的发病率密切相关。另一项研究分析了 23 名健康志愿者上升到 3 800 m 高海拔前后的血浆样本。结果显示，在低压缺氧暴露 9 h 后，高海拔应激诱导了大量细胞因子的差异表达。此外，急性高原病（AMS）耐受志愿者对高海拔的炎症细胞因子反应高于 AMS 易感受试者，这表明 AMS 易感受试者更易发生炎症反应。最近的一项 AMS 转录组学研究从 AMS 患者和无症状的健康人身上采集血液，并用 RNA 转录组序列进行分析。结果显示血浆抑炎细胞因子 IL-10 浓度与 AMS 严重程度呈负相关，表明 AMS 患者的免疫和炎症反应失调。

炎症被认为是高原反应发生中的一个危险因素。浙江大学杜继曾研究团队发现高原低氧（3 860 m）可以诱导受试者血清炎症因子（TNF-α、IL-1β 和 IL-6）的升高，且炎症因子的升高与志愿者的 LLS 评分呈正相关，AMS 志愿者血清中炎症因子水平更高。这进一步提示了高原低氧环境下炎症水平的高低和 AMS 的发展相关。动物实验也证明了模拟低氧环境能诱发大鼠的炎症反应。预先给予大鼠脂多糖（LPS）腹腔注射后再暴露于短时低氧可诱导脑水肿的发生，而阻止炎症反应的发生能降低低氧下脑含水量的增加，其机制是炎症通过 Toll 样受体 4（TLR4）通路介导水通道蛋白 4（AQP4）的高表达提高了星形胶质细胞的膜通透性，而低氧降低了星形胶质细胞 Na^+-K^+-ATP 酶活力，造成细胞内高渗。炎症复合低氧增加了血脑屏障通透性，这些因素共同加剧了脑水肿的形成。

综上所述，越来越多的实验研究及临床调查提示炎症反应在急性高山病和高原肺水肿发生中的重要作用，炎症反应在高原脑水肿发生中的作用却鲜有报道。因此，我们系统研究了炎症反应在高原脑水肿发生中的作用及其对血脑屏障的影响。

一、急性高原低氧暴露上调血清与脑组织中促炎细胞因子表达水平

将 C57 小鼠放入小动物减压舱中，模拟海拔 6 000 m 高原低氧（相当于氧浓度 10.16%）暴露，分别持续 6、12 和 24 h。高原低氧暴露结束后分别对血清中促炎细胞因子 IL-1β、IL-6、TNF-α 含量、脑组织中 IL-1β、IL-6、TNF-α 的转录表达及脑含水量进行检测。结果显示，6 h 高原低氧暴露引起血清中 IL-6 含量轻微下降，但是血清中 IL-1β 与 TNF-α 的含量并没有发生变化；脑组织中 IL-1β、IL-6、TNF-α 的转录并未出现明显变化。12 h 高原低氧暴露后，小鼠血清中 IL-1β 从低于检测下限上升至 2 pg/mL，IL-6 含量上升 1 倍，TNF-α 表达变化不明显；脑组织中 IL-1β，IL-6 的转录水平没有明显变化，但是 TNF-α 的转录水平上升 2.7 倍。24 h 高原低氧暴露后，血清中 IL-1β 上升至 3.8 pg/mL，IL-6 上升 2.6 倍（图 4.1A ~ 图 4.1C）；脑组织中 IL-1β、IL-6、TNF-α 分别上升了 2.1 倍、1.7 倍以及 4.1 倍（图 4.1D ~ 图 4.1F）。对小鼠脑含水量的检测结果显示：高原低氧暴露 6 h、12 h 后小鼠脑含水量的影响差异无统计学意义。24 h 高原低氧暴露可以引起小鼠脑含水量从 78.43%±0.07%上升至 78.47%±0.13%，无统计学意义（图 4.1G）。以上结果说明高原低氧暴露可以引起机体炎症反应的启动，提示炎症反应的发生可能与高原脑水肿的形成有关。

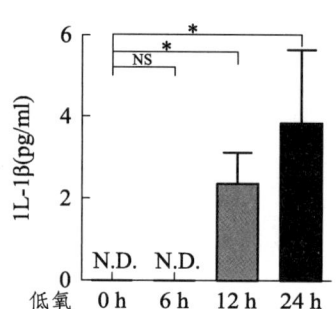
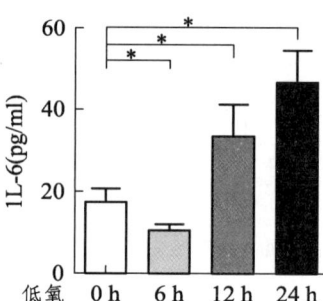
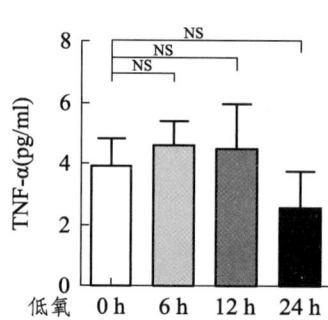
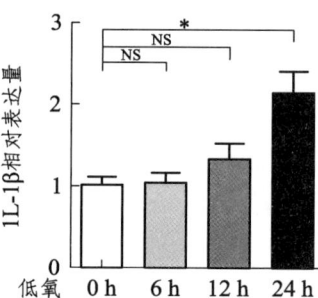
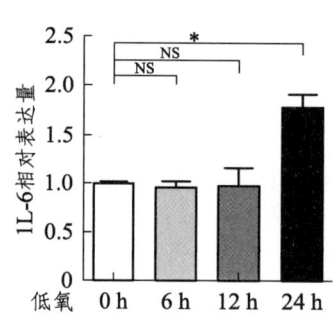
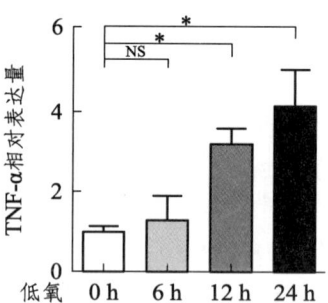

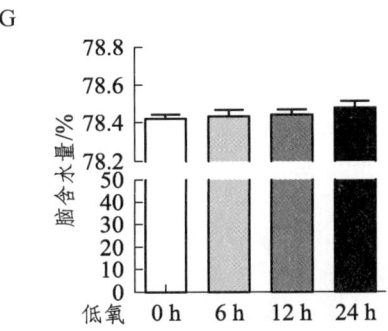

图 4.1　高原低氧暴露对血清与脑组织中炎性细胞因子表达和脑含水量的影响
（*$P<0.05$，**$P<0.01$，***$P<0.001$，全书同）

二、高原低氧暴露加重 LPS 诱导的炎症反应并加重脑水肿的发生

腹腔注射 LPS 被广泛用于系统性炎症性疾病模型的研究。为了探讨炎症在高原脑水肿发生中的作用，我们分别给予小鼠腹腔注射不同浓度的 LPS，在此基础上观察小鼠脑水肿的发生。高原低氧暴露结束后，对小鼠的脑含水量进行检测。结果显示中、低剂量的 LPS 注射（≤5 mg/kg）并不引起小鼠脑水肿的发生。当注射的 LPS 剂量达到 10 mg/kg 时，小鼠出现脑含水量的明显增加（图 4.2A），这与文献报道一致。当腹腔注射 LPS 的小鼠暴露高原低氧后，腹腔注射低至 0.5 mg/kg LPS 的小鼠出现脑含水量的明显增加（图 4.2A）。该结果提示小鼠处于炎症状态下，复合高原低氧暴露可以加快小鼠脑水肿的发生。磁共振结果显示腹腔注射低剂量 LPS 后高原低氧暴露组小鼠脑表观扩散系数（ADC）出现较为一致的增高（图 4.2B、图 4.2C），显示该组小鼠脑含水量较正常对照组小鼠的脑含水量出现较为一致性的增加，提示小鼠脑水肿的发生。

接着我们检测了腹腔注射低剂量 LPS 及高原低氧暴露对小鼠血清中部分促炎细胞因子影响。结果显示相比正常对照组，高原低氧暴露组小鼠 IL-1β 不能被有效检测到，IL-6 及 TNF-α 含量出现轻微下降。但是在给予小鼠腹腔注射低剂量（0.5 mg/kg）LPS 后，小鼠血清中 IL-1β 含量上升至 17 pg/mL，IL-6 含量由 19 pg/mL 上升至 1 500 pg/mL，TNF-α 由 10 pg/mL 上升至 40 pg/mL。而在腹腔注射 LPS 的基础上，高原低氧暴露则更加明显地促进了血清中促炎细胞因子含量的上调。IL-1β 上升至 40 pg/mL（图 4.2D），IL-6 上升至 11 000 pg/mL（图 4.2E），TNF-α 上升至 120 pg/mL（图 4.2F）。

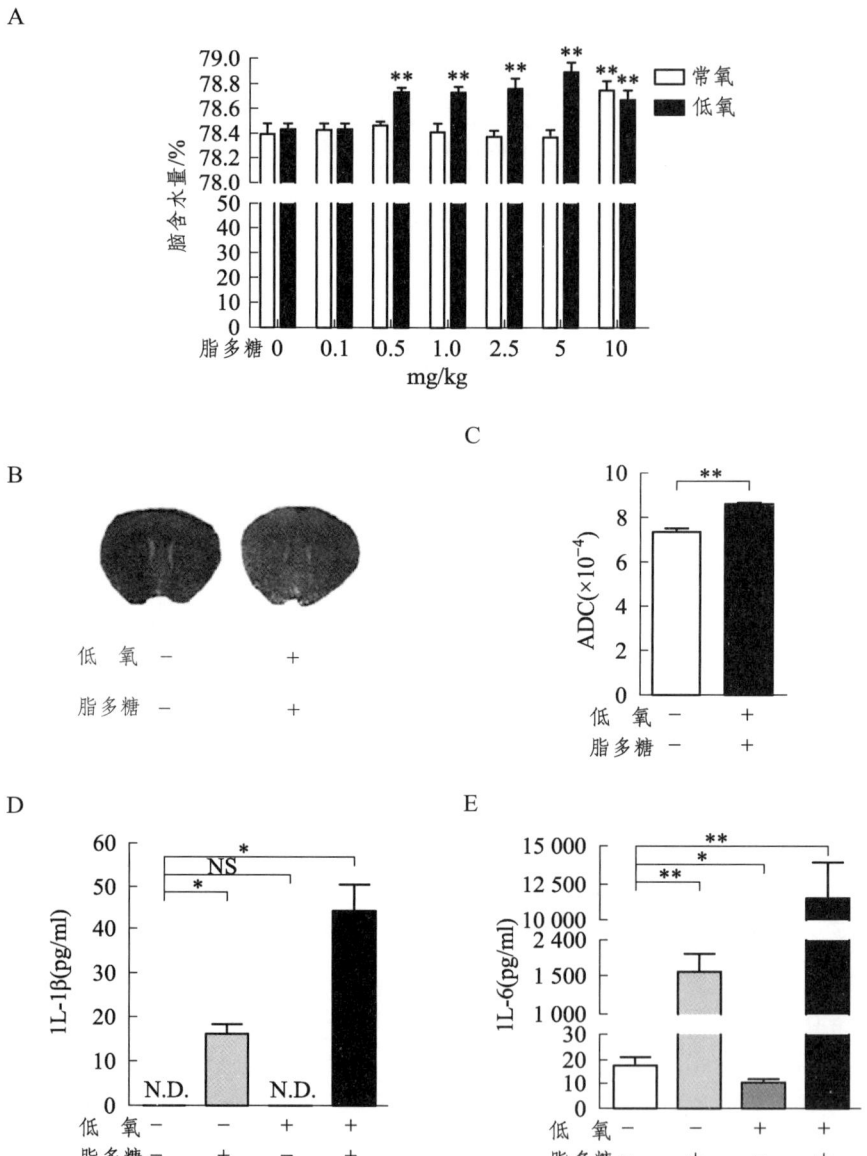

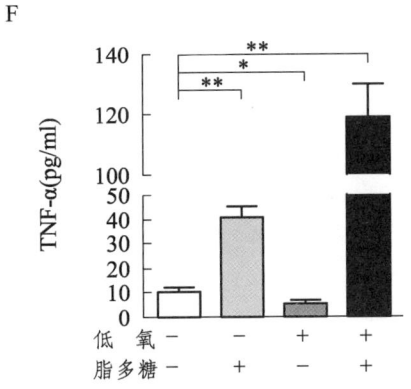
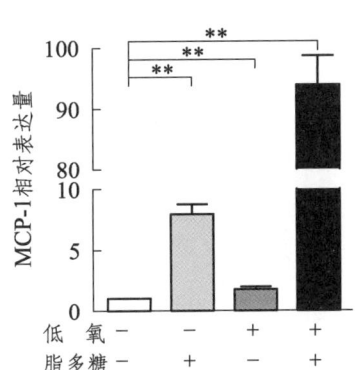
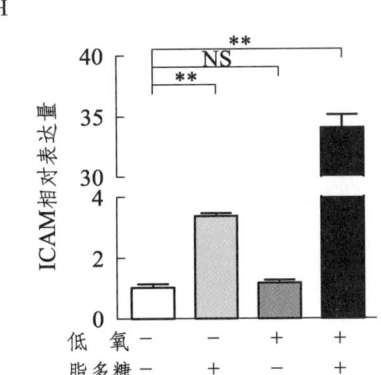
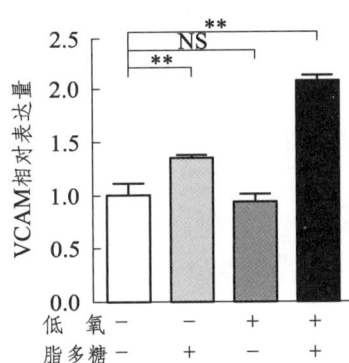
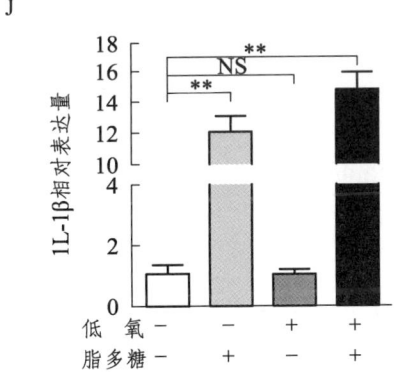
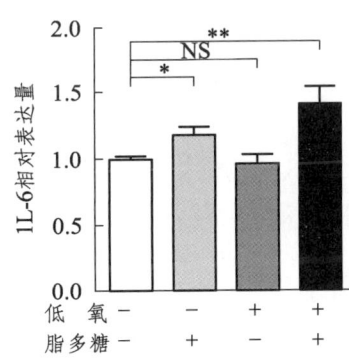

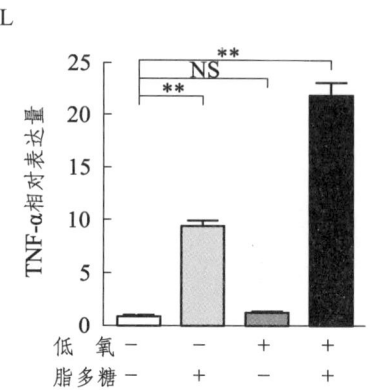

图 4.2　高原低氧暴露加重 LPS 诱导的小鼠炎症反应并导致高原脑水肿

血清中促炎细胞因子可以刺激内皮细胞，促进其趋化分子、细胞黏附分子等的表达，并进一步诱导白细胞对内皮细胞发生边集和黏附，从而对血管内皮细胞造成损伤。因此我们对小鼠脑组织部分趋化分子（MCP-1）和黏附分子（ICAM，VCAM）的表达进行检测。结果显示腹腔注射低剂量 LPS 可以引起 MCP-1、ICAM、VCAM 表达的上调。在腹腔注射低剂量 LPS 的基础上，高原低氧暴露明显升高了趋化分子和黏附分子的表达，其中 MCP-1 上调约 93.8 倍（图 4.2G），ICAM 上调约 33.8 倍（图 4.2H），VCAM 上调约 2.1 倍（图 4.2I）。同时我们对不同条件下小鼠脑组织中部分促炎细胞因子的转录表达进行检测。结果显示腹腔注射低剂量 LPS 则可以明显增加脑组织中 IL-1β、IL-6、TNF-α 的转录。在小鼠接受腹腔注射 LPS 后给予其高原低氧暴露处理，小鼠脑组织中促炎细胞因子 IL-1β、IL-6、TNF-α 转录均出现较为明显的上调，其中 IL-1β 转录增加约 14.3 倍（图 4.2J）；IL-6 转录增加约 1.4 倍（图 4.2K）；TNF-α 转录增加约 21.7 倍（图 4.2L）。

三、高原低氧暴露复合 LPS 注射引起脑内小胶质细胞及 HIF 通路激活

小胶质细胞和星形胶质细胞在中枢神经系统炎症的发生中发挥了重要作用。因此，我们对脑组织内小胶质细胞及星形胶质细胞的激活情况进行检测。分别使用离子钙接头蛋白分子 1（Iba-1）和胶质纤维酸性蛋白（GFAP）

对小胶质细胞和星形胶质细胞进行标记。从图中可以看到，给予腹腔注射低剂量 LPS 后，小鼠脑内 Iba1 阳性细胞数及荧光强度明显增加，而低氧则稍抑制 Iba-1 的表达，腹腔注射低剂量 LPS 复合高原低氧暴露则同样促进 Iba-1 阳性细胞数量的增加以及荧光强度的增加（图 4.3A～图 4.3C）。该结果提示，外周炎症可以诱导中枢神经系统小胶质细胞的激活，进而参与神经炎症的调节，而高原低氧在短时间内则不能引起小胶质细胞的激活。通过对 GFAP 的标记发现以上处理条件对星形胶质细胞无明显影响（图 4.3B～图 4.3D）。

HIF 通路的激活参与了机体对缺氧的大部分适应性反应。在正常状态下，HIF-1α 和 HIF-2α 被脯氨酸羟化酶羟基化后被迅速降解，因此正常组织中 HIF-1α 与 HIF-2α 表达极低。在给予低剂量 LPS 注射后，HIF-1α 与 HIF-2α 表达出现上调，这可能是由于 LPS 促进了 HIF-1α 与 HIF-2α 在 mRNA 水平转录引起的。小鼠在接受高原低氧暴露后，HIF-1α 与 HIF-2α 的表达出现明显上调，二者联合作用下同样引起 HIF-1α 与 HIF-2α 的明显上调（图 4.3E～图 4.3G）。AQP-4 是介导水分子在中枢神经系统流动的主要蛋白，血管内皮生长因子（VEGF）是缺氧条件下介导血管损伤的主要效应蛋白。我们对不同处理条件下脑组织 AQP-4 和 VEGF 进行检测，结果显示单纯高原低氧暴露处理与腹腔注射低剂量 LPS 对小鼠脑组织 AQP-4 及 VEGF 的表达均无明显影响，但是在二者复合作用下，脑组织 AQP-4 和 VEGF 的表达出现了明显上调（图 4.3H～图 4.3J）。该结果提示仅在二者复合作用条件下，小鼠脑组织出现血脑屏障的损伤及水肿的现象。

A

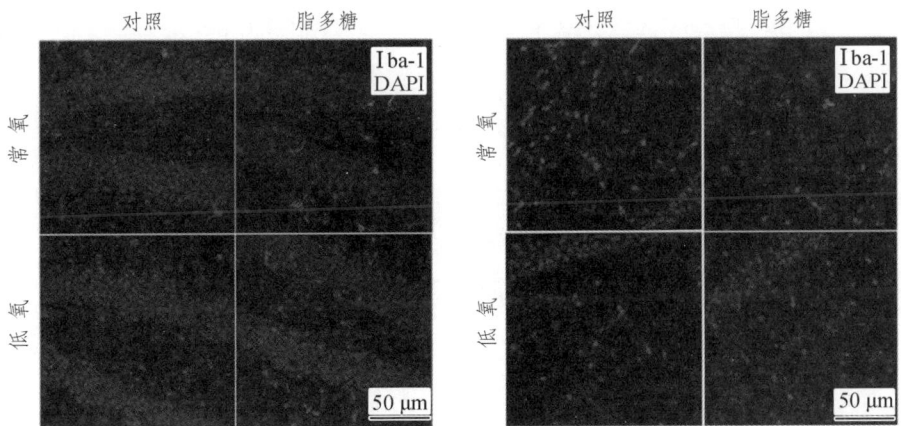

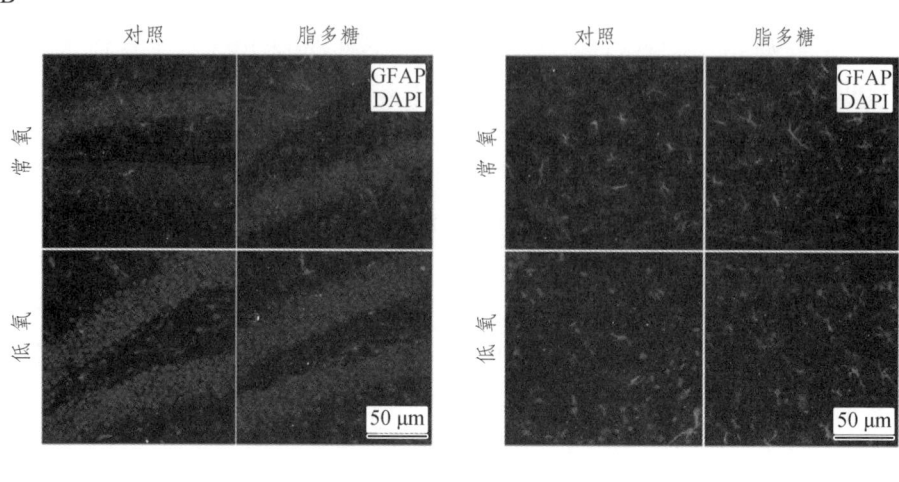
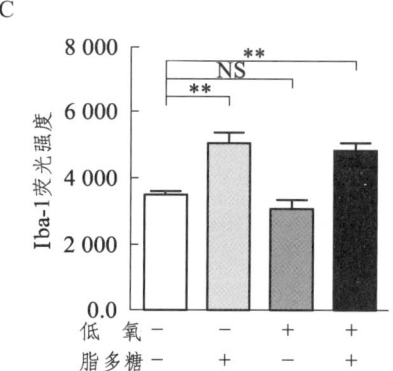
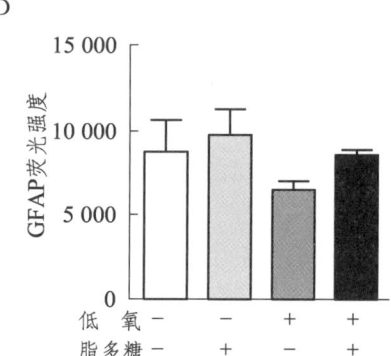
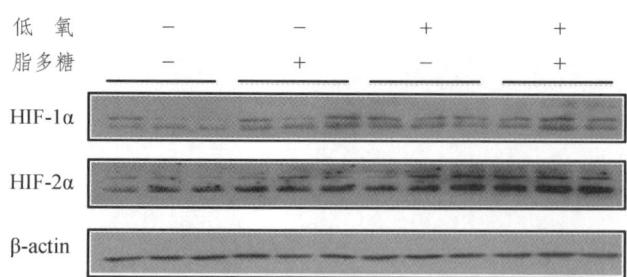

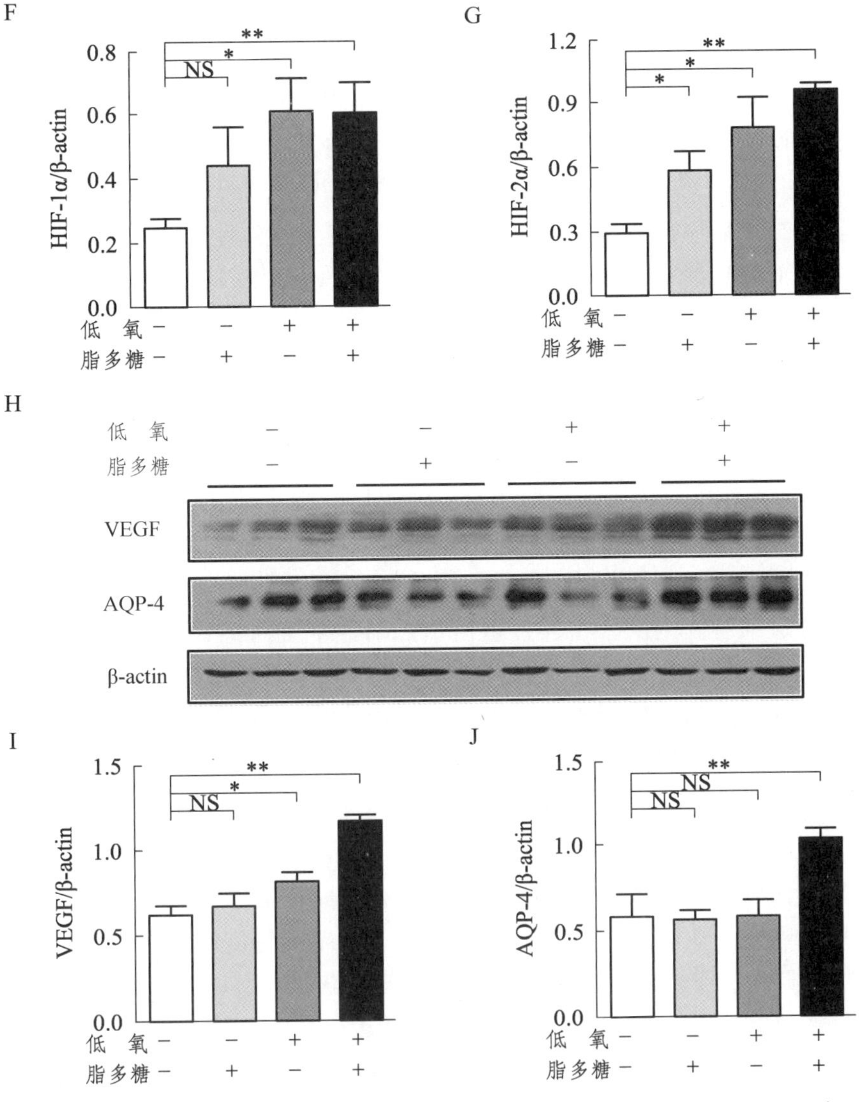

图 4.3 LPS 复合高原低氧暴露激活小鼠脑部小胶质细胞和 HIF 通路

四、高原低氧暴露复合 LPS 处理显著增加血脑屏障通透性

高原脑水肿发生的核心事件是血脑屏障的破坏。我们使用不同方法对

不同组小鼠血脑屏障的完整性进行了检测。首先给小鼠腹腔注射伊文氏蓝，伊文氏蓝被小鼠吸收后会和血浆中白蛋白结合。正常情况下白蛋白局限在血管中，不能透过血脑屏障进入脑组织实质中。当血脑屏障被破坏后，白蛋白可以透过血脑屏障进入小鼠脑组织实质中。因此通过检测脑组织中伊文氏蓝含量的变化可以间接反映脑组织中白蛋白的露出，从而评价血脑屏障的完整性。在给予高原低氧暴露或者腹腔注射低剂量 LPS 后，伊文氏蓝局限在血管中，血管边缘清晰，同对照组无明显差异。而在二者复合作用下，伊文氏蓝从血管中漏出，血管边缘变得模糊，脑组织实质中出现弥漫样伊文氏蓝漏出（图 4.4A）。接着将不同处理组小鼠进行血管冲洗，冲洗后对脑组织实质中伊文氏蓝含量进行检测。在高原低氧暴露或腹腔低剂量 LPS 注射组小鼠中，脑组织实质中伊文氏蓝含量并无明显增加。但在二者复合作用下，小鼠脑组织实质中伊文氏蓝含量出现明显增加（图 4.4B）。以上结果提示腹腔注射低剂量 LPS 复合高原低氧暴露可以明显增加血脑屏障的通透性。

特化的内皮细胞在血脑屏障功能的维持中发挥了主要功能。脑血管内皮细胞通过细胞膜上的紧密连接蛋白和黏附连接蛋白将其紧紧地连接在一起，阻止小分子物质通过内皮细胞进入脑组织实质。通过透射电子显微镜，我们对不同处理组小鼠血管内皮细胞的超微结构进行观察。与正常对照组小鼠相比，高原低氧暴露组小鼠或腹腔注射低剂量 LPS 组小鼠血管内皮细胞间紧密连接依旧保持高密度影，细胞间连接紧密，血管外高密度影的基膜并未出现降解样改变。在高原低氧暴露组，出现线粒体肿胀样表现。在二者复合作用下，小鼠内皮细胞间紧密连接的密度影下降，内皮细胞间连接出现裂隙样开放改变，同时血管内皮细胞外基膜密度影下降，提示血管外基膜的降解，线粒体的肿胀较高原低氧组也更加剧烈（图 4.4C）。Western blot 对不同处理组小鼠脑组织紧密连接蛋白 ZO-1，Occludin，Claudin-5 及黏附连接蛋白 VE-Cadherin 进行检测发现（图 4.4D），不同处理条件下，ZO-1（图 4.4E）与 Claudin-5（图 4.4H）的表达并未出现明显变化，但是紧密连接蛋白 Occludin 和粘附连接蛋白 VE-Cadherin 在腹腔注射低剂量 LPS 复合高原低氧暴露条件下，分别出现 70%（图 4.4G）和 50%（图 4.4F）的下调。这些结果提示在腹腔注射低剂量 LPS 和高原低氧暴露的联合作用下，小鼠脑组织血管内皮细胞间紧密连接蛋白出现下调，紧密连接开放，进而引起血脑屏障通透性的增加。

五、高原低氧暴露复合 LPS 处理引起小鼠脑组织神经元损伤

血脑屏障将外周循环系统和中枢神经系统分开,从而维持中枢神经系统微环境的稳定,这也是神经元发挥正常功能的基础。血脑屏障的破坏会导致血管中的有害物质进入中枢神经系统,影响神经细胞的正常工作,从而引起神经元损伤。我们使用不同染色方法,对转基因小鼠的脑组织损伤情况进行观察。苏木精-伊红染色(HE)显示,和正常对照组相比,腹腔注射低剂量 LPS 组和高原低氧暴露组小鼠大脑形态无明显差别,但在二者联合作用下,小鼠脑组织出现部分细胞核的深染,提示细胞可能出现死亡样改变,部分细胞淡染的胞浆则提示其出现水肿样改变(图 4.5A)。尼氏染色显示,腹腔注射低剂量 LPS 和高原低氧暴露复合作用下,小鼠脑组织尼氏小体数量出现减少,染色较淡,说明神经元受到了明显的损伤(图 4.5B)。使用 Thy-1-YFP 转基因小鼠,观察小鼠投射神经元的形态。腹腔注射低剂量 LPS 对小鼠脑组织中投射神经元的数量、形态并无明显影响,高原低氧暴露引起小鼠海马 Thy-1 阳性的投射神经元数量减少,轴突萎缩。而在二者复合作用下,小鼠皮层及海马 Thy-1 阳性的投射神经元数量减少更为明显,轴突萎缩也更加剧烈(图 4.5C)。该部分结果提示在腹腔注射低剂量 LPS 及高原低氧暴露复合作用下,小鼠脑组织神经元出现了明显的损伤样改变。

A

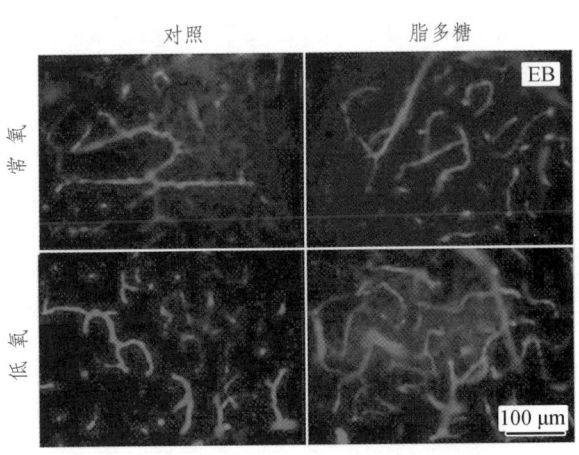

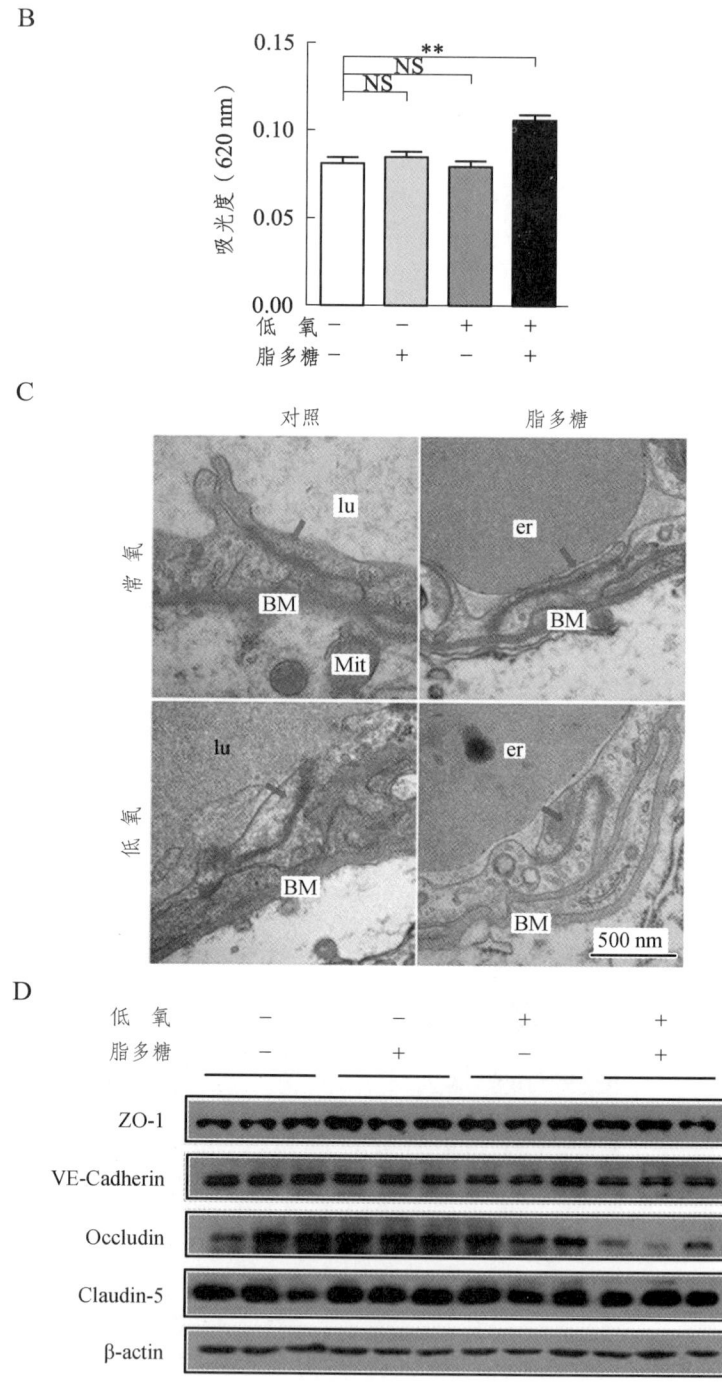

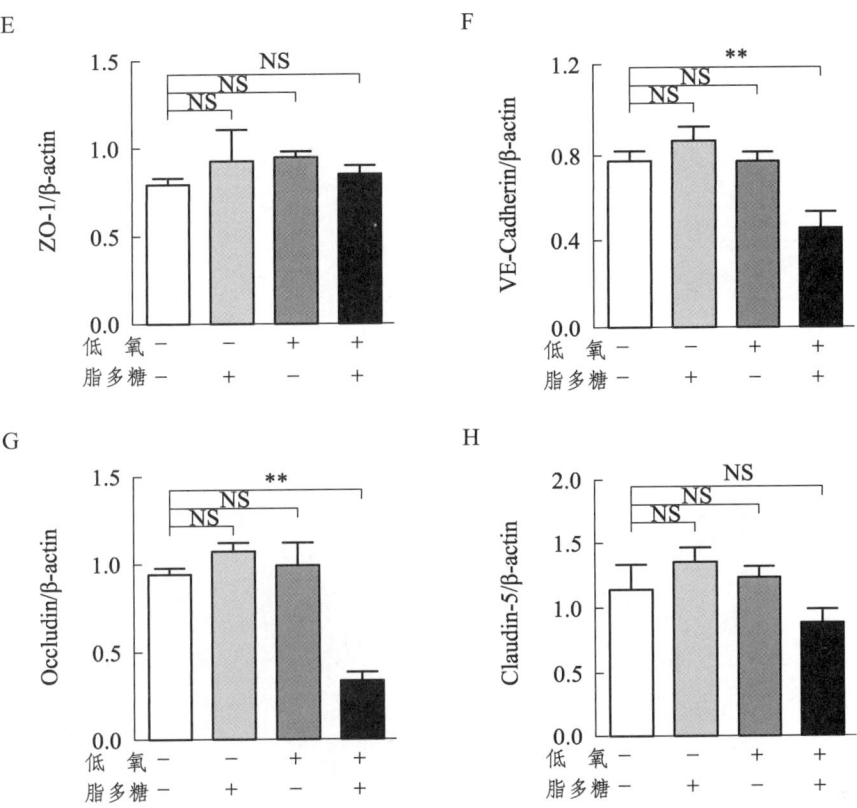

图 4.4 LPS 复合高原低氧暴露增加血脑屏障通透性

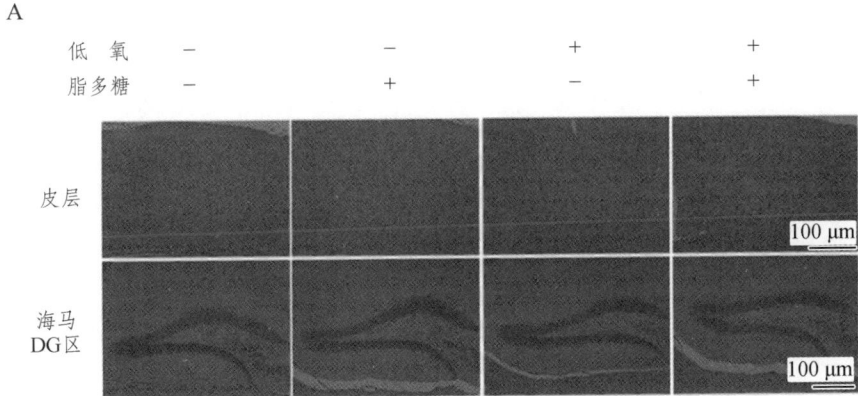

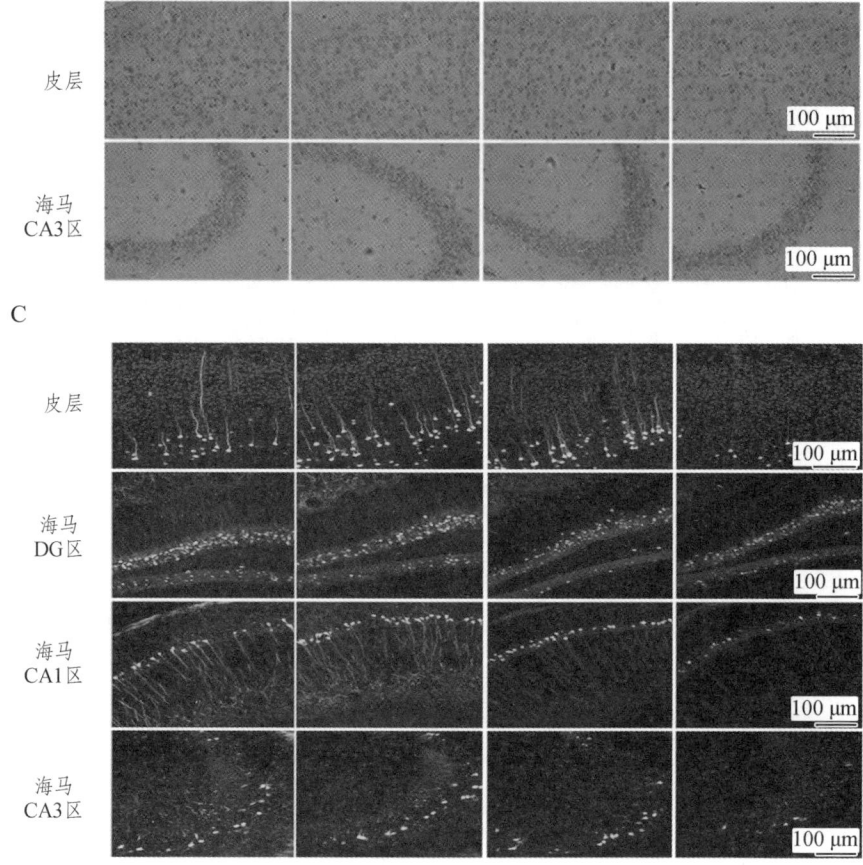

图 4.5　LPS 复合高原低氧暴露加重小鼠神经元损伤
（B、C 的处理条件没有标记，和 A 一样）

六、高原低氧暴露复合 LPS 处理引起小鼠认知与运动协调功能障碍

我们进一步使用 Morris 水迷宫和 Rota-Rod 的方法评价了不同处理条件对小鼠认知与运动协调功能的影响。Morris 水迷宫实验中，给予小鼠连续 5 天的训练，小鼠找到隐藏于水下平台的潜伏期逐渐缩短（图 4.6A）。第六天时，将小鼠随机分为 4 组，给予不同条件处理。高原低氧暴露结束后，迅

速取出小鼠继续进行 Morris 水迷宫实验来评价小鼠认知功能的改变。结果显示，腹腔注射低剂量 LPS 及高原低氧暴露引起小鼠首次穿越平台潜伏期有所增加，但无明显统计学差异，在二者复合作用下，小鼠首次穿越平台潜伏期由 13.16 s 增加至 36.35 s（图 4.6B）；腹腔注射低剂量 LPS 及高原低氧暴露对小鼠穿越平台次数无明显影响，但在二者复合作用下，小鼠首次穿越平台次数由 2.8 次下降至 0.9 次（图 4.6C）；腹腔注射低剂量 LPS 及高原低氧暴露引起小鼠在目标象限运动距离有所减少，但无明显统计学差异，但在二者复合作用下，小鼠在目标象限运动距离由 4.74 m 减少至 2.70 m（图 4.6D）；腹腔注射低剂量 LPS 及高原低氧暴露对小鼠在目标象限运动时间无明显差异，但在二者复合作用下，小鼠在目标象限运动距离由 24.39 s 减少至 15.31 s（图 4.6E）；高原低氧对小鼠平均运动速度并无明显影响，但腹腔注射低剂量 LPS 引起小鼠运动速度由 0.18 m/s 下降至 0.14 m/s，腹腔注射低剂量 LPS 复合高原低氧暴露下，小鼠运动速度下降至 0.13 m/s（图 4.6F）。以上结果提示腹腔注射低剂量 LPS 复合高原低氧暴露引起小鼠认知功能的障碍。

接着我们使用 Rota-Rod 实验对不同组小鼠的运动协调功能进行评价。首先将小鼠放于滚动的圆木上，圆木初始速度为 4 r/min，在 3 min 内逐渐均匀的增加至 40 r/min，经过 2 d 的训练，所有小鼠均能熟练地在滚木上保持平衡而不掉落。训练结束后将小鼠随机分为 4 组，给予不同处理条件。高原低氧暴露结束后迅速将小鼠取出进行运动协调能力检测。与正常组小鼠相比，腹腔注射低剂量 LPS 和高原低氧暴露并不影响小鼠的运动协调功能，而在二者复合作用下，小鼠掉落的平均潜伏期由 281.6 s 减少至 184.9 s（图 4.6G），小鼠掉落的平均转速由 37.8 r/min 减少至 26.8 r/min（图 4.6H）。以上结果说明腹腔注射低剂量 LPS 复合高原低氧暴露引起小鼠运动协调功能障碍。

正常情况下，血管内皮细胞间通过紧密连接蛋白连接在一起，与星形胶质细胞终足、基膜等共同维持血脑屏障的稳固，保证神经元正常功能的发挥。在短时间高原低氧条件下，小鼠脑组织出现 VEGF 的上调，但并不能影响血脑屏障的功能。在腹腔注射低剂量 LPS 条件下，血管内皮细胞黏附分子、趋化分子表达增加，诱导白细胞边集、变形，诱发炎症，动物出现活动下降等表现。在高原低氧和胶腔注射 LPS 二者复合作用下，炎症因子的释放、VEGF 的合成等被扩大，进而引起血脑屏障的破坏，引发神经元的损伤、星形胶质细胞终足的肿胀等，使小鼠认知与运动协调功能发生障碍，导致高原脑水肿的形成。

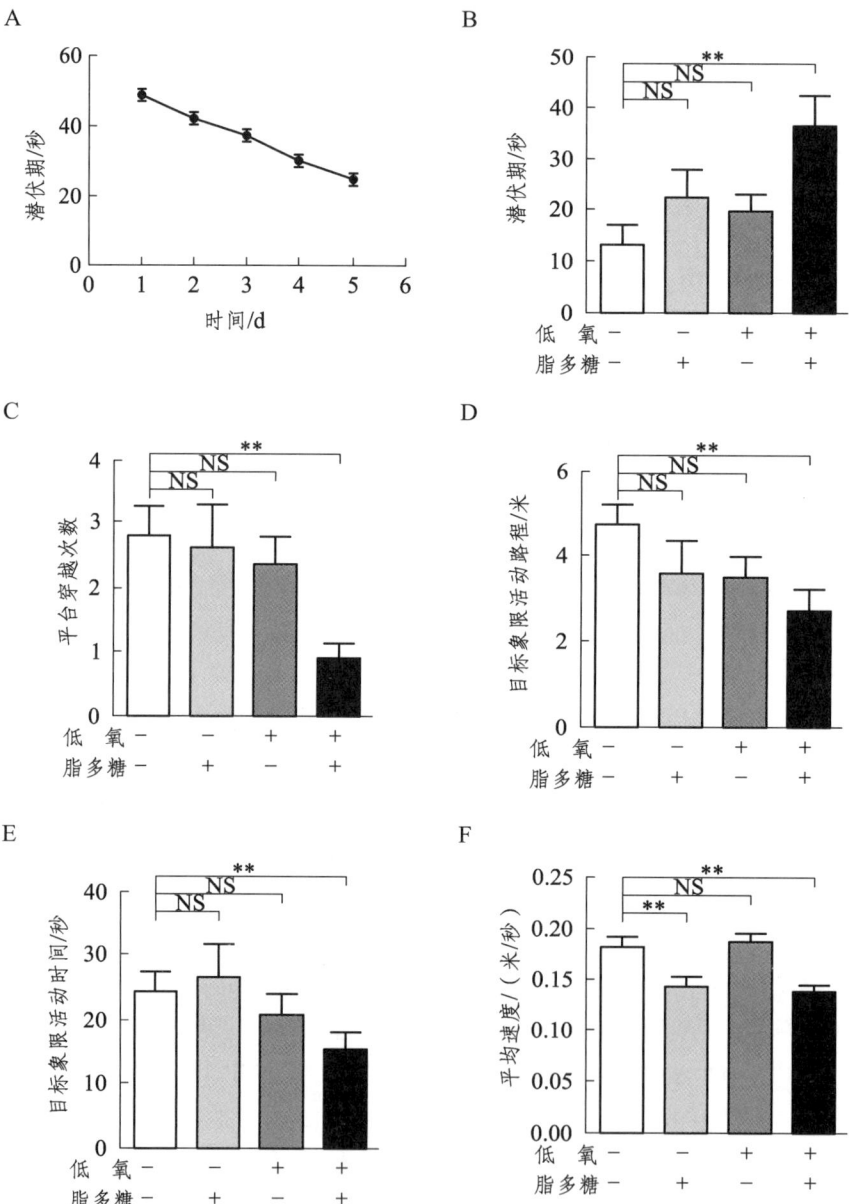

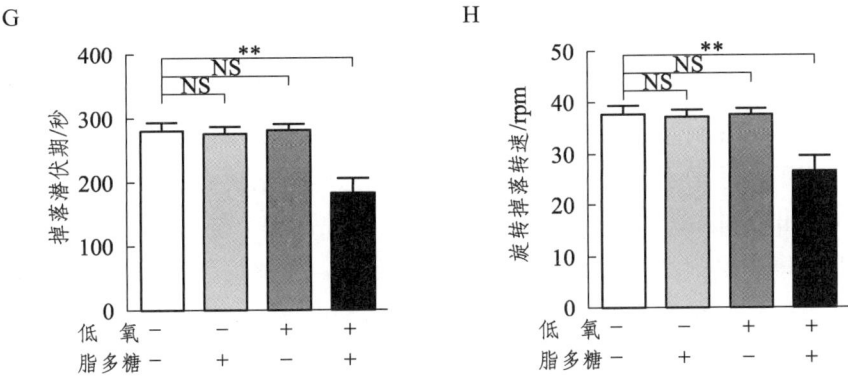

图 4.6　腹腔注射 LPS 复合高原低氧暴露引起小鼠认知与运动协调功能障碍

七、讨　论

急性高原病包括急性高山病、高原肺水肿和高原脑水肿。其中高原脑水肿具有发病急、进展快、死亡率高的特点。但由于高原脑水肿发病率较低、症状极为严重、预后较差，目前对高原脑水肿的研究尚不够深入，对高原脑水肿的预防及治疗手段也较为单一。炎症参与多种疾病的发生发展，越来越多的研究提示炎症在急性高原病中同样起着重要作用。1995 年，Murdoch 发现出现呼吸道或肠道感染的人群更容易发生急性高原病，并且其炎症相关症状的程度与"路易斯湖评分"成正相关。一项关于美国科罗拉多州高原肺水肿的调查显示 79% 的患者在发病前处于炎症状态。动物实验也提示在多种因素诱导的炎症性动物模型中，低氧暴露可引起炎症损伤的加重，导致肠屏障的破坏，肠道细菌的移位，甚至发生高原肺水肿。炎症在急性高原病发生发展中的作用受到了越来越多的关注。而目前炎症与高原脑水肿的关系却鲜有研究。

在我们的实验中发现，炎症的发生在高原脑水肿的发生发展中同样发挥了极其重要的作用。啮齿类动物（尤其是小鼠）对高原低氧环境极其耐受，至今尚没有较为快速高效而又稳定的诱导小鼠发生高原脑水肿的动物模型。我们的实验发现，随着高原低氧暴露时间的延长，小鼠外周血及中枢神经系统炎症相关因子表达出现上调，该结果提示炎症可能在高原脑水肿的发生发展中发挥作用。腹腔注射 LPS 是目前最常用的炎症诱导模型，实验中给予小鼠腹腔注射不同剂量 LPS 时发现，较低剂量的 LPS 不引起小鼠脑水肿的发生，但是在加上高原低氧暴露情况下，小鼠出现脑水肿样改变。此时对血清和脑组织中炎症因子、趋化分子与黏附分子检测发现，高原低氧暴露可以剧烈地扩大腹腔注射 LPS 引起的促炎细胞因子、趋化分子与粘附分子表达的上调。小胶质细胞作为中枢神经系统炎症反应的主要参与者，其出现明显的激活。高原脑水肿发生的关键环节是血脑屏障的破坏。血脑屏障将中枢神经系统和外周循环系统分开，有效地减少两者间的物质交换，为神经元正常功能的发挥提供保障。上调的促炎细胞因子及 VEGF 对血脑屏障造成损伤，引起紧密连接蛋白和黏附连接蛋白表达的下调，造成血脑屏障的开放。血脑屏障的破坏直接导致中枢神经系统神经元的损伤，进而引起高原脑水肿典型症状的出现——认知与运动协调功能障碍。

　　炎症反应参与多种疾病的发生发展。调节缺氧下细胞适应性变化的关键分子 HIF 与调节炎症反应变化的关键分子 NF-κB 存在相互作用提示炎症在急性高原病中发挥了重要的作用。Murdoch 等调查发现，出现胃肠道或呼吸道感染的人群更容易发生急性高山病，且其症状的严重程度与"路易斯湖评分"成正相关。Durmowicz 等对科罗拉多州发生高原肺水肿的患者进行调查发现 79%的患者在发生高原肺水肿之前，就已经患有其他能够引起炎症反应的疾病。Klokker 等报道急性高原低氧暴露引起血液中 NK 细胞活化，血清中炎症相关因子如 IL-6、IL-1RA、CRP 等也随着低氧暴露而上调。Song 等报道当志愿者暴露于模拟高原低氧环境时，血液中 IL-1β、IL-6、TNF-α 的上调与"路易斯湖评分"成正相关，提示急性高原病的发生发展可能与机体炎症反应的发生有关。高原低氧环境常引起胃肠功能的紊乱、炎症及感染风险的增加。文献报道显示高原地区居民胃肠道疾病较为高发。同时有研究显示高原低氧环境的暴露可以导致肠道菌群的改变，双歧杆菌、奇异菌属、迟缓埃格特菌菌属下降，而潜在致病菌如肠道杆菌大肠埃希菌会增加。同时高原低氧暴露使革兰氏阴性菌产生更多 LPS，从而诱导机体炎症反应的发生。Luo 等实验结果显示给予大鼠腹腔注射 LPS 后，高原低氧暴露可以通过激活 NF-κB 信号通路引起肠屏障功能障碍，引起肠道菌群移位。Jian 等发现低氧可以促进 LPS 引起的牙槽骨细胞释放更多的炎症相关因子，大鼠在感染仙台病毒后，高原低氧暴露则引起大鼠出现严重的高原肺水肿改变。越来越多的报道证明炎症在急性高原病的发生发展中发挥了重要作用。我们的实验发现，随着高原低氧暴露时间的延长，IL-1β、IL-6、TNF-α 表达出现上调。当给予小鼠腹腔注射低剂量 LPS 诱导小鼠炎症反应的基础上，高原低氧暴露可以明显促进小鼠外周与中枢神经系统炎症的扩大，引起小鼠脑含水量的增加，出现高原脑水肿样改变。

血脑屏障将中枢神经系统和外周循环系统分开，其对小分子物质极低的通透性为中枢神经系统正常功能的发挥提供了稳定的微环境。脑血管内皮细胞在血脑屏障的维持中发挥了核心作用。相邻的脑血管内皮细胞通过细胞侧面的紧密连接蛋白形成的锁扣样紧密连接将其紧紧地连接在一起，使相邻内皮细胞间距离小于 0.4 nm，从而限制了小分子物质通过细胞旁路途径进入中枢神经系统。高原脑水肿发生的核心事件是血脑屏障的破坏，缺氧条件下 HIF 通路的激活对血脑屏障的稳定性进行调节。Luo 等发现在给予大鼠腹腔注射 LPS 后，高原低氧暴露可以引起肠屏障功能的破坏。Kangwantas 等发现内皮细胞在 OGD 及 IL-1β 处理下，均出现紧密连接蛋白从胞膜向胞浆定位的改变，但是其屏障功能并没有出现明显的损害，但当在高原低氧暴露和腹腔注射 LPS 二者联合作用下，紧密连接蛋白定位的改变更加明显，同时出现屏障功能的下降。我们实验也发现，高原低氧暴露或者腹腔注射低剂量 LPS 对小鼠的血脑屏障功能无明显影响，其紧密连接蛋白的表达等也无明显变化，但是在腹腔注射低剂量 LPS 和高原低氧暴露复合作用下，小鼠血脑屏障通透性出现了明显的增加，出现伊文氏蓝漏出的增加。电镜显示相邻内皮细胞间高密度影的紧密连接消失并出现裂隙样改变，基膜密度影的下降提示其出现降解，同时也可以看到肿胀的线粒体及肿胀星形胶质细胞的终足。Western blot 结果显示紧密连接蛋白 Occludin 及黏附连接蛋白 VE-Cadherin 出现明显的下调。而 VEGF 和水通道蛋白 AQP-4 的表达出现明显的上调，这二者分别是介导缺氧条件下血脑屏障损伤和中枢神经系统水分子流动的关键分子。

血脑屏障为中枢神经系统正常功能的发挥提供了稳定的微环境。当血脑屏障出现破坏时，外周循环系统中的有害物质、激素、细胞因子、离子等可通过血脑屏障进入中枢神经系统，从而对神经元功能的正常发挥产生影响，甚至影响神经元的存活。我们的研究发现，在给予小鼠腹腔注射低剂量 LPS 时，小鼠脑内神经元并未出现明显的损伤；在给予高原低氧暴露时，小鼠海马部分神经元先轴突出现萎缩；当小鼠同时进行腹腔注射 LPS

及高原低氧暴露时，小鼠脑部神经元出现明显的损伤样改变，轴突的萎缩更加明显，尼氏小体染色变浅，甚至出现神经元减少的现象，提示在机体处于炎症反应情况时，高原低氧暴露对神经元造成了严重的损伤。

腹腔注射 LPS 被广泛用作全身性炎症反应的模型。细菌的内毒素可对机体的免疫系统产生强烈的激活作用，进而诱导机体产生一系列生理与行为的改变，包括发热、食欲不振、情绪低落、嗜睡、眼睑下垂、抑郁等。中等剂量（5 mg/kg）的 LPS 注射可逆性地损害小鼠的空间学习与记忆功能，而这可能是其引起血脑屏障通透性增加所导致的。低剂量（0.5 mg/kg）的 LPS 注射并不能影响大鼠的多项生理指标，包括体重、血压、心率。同时低剂量 LPS 注射不影响小鼠的运动功能。我们的实验发现低剂量 LPS 注射可以减少小鼠的活动，但不影响小鼠的运动及学习功能。由急性高山病进展为高原脑水肿的标志是精神状态的改变或共济失调的发生。我们通过 Morris 水迷宫和 Rota-Rod 实验对小鼠的认知与运动协调功能进行评价。结果显示腹腔注射低剂量 LPS 或高原低氧暴露对小鼠的认知及运动协调功能均无明显影响，但在二者复合作用下，小鼠在目标象限运动的时间及路程明显下降，其穿越平台次数明显下降，首次穿越平台潜伏期明显增加，小鼠从转动的滚木上掉落的潜伏期和掉落时滚木的转速明显减少。以上结果说明在腹腔注射低剂量 LPS 和高原低氧暴露的复合作用下，小鼠的认知与运动协调功能出现障碍。

八、总　结

我们的实验研究证实高原低氧暴露可以引起小鼠体内促炎细胞因子表达的上调。当给予小鼠腹腔注射 LPS 诱导其机体处于炎症反应状态时，高原低氧暴露可以引起其炎症反应的扩大，从而引起小鼠血脑屏障的破坏，引起神经元的损伤、小鼠认知与运动协调功能的障碍，导致高原脑水肿的发生（图 4.7）。通过实验，我们对高原脑水肿的发生有了进一步的认识，提示通过对机体炎症相关疾病的治疗，可以有效地控制高原脑水肿的发生；同时，当患者发生高原脑水肿后，在给氧、下送、地塞米松注射等常规治疗之外，给予控制炎症发生发展的药物可能会在高原脑水肿的治疗中发挥作用。

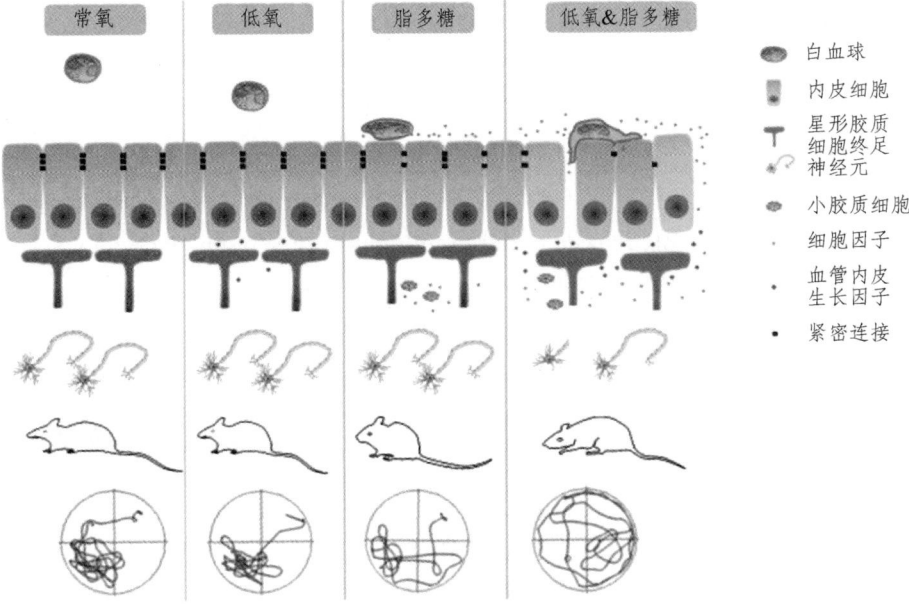

图 4.7 腹腔注射 LPS 复合高原低氧暴露加重小鼠脑水肿的模式图

本章参考文献

[1] SONG T T, BI Y H, GAO Y Q, et al. Systemic pro-inflammatory response facilitates the development of cerebral edema during short hypoxia[J]. J Neuroinflammation. 2016, 13(1): 63.

[2] ZHOU Y, HUANG X, ZHAO T, et al. Hypoxia augments LPS-induced inflammation and triggers high altitude cerebral edema in mice[J]. Brain Behav Immun. 2017, 64: 266-275.

[3] MURDOCH D R. Symptoms of infection and altitude illness among hikers in the Mount Everest region of Nepal[J]. Aviat Space Environ Med. 1995, 66(2): 148-151.

[4] DURMOWICZ A G, NOORDEWEIR E, NICHOLAS R, et al. Inflammatory processes may predispose children to high-altitude pulmonary edema[J]. J Pediatr. 1997, 130(5): 838-840.

[5] JIAN C, LI C, REN Y, et al. Hypoxia augments lipopolysaccharide-

induced cytokine expression in periodontal ligament cells[J]. Inflammation. 2014, 37(5): 1413-1423.

[6] WILSON M H, NEWMAN S, IMRAY C H. The cerebral effects of ascent to high altitudes[J]. Lancet Neurol. 2009, 8(2): 175-191.

[7] DURMOWICZ A G, NOORDEWEIR E, NICHOLAS R, et al. Inflammatory processes may predispose children to high-altitude pulmonary edema[J]. J Pediatr. 1997, 130(5): 838-840.

[8] CARPENTER T C, REEVES J T, DURMOWICZ A G. Viral respiratory infection increases susceptibility of young rats to hypoxia-induced pulmonary edema[J]. J Appl Physiol (1985). 1998, 84(3): 1048-1054.

[9] 廉国锋，李铜，罗勇军，等. 高原脑水肿发病机制及防治研究进展[J]. 人民军医，2020，63（4）：343-346.

[10] 张蓉，胡全忠. 高原脑水肿血脑屏障损害的病理分子机制研究进展[J]. 高原医学杂志，2014，24（1）：62-64.

[11] 陈云天，胡颖，靳国恩，等. 急性高原脑水肿患者血浆白细胞介素-6的变化[J]. 解放军预防医学杂志，2006（2）：92-94.

[12] 张丽君，李大虎，周延召，等. 一种模拟高原低氧炎症导致脑损伤的小鼠模型建立及评价[J]. 生理学报，2016，68（2）：126-134.

[13] 高亮，王旭萍. 驻海拔5 000 m以上高原红细胞增多症患者血清炎症因子变化分析[J]. 高原医学杂志，2018，28（3）：64.

[14] 韩天雨，胡扬，李燕春，等. 模拟高原训练损伤小肠黏膜屏障引发NF-κB等炎症因子水平上调[J]. 中国生物化学与分子生物学报，2017，33（10）：1054-1061.

第五章 葡聚糖硫酸钠诱导外周结肠炎复合低氧加重脑内神经炎症的研究

溃疡性结肠炎能使肠道的微生物菌群失衡，导致革兰氏阴性菌数量增加并发生移位。据报道，肠道微生物菌群的代谢物能调控脑内的免疫细胞，进而影响脑部的炎症反应。有研究发现，经葡聚糖硫酸钠（Dextran sulfate sodium salt，DSS）处理后，小鼠血液中和脑内的细胞因子 IL-6、IL-1β 表达升高，小胶质细胞被激活，结果表明肠炎诱导的外周炎症能影响脑内的炎症反应。由此，提出设想：DSS 诱导的肠炎复合低氧暴露是否可加重脑内炎症及其可能的作用机制。

本研究采用 3% DSS，灌胃 5 d 诱导肠炎，再复合低氧作为处理条件，观察小鼠肠道和脑内的炎症反应，同时检测血液中炎症因子的水平和脑组织紧密连接蛋白的表达，以及低氧联合 LPS 刺激对星形胶质细胞中 BNIP3 和炎症因子表达的影响进行探讨，旨在为急性高原病和高原脑水肿的病理机制研究提供新的认识。

一、DSS 诱导的肠炎模型的建立

实验结果显示，DSS 处理 3 d 后，与对照组比较，3% DSS 组小鼠体重没有发生明显变化，5% DSS 组小鼠体重开始降低（图 5.1A），疾病活动指数（DAI）没有变化（图 5.1B）。DSS 处理 4 d 后，与对照组比较，3% DSS 组小鼠体重开始下降，5% DSS 组小鼠体重下降明显，但 DAI 分数较低。DSS 处理 5 d 后，与对照组比较，3% DSS 组和 5% DSS 组均出现小鼠体重降低，DAI 分数增加，并且 5% DSS 组的动物体重下降更加明显（图 5.1A），DAI 分数更高（图 5.1B），结肠损伤更加严重。故选择 3% DSS 处理 5 d 作为 DSS 诱导肠炎的实验条件。

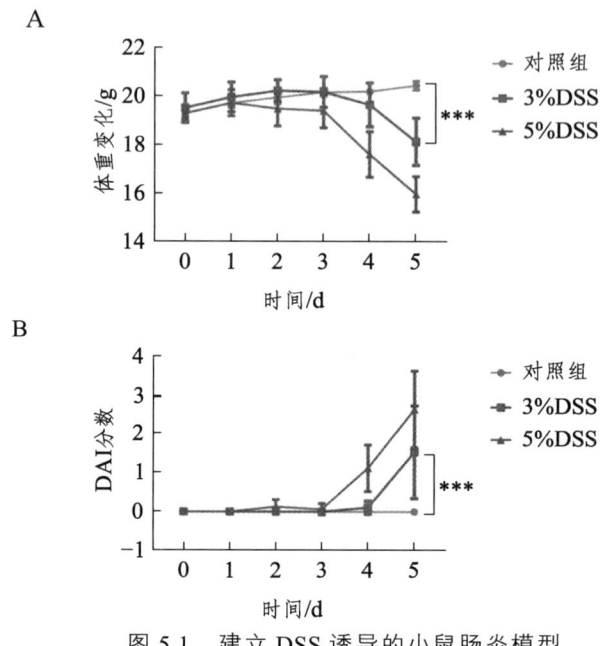

图 5.1 建立 DSS 诱导的小鼠肠炎模型

二、DSS 复合低氧对小鼠存活率和体重的作用

为了研究 DSS 复合低氧对小鼠存活情况和体重的作用，我们首先建立经典的肠炎模型，即 DSS 诱导的肠炎。3% DSS 处理 5 d 后，将 DSS+低氧组和低氧组小鼠放入低压低氧实验动物舱内，海拔高度设为 6 000 m。DSS+低氧组恢复为正常饮用水，低氧时间为 2 d（图 5.2A）。对照组和 DSS 组置于舱外，DSS 组也恢复为正常饮用水。实验发现，3% DSS 处理 5 d 后，与对照组小鼠相比，DSS 组和 DSS+低氧组均出现小鼠体重减轻和活动减少等表现。这些都是 DSS 诱导的肠炎的主要表现。实验发现，在低氧过程中，DSS+低氧组出现实验动物死亡，其余组未有动物死亡情况（图 5.2B），DSS+低氧组动物存活率为 80%。与对照组动物体重相比，3% DSS 处理 5 d 后，DSS 组和 DSS+低氧组动物体重明显降低，提示 DSS 造模成功。而与 DSS 组动物体重比较，DSS+低氧组动物体重显著降低，有统计学意义（图 5.2C、图 5.2D）。结果表明低氧能加重结肠炎造成的体重下降，降低小鼠存活率。

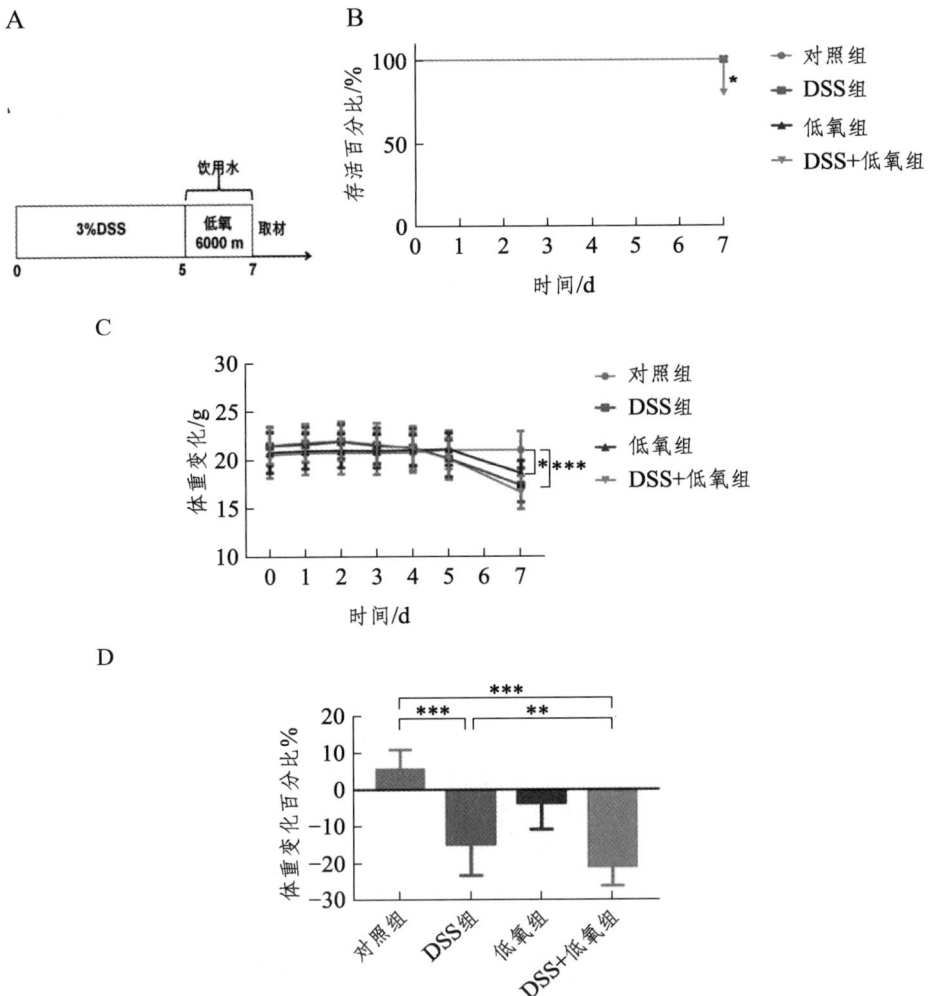

图 5.2　DSS 复合低氧对小鼠存活情况和体重的作用

三、DSS 复合低氧对结肠长度和结构的作用

首先，低氧结束后，从低压低氧动物实验舱将小鼠取出，分离小鼠结肠组织，测量长度并进行拍照。实验发现，对照组和低氧组小鼠结肠内的粪便形态正常，呈颗粒状，无血便情况。而 DSS 组和 DSS+低氧组小鼠结肠内的粪便不成形，有血便出现（图 5.3A）。实验还发现，与对照组结肠相

比，DSS 组结肠明显缩短，提示 DSS 处理造模成功。而与 DSS 组结肠长度比较，DSS+低氧组的结肠长度没有明显变化（图 5.3B）。为了研究结肠结构和形态上的变化，取小鼠结肠，进行 HE 染色。HE 染色结果表明，与对照组相比，DSS 组小鼠结肠黏膜上皮结构遭到破坏，肠腺数量减少，肠腺内细胞丢失。与 DSS 组比较，DSS+低氧组上皮结构损伤更加严重，肠腺结构大量减少（图 5.3C）。

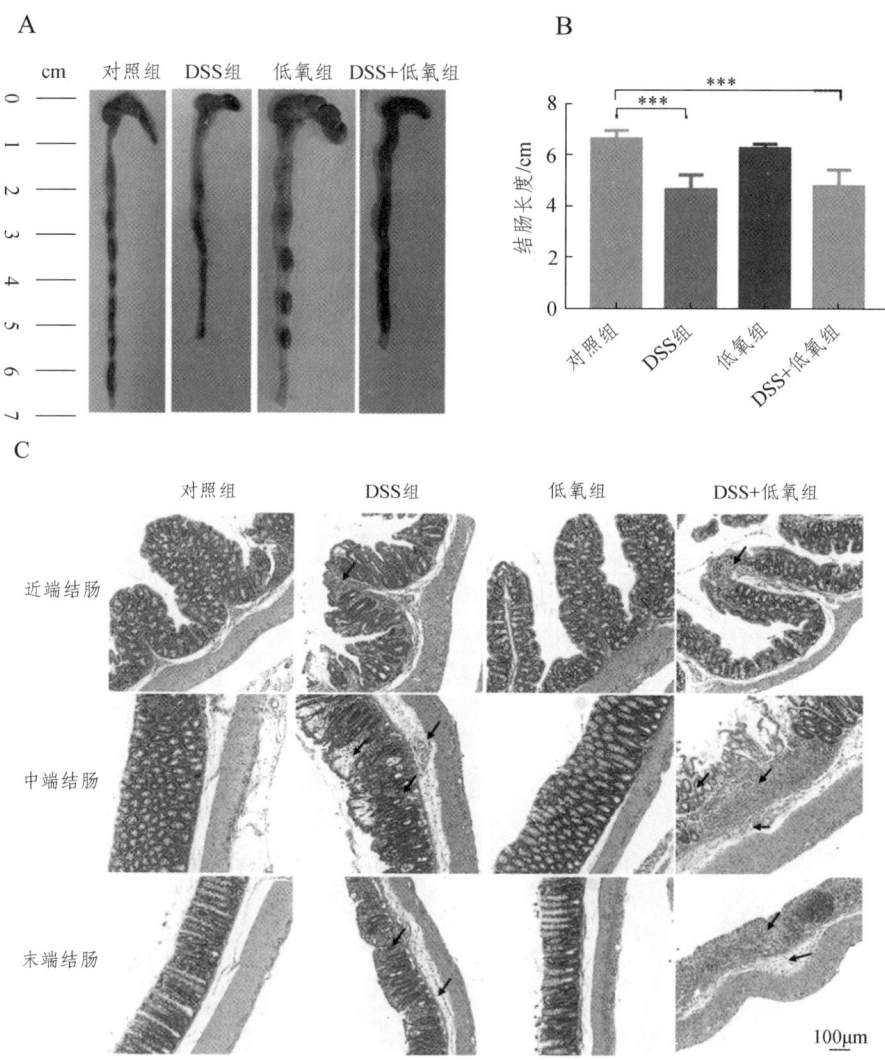

图 5.3　DSS 复合低氧对结肠长度和形态结构的影响

四、DSS 复合低氧对结肠炎症细胞因子 mRNA 水平的作用

DAI 评分结果发现，与对照组相比，DSS 组的 DAI 分数升高，而和 DSS 组比较，DSS+低氧组 DAI 分数升高，但没有统计学意义（图 5.4A）。据文献报道，DSS 处理后，结肠内的炎症细胞因子 TNF-α、IL-1β 和 IL-6 升高，所以我们用实时定量 PCR 检测末端结肠组织中炎症细胞因子 TNF-α、IL-1β 和 IL-6mRNA 水平的变化，观察低氧是否影响 DSS 诱导的炎症细胞因子的升高。结果发现，与对照组比较，DSS 组的 TNF-α、IL-1β 和 IL-6mRNA 表达均增加，TNF-α、IL-1β 的变化有统计学意义，而 DSS+低氧组与 DSS 组相比，TNF-α、IL-1β 和 IL-6 的 mRNA 表达水平明显升高（图 5.4B ~ 图 5.4D）。上述结果提示低氧加重 DSS 诱导的结肠炎症。

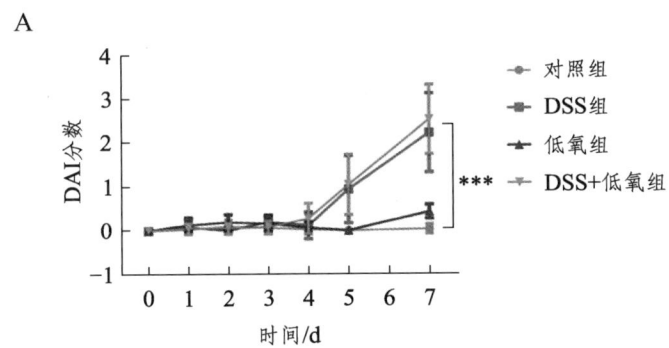

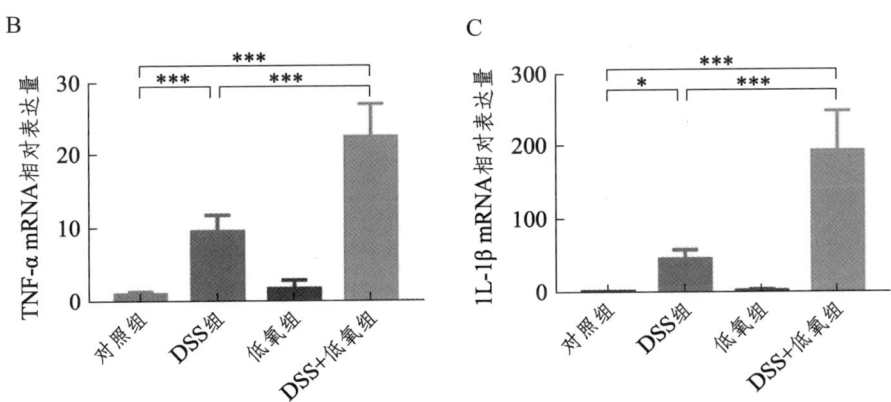

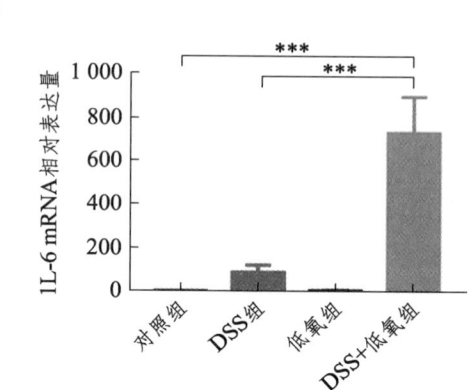

图 5.4　DSS 复合低氧对结肠炎症细胞因子 mRNA 水平的作用

五、DSS 复合低氧对血清中炎症细胞因子水平的作用

研究发现，在 DSS 诱导的肠炎模型中，动物血清中炎症细胞因子 TNF-α、IL-6 和 IL-1β 水平升高，由此猜想低氧是否影响 DSS 导致的血中炎症细胞因子水平的升高，从而可能影响大脑的炎症反应。因此我们用酶联免疫吸附测定（ELISA）检测血清中炎症细胞因子 TNF-α、IL-1β 和 IL-6 的水平，观察低氧是否加重 DSS 导致的血清炎症因子水平的升高。实验结果显示，与对照组相比，DSS 组血清中炎症细胞因子 IL-1β 和 IL-6 水平增高，TNF-α 水平没有变化。与 DSS 组比较，DSS+低氧组血清中炎症细胞因子 IL-1β 和 IL-6 水平进一步升高（图 5.5）。该结果提示低氧增强 DSS 诱导的外周炎症。

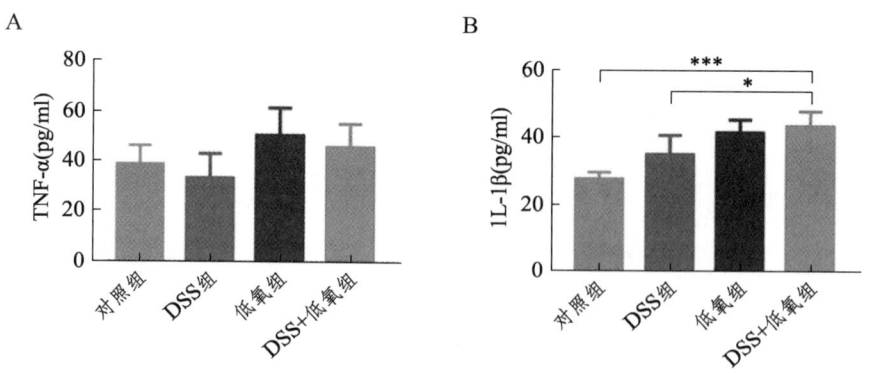

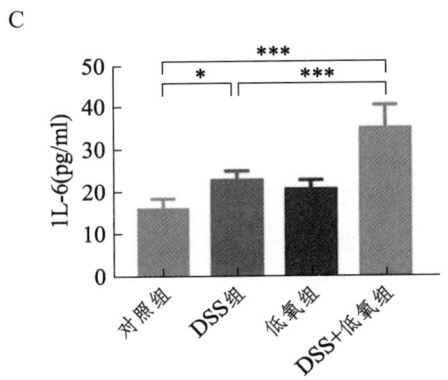

图 5.5　DSS 复合低氧对血清中炎症细胞因子水平的作用

六、DSS 复合低氧对大脑小胶质细胞活化的作用

小胶质细胞在中枢神经系统细胞中占 5%~12%，它们是脑内主要的固有免疫细胞，能够维持大脑稳态，防御病原体的侵袭和对抗中枢系统疾病。小胶质细胞的主要功能：① 感知周围的环境；② 发挥管家作用；③ 对抗自身异常和非自身有害的物质。通过多种受体，小胶质细胞介导宿主防御。小胶质细胞启动神经炎症反应，产生多种细胞因子，如 TNF-α 和 IL-1，也可能产生趋化因子 CCL2，募集其他细胞到达损伤部位。小胶质细胞发挥促炎作用时，形态发生变化，如胞体增大和突起缩短，产生促炎物质，包括 CD36、IL-1、TNF、IL-6。由前面结果可知，低氧可增强 DSS 诱导的肠炎和外周炎症。而研究发现外周的炎症可以诱导脑内炎症反应，因此我们对 DSS 复合低氧作用后脑内的炎症情况进行探讨。我们采用 Iba-1 标记小胶质细胞，通过免疫组化，观察在不同脑区小胶质细胞的激活情况。由图 5.6 可知，与低氧组和 DSS 组相比，DSS+低氧组小鼠皮层部位和海马 CA1 区激活的小胶质细胞数量增加，小胶质细胞的形态发生改变。结果提示，低氧能促进 DSS 处理的小鼠的脑内小胶质细胞的激活。

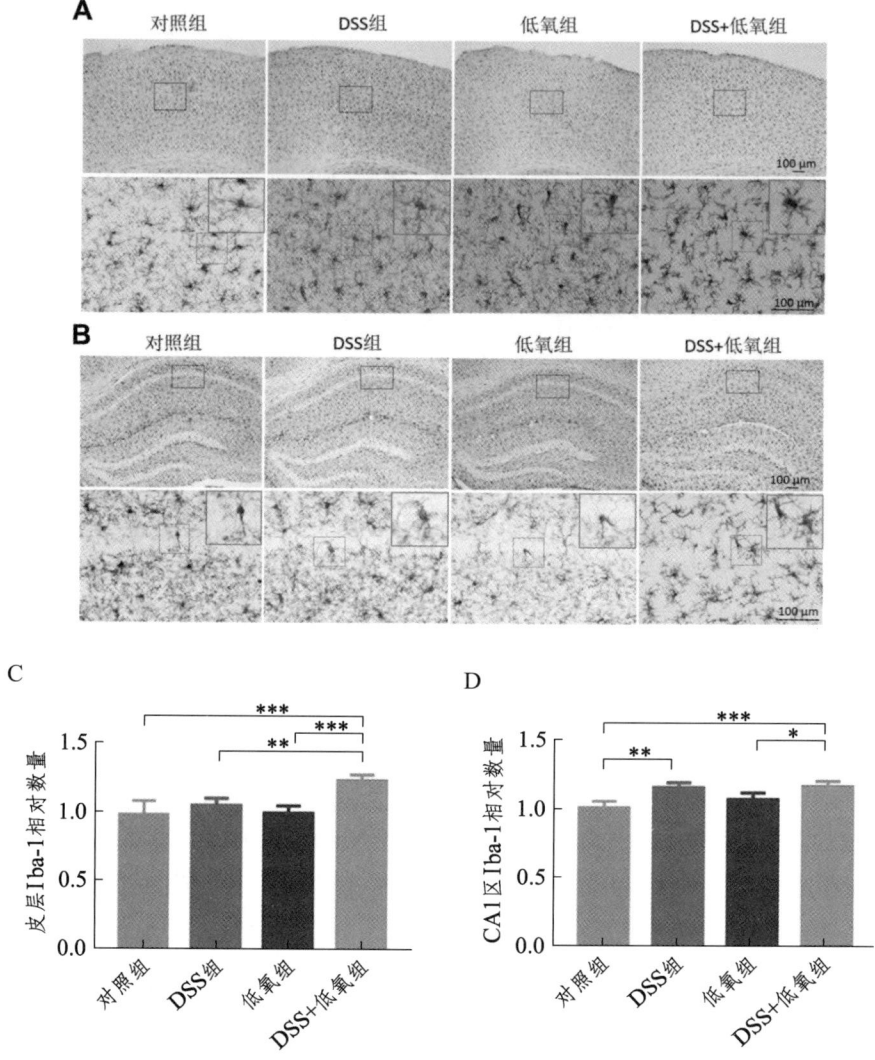

图 5.6　DSS 复合低氧对大脑小胶质细胞活化的作用

七、DSS 复合低氧对脑组织炎症细胞因子 mRNA 水平的作用

小胶质细胞在受到刺激后，释放不同种类炎症介质和细胞因子，参与

脑内的炎症反应。所以，我们通过实时定量 PCR 检测皮层常见的炎症细胞因子 TNF-α，IL-1β 和 IL-6 mRNA 水平变化。结果发现，与对照组和 DSS 组比较，DSS+低氧组皮层的炎症细胞因子 TNF-α、IL-1β 和 IL-6 的 mRNA 表达均升高，且有统计学差异（图 5.7）。上述结果说明低氧加重 DSS 处理的小鼠皮层的炎症细胞因子的表达。

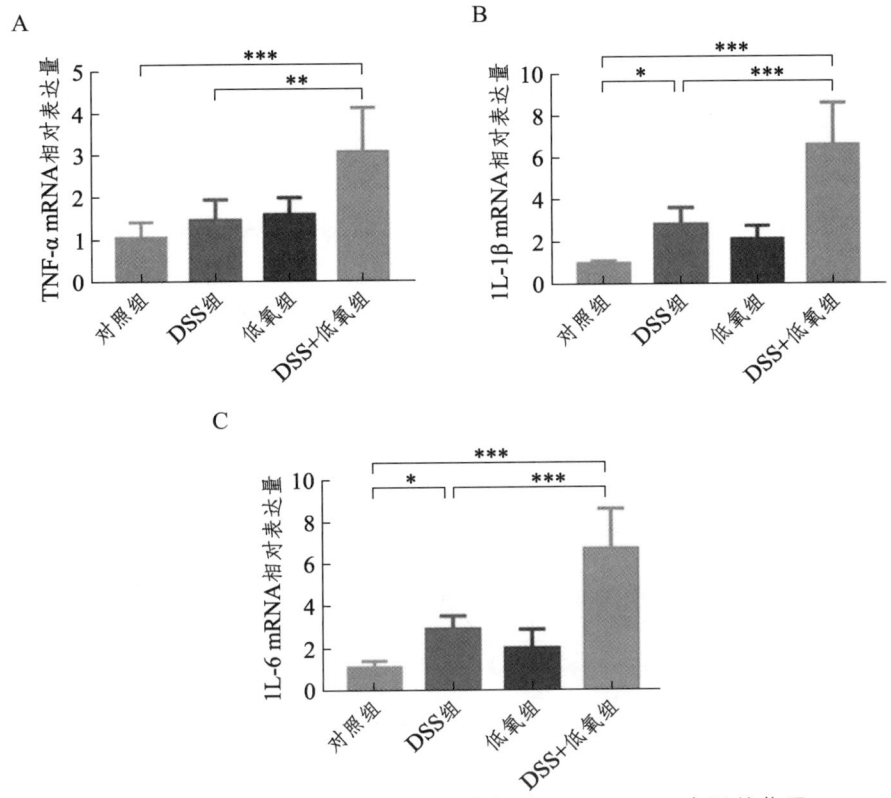

图 5.7　DSS 复合低氧对大脑炎症细胞因子 mRNA 水平的作用

八、DSS 复合低氧对脑组织紧密连接蛋白表达的作用

由上述实验结果可知，DSS 复合低氧加重脑内的炎症反应。血脑屏障作为大脑免疫防御的第一道防线，将中枢神经系统与外界隔离。它在 DSS 复合低氧作用的过程中，其结构和功能是否发生变化，是否通过血脑屏障的变化，影响脑内的免疫细胞和炎症反应。我们对此进行了研究探讨。

血脑屏障是由血管内皮细胞、周细胞、血管外基膜和星形胶质细胞的终足组成，其中血管内皮细胞间的紧密结构在维持血脑屏障的完整性中起到重要作用。紧密连接是多蛋白的复合物，伸展至内皮细胞间隙，形成物理屏障，阻止细胞旁扩散。ZO-1 是一种胞浆蛋白，有多个结构域，参与紧密连接组成。ZO-1 和其他家族成员将跨膜蛋白包括 Claudins、Occludins 和连接黏附分子连接到其他胞浆蛋白和 actin 微丝。跨膜蛋白 Occludin 和 Claudin-5 是物理屏障的重要组成部分，作为结构和信号蛋白发挥作用。脑微血管内皮 ZO-1 和 Claudin-5 的表达减少，可以增加血脑屏障的通透性。因此，我们检测脑内紧密连接蛋白 ZO-1、Occludin 和 Claudin-5 的表达变化，借此反映血脑屏障的变化。由图 5.8 可知，与对照组比较，DSS 组的紧密连接蛋白表达没有明显变化，与 DSS 组比较，DSS+低氧组紧密连接蛋白 ZO-1、Occludin 和 Claudin-5 表达显著减少，结果提示低氧能够下调 DSS 处理的鼠脑内紧密连接蛋白的表达，促使紧密连接的开放并加重脑损伤。

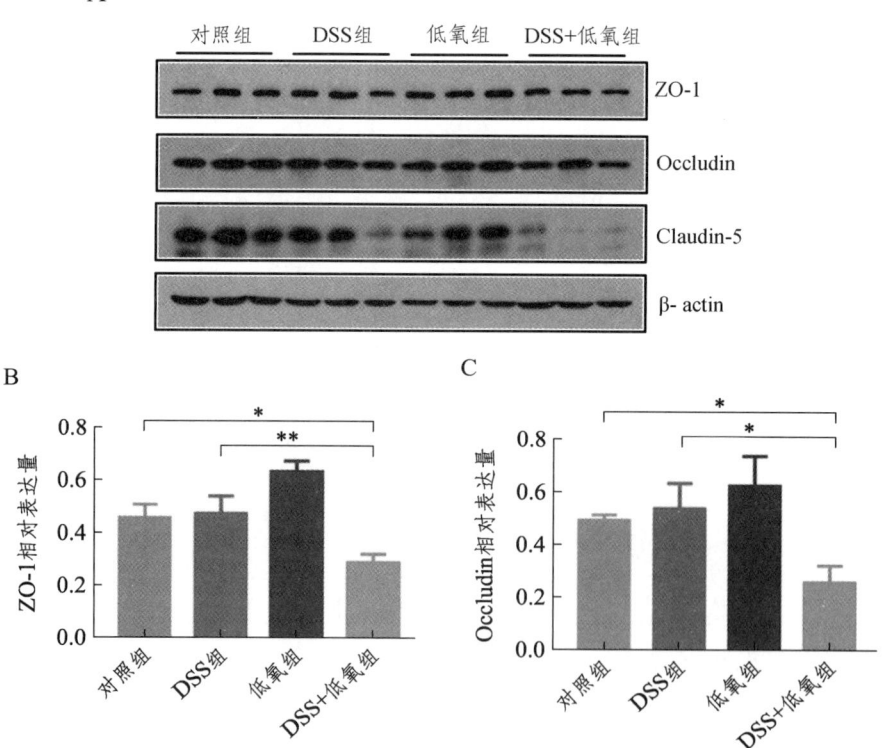

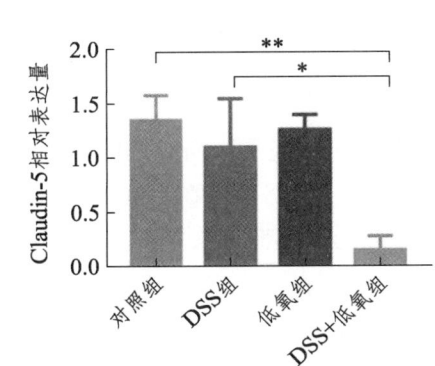

图 5.8 DSS 复合低氧对皮层紧密连接蛋白表达的作用

九、低氧或联合 LPS 对体外培养的神经元和星形胶质细胞中 BNIP3 表达的影响

对体外培养新生小鼠皮层来源的星形胶质细胞和神经元分别给予低氧和 LPS 等不同处理条件，观察 HIF-1α 和 BNIP3 的表达变化。实验结果显示，在星形胶质细胞中，低氧后 BNIP3 表达增加，LPS 刺激后，BNIP3 表达没有明显变化，低氧联合 LPS 使 BNIP3 表达增加；在神经元中，低氧后 BNIP3 表达增加，LPS 刺激后 BNIP3 表达没有变化，低氧联合 LPS 后，BNIP3 表达增加（图 5.9）。在低氧条件下，星形胶质细胞中 BNIP3 表达明显高于神经元中 BNIP3 的表达，结果说明星形胶质细胞中 BNIP3 对低氧反应更敏感。

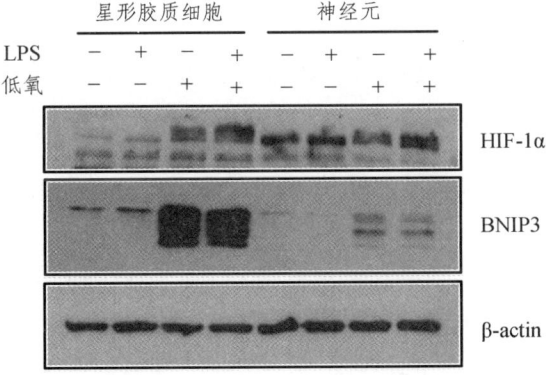

图 5.9 低氧或联合 LPS 对体外培养的神经元和星形胶质细胞中 BNIP3 表达的影响

十、低氧或联合 LPS 刺激星形胶质细胞中 BNIP3 的表达变化

由上述研究结果可知，原代星形胶质细胞的 BNIP3 比神经元的 BNIP3 对低氧反应更敏感。接下来，我们研究在不同的处理条件下，原代星形胶质细胞的 BNIP3 表达的动态变化。低氧浓度和 LPS 剂量同上，时间设为 6 h、12 h 和 24 h。实验结果显示，在 6 h、12 h 和 24 h 三个时间点，低氧后星形胶质细胞中 BNIP3 表达均增加，LPS 刺激后，BNIP3 表达均没有变化，低氧联合 LPS 后 BNIP3 表达均增加；LPS+低氧组的 BNIP3 表达均高于低氧组，并且 12 h 的 LPS+低氧组的 BNIP3 表达最高（图 5.10）。上述结果说明炎症能促进低氧条件下原代星形胶质细胞中 BNIP3 的表达，提示 BNIP3 在星形胶质细胞的炎性反应中可能具有一定的调节作用。

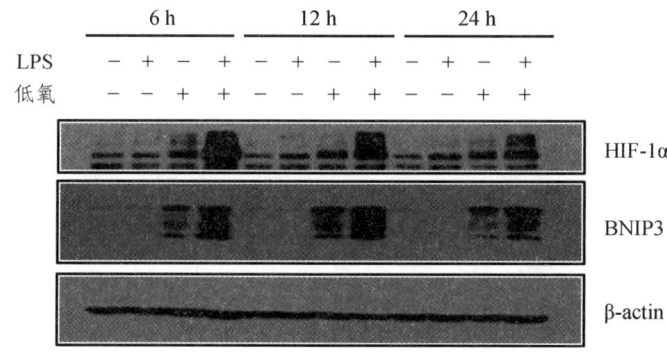

图 5.10 低氧或联合 LPS 刺激下星形胶质细胞中 BNIP3 的表达变化

十一、低氧或联合 LPS 处理对星形胶质细胞中炎症因子表达和分泌的影响

由前面的研究结果可知，炎症能促进低氧条件下原代星形胶质细胞中 BNIP3 的表达。接下来，我们观察在不同处理条件下，原代星形胶质细胞中炎症细胞因子 TNF-α、IL-1β 和 IL-6 mRNA 表达和分泌变化。处理时间为 12 h。实验结果显示，在星形胶质细胞中，LPS 刺激后炎症细胞因子 TNF-α、IL-1β 和 IL-6 的 mRNA 表达升高，低氧后 TNF-α、IL-1β 和 IL-6

的 mRNA 表达没有变化，低氧联合 LPS 使 TNF-α、IL-1β 和 IL-6 的 mRNA 表达升高；LPS+低氧组的 IL-1β 和 IL-6 的 mRNA 水平高于 LPS 组的水平（图 5.11A～图 5.11C）。实验结果显示，在星形胶质细胞中，LPS 刺激后，炎症细胞因子 TNF-α 和 IL-6 分泌水平明显增加，IL-1β 没有变化，低氧后 TNF-α、IL-1β 和 IL-6 分泌水平均没有变化；与 LPS 组相比，LPS+低氧组的 IL-1β 和 IL-6、IL-1β 没有明显变化（图 5.11D～图 5.11F）。实验结果提示低氧能够增强 LPS 刺激后星形胶质细胞炎症细胞因子 TNF-α、IL-1β 和 IL-6 的表达，LPS 刺激能使星形胶质细胞分泌的 TNF-α 和 IL-6 增加，但 LPS 和低氧联合作用未能使其增加更明显。

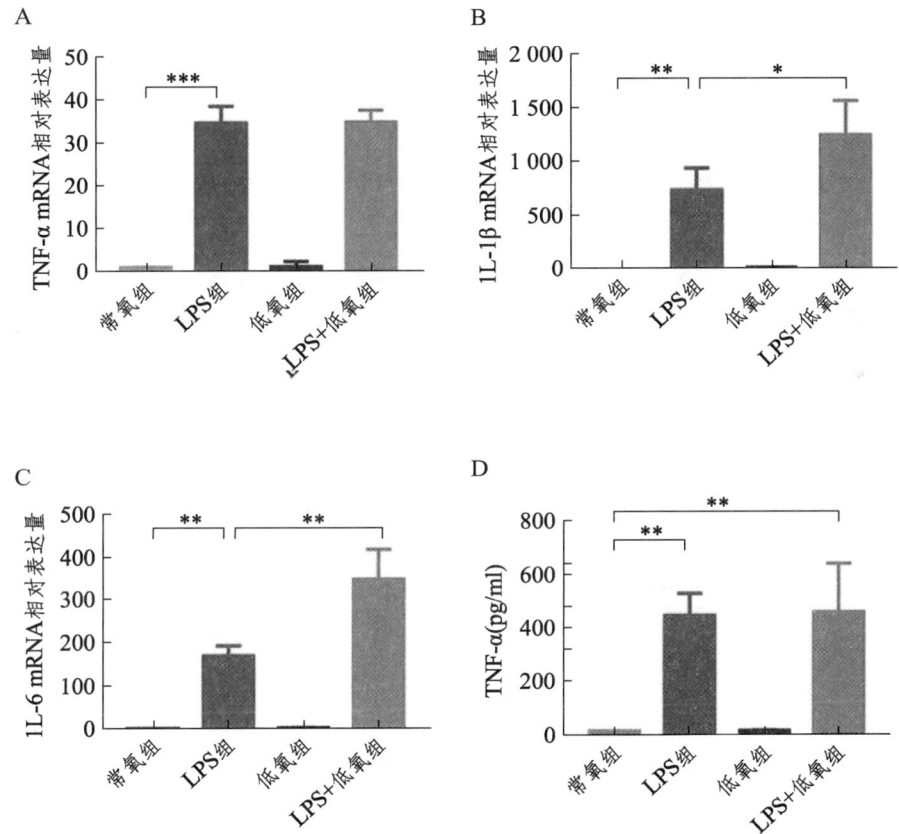

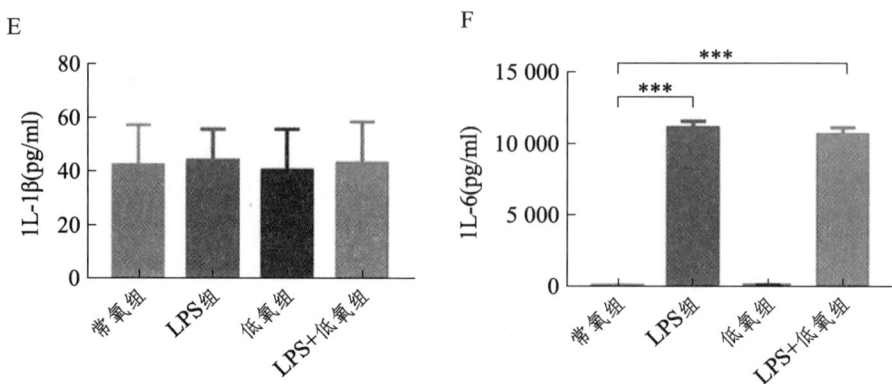

图 5.11 低氧或联合 LPS 处理对星形胶质细胞中炎症因子表达的影响

十二、讨 论

本系列研究阐明了 DSS 复合低氧对脑部炎症的作用。首先探讨 DSS 复合低氧对动物存活和体重的影响。实验发现 DSS 复合低氧可降低动物存活率，减轻体重。其次，研究低氧对 DSS 诱导的肠炎的作用。结肠病理学的变化和结肠炎症细胞因子 mRNA 水平表达的增加表明低氧能够加重 DSS 诱导的肠炎。接下来，探讨低氧复合 DSS 对外周血中炎症的影响。实验发现外周血中炎症细胞因子 IL-1β 和 IL-6 水平升高，结果表明低氧增强 DSS 诱导的外周血中的炎症反应。然后探究低氧复合 DSS 对脑部炎症的作用。实验发现小胶质细胞的激活和炎症细胞因子 mRNA 表达的上调，提示低氧促进 DSS 诱发的脑内炎症反应。最后探讨低氧加重 DSS 诱导的脑内炎症可能的作用机制，观察低氧复合 DSS 处理后紧密连接蛋白 ZO-1、Occludin 和 Claudin-5 表达的变化。实验发现低氧复合 DSS 明显降低紧密连接蛋白 ZO-1、Occludin 和 Claudin-5 的表达，促进血管内皮细胞间紧密连接结构的开放和 BBB 通透性的增加，进而加重脑损伤。

在本实验中，利用 3% DSS 处理 5 d，成功诱导肠炎。DSS 处理后，动物体重降低，结肠长度缩短和炎症细胞因子表达增加。该结果与文献报道的 DSS 诱导肠炎的表现相符。目前，主流观点认为在炎症性肠病的病程中，依据实验条件和细胞类型的不同，低氧和低氧诱导的信号通路发挥促炎和抗炎两种相反的作用。一方面，低氧激活结肠上皮细胞 HIF-1α 的表达，增加上皮细胞屏障保护蛋白 CD73 和腺苷 A2B 受体的表达以及具有抗微生物作用的 β-defensins 的表达，从而减轻肠炎。另一方面，低氧促进巨噬细胞的炎症因子的表达和粒细胞 β2-integrin 的表达，增加对内皮细胞的黏附和渗透。此外，低氧还可以促进上皮细胞的凋亡，进一步增加屏障的通透性。Halligan 等研究发现给予脯氨酸羟化酶（PHD）抑制剂可以减轻 DSS 诱导的肠炎。另外，Roger J 等研究发现低氧处理 18 h 通过炎性小体蛋白 NLRP3 表达降低和自噬的激活减轻小鼠肠道炎症。本实验的低氧条件（海拔 6 000 m，2 d）与文献中的低氧处理或给予 PHD 抑制剂所致的低氧环境在程度和持续时间上不同，由此低氧产生的作用不同。在同一种细胞中，HIF-1α 和 HIF-2α 的作用也不尽相同。Solanki 等研究发现肠上皮细胞 HIF-2α 的持续激活则促进炎症介质的表达，破坏上皮屏障的完整性，诱发肠炎。PHD 抑制剂对 HIF-1α 的激活作用较 HIF-2α 更明显。肠炎使肠道菌群失调，条件致病菌如大肠杆菌增加，有益菌群如双歧杆菌减少。高原低氧也能够导致动物的肠道菌群失衡，类杆菌和大肠杆菌等条件致病菌的数目增加，棒状杆菌和粪球菌的数目减少。肠道菌群的失调可导致上皮细胞和黏膜损伤，增加屏障通透性。低氧加重 DSS 诱导的肠炎是否与肠上皮细胞 HIF-2α 的激活以及固有免疫细胞内 HIF-1α 的激活和菌群的失调有关，需要进一步探讨。

  DSS 破坏肠上皮黏液层并对上皮细胞产生毒性作用。肠上皮屏障结构的破坏使肠腔内的菌群和其代谢产物进入黏膜固有层内，激活肠内的免疫细胞如巨噬细胞、单核细胞并释放炎症介质，进一步活化循环系统内的免疫细胞，产生炎症细胞因子。在本研究发现 DSS 使外周血中炎症细胞因子 TNF-α 和 IL-6 水平增加，与文献报道一致。DSS 复合低氧联合作用，能够进一步增加外周血中炎症因子水平，该结果与 Song 等研究 LPS 联合低氧暴露增加循环系统中炎症因子水平相符。

  在病理状态下，外周的免疫细胞，如粒细胞、骨髓样细胞通过损伤的血脑屏障进入大脑，激活脑内的免疫细胞，并释放炎症介质，触发炎症反应。本研究发现 DSS 使小胶质细胞的活化增加和炎症细胞因子 mRNA 水平升高，诱导脑内的炎症反应，与 Han 等的研究相符。DSS 复合低氧联合作用使脑内的炎症更加明显，与 LPS 复合低氧暴露作用的结果相符。外周的炎症细胞因子可以通过血脑屏障的通透性增加，进入脑内。在本实验中，低氧复合DSS作用明显下调紧密连接蛋白ZO-1、Occludin和Claudin-5的表达，提示血脑屏障的通透性增加，与文献相符。

肠道菌群可以通过神经、免疫、内分泌等多种途径，与大脑进行双向交流和调节，这种双向作用的通道被称为微生物-肠-脑轴。大脑可以通过微生物-肠-脑轴调控肠道菌群的多样性和胃肠功能，肠道菌群也可以通过该轴调节大脑功能和有关行为改变。目前，作为菌群和大脑在免疫方面相互交流的主要方式，肠道菌群和小胶质细胞间的相互作用受到越来越多的关注。Erny等发现无菌动物脑内的小胶质在成熟、活化状态、形态等方面存在缺陷，肠道菌群的再移植可以改变小胶质细胞的这种表型，结果表明在正常条件下，肠道微生物菌群对小胶质的成熟是必需的。研究最多的肠道菌群发酵产物是短链脂肪酸，短链脂肪酸主要包括乙酸、丙酸和丁酸。它们参与胃肠道功能、昼夜节律、免疫调节等过程。短链脂肪酸主要发挥抗炎作用。Imhann等研究发现在炎症性肠病患者粪便样本中丁酸水平降低，菌群的发酵产物短链脂肪酸可以减轻无菌动物小胶质细胞的形态和不成熟的缺陷。Arnoldussen等研究发现给予丁酸盐可以改善低密度脂蛋白受体转基因动物的空间记忆的受损和小胶质细胞的激活。Nagashima等在脑脊液中检测到乙酸，没有检测到丙酸和丁酸，可能与丙酸和丁酸在循环系统中含量很低有关。前面文献中提到DSS诱导的肠炎和高原低氧都可以使肠道菌群的组成发生变化，那么肠道菌群的代谢产物短链脂肪酸是否参与DSS复合低氧对脑部炎症的作用这个问题还需要进一步研究。

星形胶质细胞在高原脑水肿的发生发展中起着重要作用。星形胶质细胞的终足是血脑屏障的组成结构，星形胶质细胞参与的炎症反应也在疾病发展中起到作用。关于低氧下星形胶质细胞炎症反应的调控机制至今仍不清楚。当机体处于低氧环境时，HIF-1的降解被抑制，HIF-1与BNIP3启动子上的低氧反应元件（hypoxic responsive element，HRE）结合，激活BNIP3的转录。BNIP3有着双重作用，既可以促进细胞凋亡或坏死，也可以介导线粒体自噬，促进细胞存活。BNIP3可以通过caspase凋亡途径，线粒体膜电位的丢失，线粒体膜通透转换孔的开放，细胞色素C的释放等方式介导细胞死亡。自噬是借助溶酶体降解细胞内组分的一个过程，线粒体自噬是指以自噬的方式清除细胞内损伤的或不需要的线粒体，维持线粒体的动态平衡。借助结构中 LC3 相互作用结构域（LC3-interaction region，LIR），BNIP3 与自噬体外膜上的微管相关蛋白 1-轻链 3（microtubule-associated protein1 light chain 3，LC3）结合，组成线粒体和自噬体的复合物，再与溶酶体结合，线粒体被降解。BNIP3 也可以与 Bcl-2 竞争性结合，释放出 Beclin-1，引起线粒体自噬。目前关于低氧下星形胶质细胞中 BNIP3 的表达的研究报道较少。Torronteras R 等研究发现在 1% O_2 处理 6 h 后，人的星形胶质细胞中 HIF-1α 稳定表达，从而其下游靶基因 BNIP3 表达增加，促进细胞存活和发挥神经保护作用，但具体的作用机制不明。而何芳等实验表明在氧糖剥夺/复氧模型中，胶质细胞系 C6 细胞的 BNIP3 表达增加，介导细胞凋亡。Guo 等研究发现在氧糖剥夺/复氧模型中，人神经元细胞系 HCN-1A 细胞的 BNIP3 表达增加，介导自噬，起到保护作用。黄广海等实验发现在脑缺血 3 h 和 9 h，BNIP3 表达升高，线粒体自噬被激活，随着缺血时间延长至 24 h，BNIP3 表达降低，线粒体自噬被抑制，脑梗死体积增大，说明在脑缺血早期，BNIP3 可能通过线粒体自噬起到保护作用。上述结果提示在缺血缺氧或氧糖剥夺模型中，BNIP3 表达的增加可以直接诱导细胞凋亡，也可以激活自噬，介导细胞存活或死亡作用。

在本实验中，我们发现 LPS 刺激能够使低氧下星形胶质细胞的 BNIP3 表达进一步增加，说明 LPS 可能参与调控低氧下 BNIP3 的表达。随着低氧时间的增加，BNIP3 可能被泛素蛋白酶体降解。因此，在 LPS+低氧组，24 h 的 BNIP3 的表达低于 12 h。此外，本实验发现低氧联合 LPS 刺激增强星形胶质细胞的炎症反应。该结果表明 BNIP3 可能参与星形胶质细胞炎症反应的调控。接下来我们研究了 BNIP3 的表达变化对星形胶质细胞的炎症反应的作用及其可能机制。通过敲低或过表达星形胶质细胞中的 BNIP3，观察在低氧联合 LPS 刺激条件下星形胶质细胞的炎症反应，存活和线粒体自噬变化，发现 BNIP3 调节星形胶质细胞炎症反应可能的机制，为星形胶质细胞炎症反应的调控机制，提供一些思路。

十三、总　结

低氧加重 DSS 诱导的脑内小胶质细胞的活化和炎症细胞因子表达的升高，增强脑内炎症。低氧能够下调 DSS 处理的小鼠脑内紧密连接蛋白的表达，促使紧密连接结构的开放，增加血脑屏障通透性，加重脑损伤。图 5.12 为 DSS 诱导肠炎复合低氧诱导神经炎症的模式图。

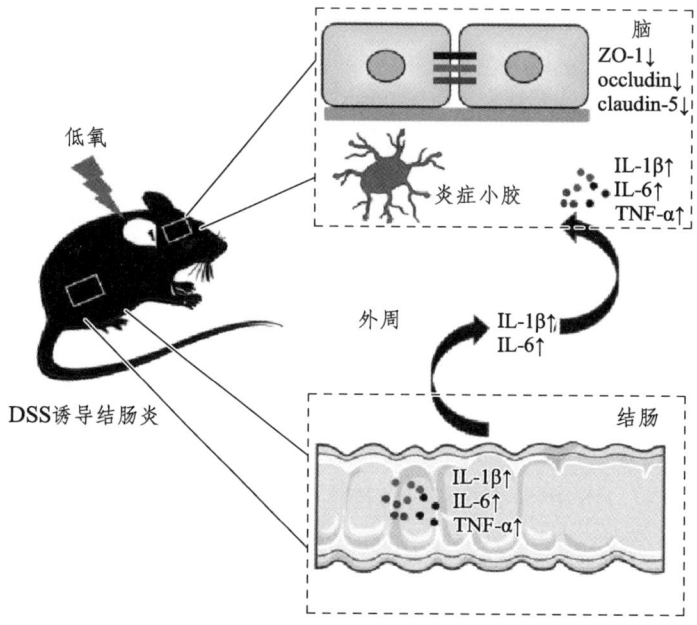

图 5.12　DSS 诱导肠炎复合低氧诱导神经炎症的模式图

本章参考文献

[1] HACKETT P H, Roach R C, High-altitude illness[J]. N Engl J Med, 2001, 345(2): 107-114.

[2] HAN Y, DING L, CHENG X, et al. Hypoxia Augments Cerebral Inflammation in a Dextran Sulfate Sodium-Induced Colitis Mouse Model[J]. Front Cell Neurosci. 2020, 14: 611764.

[3] LUKS A M, SWENSON E R, BÄRTSCH P. Acute high-altitude sickness[J]. Eur Respir Rev, 2017, 26(143): 160096.

[4] RICHALET J P, LARMIGNAT P, POITRINE E, et al. hysiological risk factors for severe high-altitude illness: a prospective cohort study[J]. Am J Respir Crit Care Med, 2012, 185: 192-198.

[5] IMRAY C, WRIGHT A, SUBUDHI A, et al. Acute Mountain Sickness:

Pathophysiology, Prevention, and Treatment[J]. Prog Cardiovasc Dis, 2010, 52(6): 467-484.

[6] CHAUHAN G, ROY K, KUMAR G, et al. Distinct influence of COX-1 and COX-2 on neuroinflammatory response and associated cognitive deficits during high altitude hypoxia[J]. Neuropharmacology, 2019, 146: 138-148.

[7] LIU B, CHEN J, ZHANG L, et al. IL-10 dysregulation in acute mountain sickness revealed by transcriptome analysis[J]. Front Immunol, 2017, 8: 628.

[8] SONG T T, BI Y H, GAO Y Q, et al. Systemic pro-inflammatory response facilitates the development of cerebral edema during short hypoxia[J]. J Neuroinflammation, 2016, 13(1): 63. 1-14.

[9] ZHOU Y, HUANG X, ZHAO T, et al. Hypoxia augments LPS-induced inflammation and triggers high altitude cerebral edema in mice[J]. Brain Behav Immun, 2017, 64: 266-275.

[10] MURDOCH D R. Symptoms of infection and altitude illness among hikers in the Mount Everest region of Nepal[J]. Aviat Space Environ Med, 1995, 66(2): 148-151.

[11] DURMOWICZ A G, NOORDEWEIR E, NICHOLAS R, et al. Inflammatory processes may predispose children to high-altitude pulmonary edema[J]. J Pediatr, 1997, 130(5): 838-840.

[12] CHASSAING B, AITKEN J D, MALLESHAPPA M, et al. Dextran sulfate sodium (DSS)-induced colitis in mice[J]. Curr Protoc Immunol, 2014, 104:15. 25. 1-15. 25. 14.

[13] KONG T, ELTZSCHIG H K, KARHAUSEN J, et al. Leukocyte adhesion during hypoxia is mediated by HIF-1-dependent induction of beta2 integrin gene expression[J]. Proc Natl Acad Sci USA, 2004, 101 (28): 10440-10445.

第六章 高原缺氧脑损伤动物模型及其评价技术方法

高原缺氧环境对脑功能影响的发生机理尚不清楚,因此,常常借助一些动物模型来研究其发病机制和相关防治的实验研究。既往较多的研究报道利用大鼠的缺氧或低压低氧模型来研究高原脑水肿,近年来随着基因敲除和转基因小鼠动物模型的使用,也为深入探讨高原缺氧脑损伤的分子机制奠定了基础。小动物(大鼠、小鼠)或人的低压低氧舱模拟高原环境暴露的实验平台及其评价技术对基础和临床的研究具有重要意义。

一、高原缺氧脑损伤动物模型

动物模型的研究是科学实验的重要支撑,包括发病机制、新药研发、药物作用靶点、诊断试剂及诊疗设备创新发展等。制作稳定可靠的动物模型对于阐明高原低氧脑损伤具有至关重要的作用。目前国内外学者在模拟高原缺氧暴露实验中研究了一系列动物模型,包括急性低氧、慢性低氧以及脑水肿等模型,这些造模方法各有特点,为研究不同脑损伤发病机理及防治措施研发打下了基础。但由于受不同设备、操作方法、动物类型等变量因素的影响较大,至今尚无确切统一的标准化评价技术方法。

目前,常用的低氧造模动物主要包括Sprague-Dawley(SD)大鼠、Wistar大鼠,以及C57BL/6J小鼠、BALB/c小鼠、昆明小鼠和ICR小鼠等,也偶见恒河猴、小型猪用于模拟高原缺氧实验,但不同种属实验结果差异较大。同时,受设备、动物品系、实验操作等因素的影响,造模具体参数还需根据实验目的、观察指标等不同需要来调整。

(一) 小动物高原缺氧脑损伤模型

相对而言，大鼠更适用于作为急性低氧模型的实验动物。但是，小鼠的繁殖特点、基因修饰、实验成本等优势使得其在研究发病机制和基因功能等方面具有不可替代的作用。在下文的造模及评价技术中主要以小鼠为例作内容介绍。

1. 小鼠急性低压缺氧模型

该模型主要利用小动物放入低压低氧舱来造模。取成年、雄性、体重 18~22 g 健康小鼠（如 C57BL/6J），饲养适应 3 d 后随机分组，每组 10 只。将动物放入低压舱，密闭舱门，用真空泵以 50 m/min 速度减压上升至目的海拔高度（如 8 000 m），然后维持此高度 6~24 h。实验结束后，调节进气孔阀门，缓慢降至正常海拔高度，打开舱门，取材观察各项指标。

2. 小鼠慢性低压缺氧模型

该模型也是利用小动物放入低压低氧舱来造模。取成年、雄性、体重 18~22 g 健康小鼠（如 C57BL/6J），饲养适应 3 d 后随机分组，每组 10 只。将动物放入低压舱，密闭舱门，用真空泵以 20 m/min 速度减压上升至目的海拔高度（如 8 000 m），然后维持此高度 3~7 d，甚至更长的处理时间。实验结束后，调节进气孔阀门，缓慢降至正常海拔高度，打开舱门，取材观察各项指标。

3. 小鼠高原脑水肿模型

相较目前常用的大鼠高原缺氧脑水肿模型，C57BL/6 小鼠对缺氧相对耐受。越来越多的证据表明炎症的易感性与脑水肿的发生发展密切相关，尤其是在平原人快速进入到高海拔地区时，当伴随着机体的炎症时，高海拔脑水肿（HACE）的发生率明显增加。脂多糖（LPS）广泛应用于感染性炎症研究中，它是急性脑损伤和多器官功能障碍综合征常见致病因素之一。研究结果表明，与单纯 LPS 及单纯高原低氧诱导小鼠炎症及脑损伤模型相比，高原低氧联合 LPS 协同诱导小鼠炎症反应及脑损伤的效果更为显著，小鼠血清中 IL-6、TNF-α、IL-10 蛋白水平更高，说明在诱导机体免疫及脑损伤时，模拟海拔 6 000 m 高原低氧联合 5 mg/kg LPS 可呈协同叠加效应，加重小鼠机体炎症反应及其诱发的脑组织损伤。因此，利用低压低氧舱模拟高原低氧环境并联合 LPS 处理,可以在平原地区建立一种与高原低氧炎症导致脑损伤高度相似的小鼠模型。

(二)小动物高原缺氧脑损伤评价技术方法

1. 运动协调功能

转棒实验可以用于检测大小鼠的运动协调性。大小鼠经低压低氧(模拟高原环境)处理后,小鼠神经功能受到影响,大小鼠协调性变差,更容易从转棒上掉下来,可以此来检测其运动协调性。

2. 认知功能(学习、记忆、注意)

Morris 水迷宫实验主要用于测试实验动物对空间位置感和方向感(空间定位)的学习记忆能力。该测试广泛被应用于认知科学、药理学、毒理学、神经生物学等学科领域,尤其是学习与记忆的优选经典实验。低压低氧暴露后可影响实验动物的学习记忆,表现在学习阶段的逃避潜伏期延长。而在空间探索阶段,穿越平台次数、穿越目标象限时间百分比(或路径百分比)减少,以及第一次穿越平台的潜伏期时间延长。

新物体识别实验是利用动物先天对新物体有探索倾向的原理而建立的学习记忆测试方法。该方法具有让小鼠在自由活动状态下进行学习记忆测试的特点,能更近似地模拟人类的学习记忆行为。同时,通过新物体(形状、大小等)的灵活变换,该实验还允许测试动物长期或短期记忆机制的形成以及急性药物在特定阶段的记忆形成的影响评判。急性低压低氧处理的实验动物对新物体的接触次数减少,识别指数下降,提示实验组动物对新奇物体的探索欲望降低。

Lat 迷宫实验,该实验主要通过给予大小鼠一个视觉空间注意目标,观察需要视觉空间注意任务中非选择性注意的水平。记录动物的直立和斜搭在墙上的频率则作为非选择性注意的水平。研究人员发现经急性低压低氧暴露 1 d 后的大鼠斜搭在墙上的次数明显减少,提示其注意力受到了损伤。

Y 迷宫实验可应用于动物的辨别性学习、工作记忆和参考记忆的测试,主要实验方法有自发性交替反应、空间识别、主动回避反应。在 Y 迷宫测试中,低压低氧导致的实验动物学习记忆能力表现在正确反应率和主动回避反应率均下降。

3. 情绪状态

旷场实验，也称开场实验或自发活动实验，是评价实验动物在新奇环境中自主行为、探究行为与紧张度的一种方法。以实验动物在新奇环境之中某些行为的发生频率和持续时间等，反映实验动物在陌生环境中的自主行为。低氧暴露小鼠在旷场实验显示自发活力降低，其总运动距离、跨格数和站立次数等指标显著低于对照组。

高架十字迷宫是另外一个特定的行为实验范式。迷宫包括两个开放臂和两个封闭（墙体遮蔽）臂。该试验利用动物对敞开环境的恐惧以及对新环境的探究特性之间的矛盾来考察动物的焦虑状态。焦虑程度高的动物比焦虑程度低的动物更倾向于在封闭臂内逗留更长的时间。低氧明显减少实验动物的总穿梭次数，降低进入闭合臂及开放臂的次数，同时增加了大鼠停留在闭合臂的时间。提示低氧应激没有影响动物的基本运动能力，低氧应激可以诱导成年雄性大鼠出现类焦虑样行为。

4. 脑血流检测

可用激光散斑血流成像仪检测脑血流的变化。

脑功能性磁共振成像（Functional magnetic resonance imaging，fMRI）可监测大脑各区域血氧水平依赖信号（Blood oxygen level dependent，BOLD）的相对变化，特定脑区中血氧水平依赖信号的强弱与同一时刻该区域神经元的活动度呈正相关，血氧水平依赖信号越强，该区域脑活动越活跃。fMRI也可以用于分析脑内核团与认知活动功能联系。

5. 脑水肿

可检测脑干湿重比：分别称量大鼠脑的干、湿体重，计算脑含水量的变化。也可用脑影像如核磁共振成像检测。

6. 神经炎症

实时定量PCR检测脑组织内炎性细胞因子如TNF-α、IL-1β、IL-6的mRNA水平或ELISA方法检测组织裂解液炎性细胞因子如TNF-α、IL-1β、IL-6含量。

7. 形态病理

HE染色是经典观察组织形态方法，Nissl染色是用碱性染料染色神经组织的一种方法。尼氏体是胞质中一种嗜碱性物质，广泛见于各种神经元，不同神经元中的尼氏体形状、大小和数量各有差异。尼氏体大而数量多，说明神经细胞合成蛋白质的功能较强；相反在神经细胞受到损伤时，尼氏小体的数量会减少甚至消失。研究发现，HE 染色结果显示低压低氧会导致小鼠海马 CA1 区锥体细胞排列松散和固缩深染。药物改善组小鼠海马 CA1 区锥体细胞数量较多，排列相对紧密，少量或极少出现固缩深染。

8. 神经元形态

可以用神经元的特异性标记分子如 NeuN、MAP2 等免疫荧光染色，也可用 Thy-1-YFP 转基因小鼠直接观察。Thy-1 转基因小鼠在神经元表面黏附分子 Thy-1 基因的启动子后方构建了黄色荧光蛋白的基因，因此，在表达 Thy-1 的投射神经元中会有大量黄色荧光蛋白表达，从而方便观察神经元的形态变化包括分支和树突棘的变化。

9. 神经环路

研究人员可以利用光学手段调控特定神经元亚群（甚至单个神经元）的电活动，研究模拟高原低氧情况下神经环路的功能和潜在调控机制。光遗传结合钙离子成像技术，可以在生理调控的基础上实现实时观测神经元的响应活动，有助于从多个维度定位特定功能的神经元集群，进一步揭示其在神经环路中的具体作用。

二、人群模拟高原环境暴露试验

平原人群初次进入到高原环境基本上都会遇到急性高原反应的挑战，主要表现为头痛、头昏、心慌、气短、恶心、食欲减退和睡眠困难等。某种情况下会导致缺氧快速进展，发生高原肺水肿和高原脑水肿，危及生命。随着留驻高原时间的延长，机体通过一系列代偿性反应来适应高原环境，机体对高原环境的代偿适应过程称为习服。而世代生活在青藏高原的藏族人群经过世代的自然选择，最终获得了对高原低氧极端环境的最佳生理适应性。

（一）高原缺氧模型

1. 环境模拟仓

大型复合环境模拟舱为平原地区开展有关高原缺氧的研究提供了极大便利。根据压力的不同，又分为常压低氧舱和低压低氧舱。在开展实验之前一般需要进入低压环境模拟舱内熟悉并适应实验环境。然后将环境模拟舱的参数设置成典型高原环境指标（例如西藏拉萨市海拔 3 650 m，山南市海拔 4 300 m）。进行急性低氧方面的研究时，模拟高原暴露时间一般选择在一周内，例如 1 d、3 d 等。

2. 高原现场实验

我国高原面积广阔，急慢性低氧暴露人群基数大、疾病种类多等特点为研究者们提供了一个大样本的人群队列。因此，在不同海拔的高原现场开展医学实验，对了解急、慢性高原病的发病机制和防治措施有其独特优势，对高原医学发展有着至关重要的意义。

（二）评价技术方法

1. 路易斯湖评分

关于急性高原病的路易斯湖国际诊断计分系统是目前国际上应用最广泛的标准。它源于 1991 年 2 月在加拿大路易斯湖世界低氧大会上提出的形成一个统一的各型高原病的量化程序，随后在 1993 年被确立。该系统主要包括① 高原综合征的诊断标准；② 各型高原病症状的计分系统；③ 自我评判问卷；④ 临床评判由观察者完成。2018 年，路易斯湖急性高原病评分协商委员会提出了一份国际共识声明，对 1993 年版进行了修订，正式形成 2018 年急性高原病评分系统。

2. 情绪量表评分

情绪量表可用于了解急进高原（或模拟）不同阶段正负情绪变化特点。正负性情绪量表（PANAS）中包含 20 种描述不同情感、情绪的词语。根据个人实际情况选择即可。有研究表明急进高海拔高原驻训群体正负性情绪会发生显著变化，性格外向和情绪稳定群体多以正性情绪为主，阶段变化不显著；性格内向和情绪不稳定群体更容易产生负性情绪，阶段变化显著。

3. 睡眠评分与检测

既可以采用问卷形式，如匹兹堡睡眠质量指数量表（PSQI），也可以使用装置进行多导睡眠监测（PSG），以及睡眠检测床垫等。高原低氧可导致睡眠质量下降，睡眠紊乱与急性高原病的发生相关。

4. 认知能力测试

针对认知过程中注意力、记忆力、反应速度、情绪管理、思维能力、意志执行等能力进行测评。目前，主流的认知能力测评还是基于心理学范式开发的软件测评为主。常用的认知检测范式有：n-back 范式、Stroop 任务范式、线索-目标（cue-target）范式、视觉搜索范式（visual search task）和快速序列视觉呈现任务（rapid serial visual presentation task，RSVP）等。已有的小样本人群实验表明，高原低氧环境易影响人群的空间记忆、意志控制和注意力等认知能力。

5. 脑电的检测

事件相关电位（event-related potential，ERP）技术能够通过实时记录脑功能活动时的头皮电位，测量认知活动引起的脑电变化，反映认知过程中大脑的神经生理的变化。有研究发现海拔因素对面孔倒置效应影响显著，主要表现在潜伏期和波幅的变化两个方面。随着海拔升高，可能存在一个认知功能先轻度增强后损伤的变化过程。

6. 脑影像学的检测

磁共振可检测大脑在接受刺激后的脑部皮层信号变化，用于皮层中枢功能区的定位及其他脑功能的深入研究。采用功能磁共振研究高原环境对机体大脑认知功能的影响，是客观评价认知功能的重要基础。磁共振研究发现，与世居低海拔地区人群相比，世居高原人群的脑皮质双侧前额叶区和双侧岛叶区灰质密度显著降低，且该变化在脱离高原环境后仍不可逆转，提示慢性低氧暴露可能导致神经元细胞的不可逆损伤，进而引起脑结构的改变。这些脑结构的变化很可能就是慢性低氧暴露相关认知功能损伤的结构基础。

7. 脑血流检测

脑血流检测有助于了解高原环境下睡眠状况、习服状态以及认知功能的评价。有研究发现急性缺氧可引起脑血流速度增快，脑血流量（CBF）增加；不同习服时间对脑血管反应性影响不同，急进高原人群脑血管反应性高于完全习服人群，随着机体习服时间延长，基本接近于完全习服人群。

8. 神经内分泌激素的检测

高原暴露导致的缺氧可引起免疫功能及神经内分泌改变，特别是下丘脑-垂体-肾上腺轴（Hypothalamic-pituitary-adrenal axis，HPA 轴）。通过检测血清中激素，如促肾上腺皮质激素释放激素（CRH）、去甲肾上腺素（NA）和 5-羟色胺（5-HT）水平可用来评价神经内分泌免疫功能的变化。

高原缺氧动物模型及评价技术方法总结如图 6.1 所示。

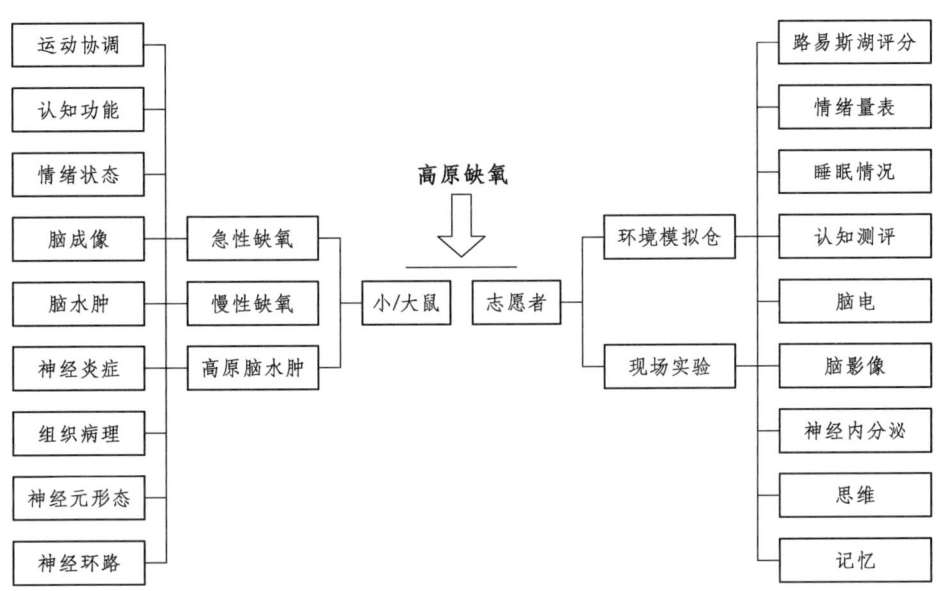

图 6.1　高原缺氧动物模型及评价技术方法

三、高原原生动物

栖息繁衍在高原地区的优势物种如野生小哺乳动物在漫长的气候地理变迁中，驯化和演化了它们对极端恶劣气候环境的特殊的适应机理，并反映在群体、个体、组织细胞以及分子水平上。高原鼠兔和根田鼠是青藏高原高寒草甸的优势物种，经过世代的选择，它们形成了良好的高原环境适应机制。高原鼠兔被公认为高原低氧的最佳适应物种,其生理特征与在同样环境下的移居鼠类明显不同。

1. 血液学特征

高原鼠兔对低氧环境的适应表现在氧解离曲线左移、P50 值变小、红细胞氧解离能力增强,最重要的是能增加组织对氧的利用。鼠兔的氧解离曲线与大鼠的相比,不仅左移,而且中段坡度明显陡峭而延长。这表明肺在这个水平具有较强的氧亲和力,可使机体保持较高的血氧分压(PaO_2)和氧饱和度(SaO_2),不会因缺氧而引起红细胞过度增生;而在组织水平上具有较强的氧释放能力,使组织能获得足够的氧,以满足机体的需要。高原鼠兔对低氧的适应在血液学上以低红细胞压积(Hct)、低血红蛋白(Hb)为特征,不因海拔高度的变化而出现明显改变。研究表明,不同海拔高度的高原鼠兔的 Hct 和 Hb 均明显低于生活在同一环境中的 Wistar 大鼠。从 2 300 m 到 5 000 m,高原鼠兔的 Hct 仅增加 15.8%,而 Wistar 大鼠增加 57.3%。这种变化使 Hb 可携带更多的氧到组织中,同时又不致血液黏滞度过度增加而不利于组织的灌流,这是高原鼠兔在血液方面已适应高原的一大特点,这一特征与高原世居人群和高原动物牦牛及驼羊是一致的。

2. 肺血管结构和功能的变化

高原鼠兔的肺小动脉壁非常薄,且没有平滑肌层,较小的肺动脉壁(小于 100 μm)仅由一弹力纤维层组成,而大鼠同样大小的肺动脉在内外层弹力纤维中间有一较厚的平滑肌层,鼠兔的肺动脉中层的厚度约为 9.3%,而大鼠为 28.4%。并且随着海拔的升高肺动脉压明显增加,血管壁的增厚与平均肺动脉压呈正相关。低氧 30 d 的大鼠右心室/左心室+室间隔比值(RVW/LVW)为 0.40~0.50,而高原鼠兔仅为 0.21~0.23,这说明高原鼠兔经过自然选择已失去低氧性肺血管收缩反应,缺乏右心室肥厚。高原鼠兔在长期低氧环境下肺血管内皮细胞及平滑肌无低氧性损伤,仍能维持一氧化氮(NO)的正常释放,对维持肺血管的低张力起到了重要作用,这可能是一种遗传性适应。

3. 低氧相关基因的表达

HIF-1α mRNA 在高原鼠兔的不同组织中表达量也不同,肾和脑组织中表达量最高,其次是心、肺、脾、骨骼肌和肝,这与 HIF-1α 在大鼠的组织表达分布是完全不同的。高原鼠兔的肾和脑组织中 HIF-1α 的高表达可能是通过血管扩张和新生血管生成以增加局部组织供氧，从而增强其对低氧的适应能力。HIF-1α 还可调节促红细胞生成素（EPO）的表达，而 EPO 可通过促进红细胞增殖以增加全身氧的输送，这与高原鼠兔表现出的每升血液中红细胞数较人和其他动物多的特点是一致的，这也是其适应高原缺氧的机制之一。

本章参考文献

[1] 张广波,范明,朱玲玲. 高原低氧对脑影像结构与脑功能的影响[J]. 军事医学，2019，43（8）：625-629.

[2] 马兰，格日力. 高原鼠兔低氧适应分子机制的研究进展[J]. 生理科学进展，2007（2）：143-146.

[3] 陈嘉怡，尤伟杰，王伟，等. 模拟高原低氧脑组织损伤动物模型的制备与评价[J]. 军事医学，2019，43（10）：778-782.

[4] 张丽君，李大虎，周延召，等. 一种模拟高原低氧炎症导致脑损伤的小鼠模型建立及评价[J]. 生理学报，2016，68（2）：126-134.

[5] 董效军. 不同海拔高度对高原战士认知能力影响的 ERP 研究[D]. 西安：中国人民解放军空军军医大学，2019.

第七章 天然药物对高原缺氧脑功能的保护作用

目前，对急性高原病的预防和治疗都主要基于目前对缺氧的生理反应和急性高原病的发病机制的理解。已有的预防和缓解急性高原病的化学药物对人体都有一定的毒副作用。例如，乙酰唑胺和硝苯地平会引起头痛、疲劳和恶心呕吐等与高原反应相类似的症状；糖皮质激素可以引起焦虑、抑郁等精神疾病。在防治急性高原病方面，天然药物被认为是一种有效手段，在亚洲国家已经使用了数千年，目前也逐渐成为欧美国家研究的热点。然而，传统的抗缺氧天然药物如人参、红景天苷和银杏内酯等价格昂贵且资源有限。因此，亟待开发安全有效的食源性或药食同源的天然产物。高原特有的药食两用植物资源无疑是首选对象。

一、抗高原病天然药物研发策略

1. 从高原植物中筛选抗缺氧天然有效成分

高原植物生存环境独特，无污染，是新药研究发掘不尽的宝库。在高原环境下生长的植物，通过千百万年的进化选择，可能具有特殊的基因支持，使其适应了高原缺氧、寒冷和干燥的气候环境，这种大自然生物进化的特殊产物可能对人体耐缺氧、抗疲劳和耐寒等有着重要的医用价值，很有希望从中筛选出抗缺氧、疗效好而且毒副作用小的新药。选择高原植物作为候选药物来源，进而采用现代植化分离和药理学相结合的方法进行有效成分的提取和分离，从而得到抗高原缺氧活性较好的天然有效成分。

2. 化学合成抗高原缺氧药物

一种研发策略是将筛选确定的抗缺氧天然有效成分作为先导化合物进行结构改造和修饰，如原兰州军区总医院贾正平研究团队已先后合成了去甲汉黄芩素、羟乙基白杨素等抗缺氧活性较好的单体化合物。另一种策略是通过对乙酰唑胺等现有的抗缺氧药物进行衍生化或结构修饰，降低毒副作用，增加药效。如根据"双靶标药物设计原理"，将碳酸酐酶抑制剂乙酰唑胺与自由基清除剂氮氧自由基通过桥联基结合，合成一系列具有双靶点联合作用的新化合物，从而既显著提高抗缺氧活性又可大大降低用药量，最大限度地减少毒副作用。此外，针对急性高原病的发病机制，靶向性合成其防治药物也是一个重要药物研发策略。原军事医学科学院汪海课题组合成的碳酸酐酶靶向性抑制剂甲苯磺烷唑胺具有良好的提高低氧耐力作用，其效价和效能均优于乙酰唑胺，其机制可能与抑制组织碳酸酐酶活性有关。

3. 基于靶蛋白的虚拟筛选技术

低氧诱导因子 HIF-1α 是组织细胞适应低氧环境的关键转录调控因子，通过激活 HIF-1α 而促进下游靶基因的表达使机体适应低氧环境。在缺氧条件或 PHD（脯氨酸羟化酶）抑制剂存在时，PHD 羟基化活性下降，阻碍了 HIF-1α 的降解，使 HIF-1α 稳定表达并积累，从而激活下游靶基因，改善缺氧性损伤相关疾病。因此，PHD 抑制剂的研发已经成为相关疾病治疗的重要策略之一，将靶向 PHD2 蛋白的活性位点进行虚拟筛选，通过分子对接手段判断小分子化合物和 PHD2 的结合力，能够从天然化合物库里筛选到和 PHD2 结合力强的候选分子。

4. 激活 HIF-1 的天然小分子化合物

低氧诱导因子 HIF-1 可以通过诱导合成代谢相关蛋白，促进对低氧应激的反应调节，从而使机体适应不同低氧环境。由于 HIF-1 能够调节机体适应各种应激反应，故其激活可能有助于低氧损伤的预防及修复。而寻找具有激活 HIF-1 作用的天然小分子化合物，将有助于缺氧性脑损伤的防治。下表中列出了具有不同化学结构能够激活 HIF-1 的天然小分子化合物。

表 7.1 激活 HIF-1 的天然小分子化合物

化学分类	化合物	激活 HIF-1 的作用机制
酚类化合物	二苯酰甲烷	结合细胞内亚铁，降低其胞内含量
	槲皮素	结合细胞内亚铁，降低其胞内含量
	黄芩苷	降低胞内亚铁离子和 2-酮戊二酸含量
	绿茶儿茶素	螯合亚铁离子，影响 HIF-1α 的翻译后修饰
	红景天苷	结合细胞内亚铁，降低其胞内含量
	漆黄素	降低胞内亚铁离子含量
	黄色黄素	降低胞内亚铁离子含量
	高良姜黄素	降低胞内亚铁离子含量，影响 PHD_2 活性
生物碱类化合物	靛玉红	抑制葡萄糖合成激酶 3（GSK3）；增加 HIF-1α 蛋白翻译
	长春碱	破坏微管、影响 NF-κB 依赖的转录及肿瘤抑制蛋白的功能
	秋水仙素	破坏微管、影响 NF-κB 依赖的转录及肿瘤抑制蛋白的功能
双萜类化合物	卟啉醇肉豆	抑制 EGF/PI3K/PTEN/AKT/mTOR 通路
	蔻酸乙酸酯	诱导 HIF-1α 的 mRNA 水平

二、传统中药（藏药）防治急性高原病

近年来，随着人们对化学药物的毒副作用的深入认识，以及化学合成药物治疗疾病的局限性，越来越多的人倾向于天然药物。在防治急性高原病方面，天然药物被公认为是一种有效手段。天然药物治疗具有多层次、多靶点、整体调节的优势，已被亚洲国家沿用数千年，目前也渐成为欧美国家关注的医学焦点。中医学与藏医学虽然基原和理论体系有差异，但也有其相互交融、渗透、共同的普遍性，并且现代临床试验和基础实验研究也证明传统中药和藏药对疾病治疗具有确切疗效。传统中药和藏药以其副作用小、疗效确切、服用简便等特色优势，现已成为急性高原病防治药物的主流。

与急进高海拔地区引起的急性高原病不同，慢性高原病（CMS）是一

种临床综合征，发生于 2 500 m 以上的世居者或移居者。中医学中没有对应慢性高原病的病名，根据中医理论基础和慢性高原病的致病因素、发病机理和临床表现来看，其可归属在中医的"喘证""胸痹""不寐""头痛""心悸"等病证中，临床治疗以补中益气、活血化瘀为主要治则。

（一）单味中（藏）药

现代药理学研究认为中（藏）药防治急性高原病作用主要与其抗缺氧及抗寒冷、抗疲劳、抗辐射及某些酶的调节作用、降低低氧性肺动脉高压、保护内脏组织缺氧损伤等机制有关。目前防治急性高原病的单味中药中研究最多的有红景天、人参、黄芪、丹参、当归等，单味中药及其有效成分对高原病的防治作用研究较充分，部分研究已深入到分子水平。

1. 红景天

红景天（Rhodiola rosea）是一种生长在海拔 1 800～2 500 m 高海拔寒冷干燥地带的多年生草本植物，属于景天科红景天属植物，其主要药用部位为根及根茎，在我国医药史中应用较早，《本草纲目》草部第二十卷中称红景天为"草本上品"，具有扶正固本、补气养血、清热润肺的功效。其药理学研究表明其主要药理活性成分为红景天苷及其苷元酪醇、酪萨维、红景天素等。红景天苷（Salidroside）是其主要的活性成分之一，研究表明红景天苷具有抗氧化、减少细胞活性氧（ROS）产生、抗肿瘤、提高抗氧化酶活性、防治高原病、增强机体免疫力等多种作用，且药物副作用少。而在红景天的抗缺氧研究中，红景天苷作为研究的主要有效成分，通过清除自由基、保护线粒体及改善心肌细胞功能等多方面起拮抗缺氧作用。现代药理学认为红景天苷能明显提高缺氧机体动脉血氧分压和血氧饱和度、增强脑干网状系统兴奋性、改善脑神经某些递质失调和改善脑功能，显著提高机体的抗缺氧、抗寒、抗疲劳、抗免疫功能低下等能力，并能通过增加血糖和肝糖元及对中枢神经系统的双向调节来改善人的体力和工作能力。给小鼠灌胃红景天口服液 30 天，给药组存活时间、脑缺血缺氧性张口喘气时间均缩短，说明红景天可显著提高缺氧耐受力。用大花红景天冲剂治疗151 例高原肺水肿患者 4 天，患者右心室射血时间、肺动脉血流量加速时间明显增高。而血管紧张素Ⅱ下降，醛固酮、超氧化物歧化酶和血浆肾素活性维持正常水平，血氧饱和度显著升高，其机制可能与降低血管紧张素Ⅱ和肺动脉高压、扩张肺血管、抑制缺氧组织儿茶酚胺的过度释放及钙离子通道受阻滞有关。此外，红景天苷还具有抗疲劳、抗衰老、放辐射等效应，在各种特殊环境下的健康防护中具有重要应用价值。

2. 人　参

人参是珍贵的药用植物，被誉为"百草之王"。《神农本草经》记载，人参味甘微寒，主补五脏、安精神、定魂魄、止惊悸、除邪气、明目、开心、益智，久服轻身健体。人参的主要活性药理成分之一为人参皂苷，具有抗衰老、抗应激、抗疲劳、调节免疫功能、抗缺氧作用。动物实验证实人参在缺氧损伤方面具有重要应用价值。在常压密闭缺氧模型中，人参皂苷组的大鼠脑和心脏组织损伤情况明显减轻，其机理可能与调节大鼠组织内部氧平衡，促进红细胞生成有关。有实验也证实人参皂苷确能有效地减轻慢性缺氧引起的海马组织 DNA 的断裂损伤。人参皂苷 Rg3 在平原环境和模拟高原环境中均具有抗疲劳效应，同时可提高骨骼肌线粒体对自由基的消除作用，防止细胞的氧化应激损伤。

3. 黄　芪

黄芪原产于我国北方和内陆地区，作为我国传统中药材，药用部分是于春季或秋季采挖收集的干燥根，是传统的补益中药。黄芪药用历史悠久，《神农本草经》记载为上品，具有补气升阳、固表止汗、利水消肿和托毒生肌之功效。现代药理学研究表明黄芪主要活性成分为黄芪多糖、黄芪黄酮、黄芪皂苷等。黄芪能促进细胞代谢，改善细胞营养，对体液免疫、细胞免疫均有调节作用。动物实验证明黄芪提取物具有显著的抗缺氧效应。将大鼠暴露于高原缺氧环境中，运动及行为认知能力会显著降低，而黄芪提取物可以显著提高缺氧环境下大鼠的运动及行为认知能力，其主要机制与改善缺氧导致的氧化应激，减少自由基以及代谢产物的堆积，提高体内储能物质的存储以及对抗缺氧导致的 mTOR 信号通路抑制有关。

4. 丹　参

丹参为唇形科植物丹参的根及根茎，味苦，性微寒，功能活血祛瘀、调经止痛。其主要有效成分为脂溶性的二萜类和水溶性的酚酸类。丹参对高原低氧防治作用的实验研究表明，丹参能提高血液携氧能力，有效地减轻高原缺氧所致的心、脑、肾、肺等重要脏器的损伤；丹参素呈剂量依赖性抑制低氧性肺动脉收缩，降低肺动脉压。大鼠实验结果表明，模拟高海拔缺氧条件下，大鼠的视网膜形态及功能均有明显变化，且随着模拟海拔高度的不断增加大鼠视网膜的厚度逐渐增加，视网膜的功能逐渐下降。而丹参对模拟高海拔缺氧条件下的大鼠视网膜有一定的保护作用，其保护机制可能是通过改善大鼠视网膜的血液循环而发挥作用。

（二）复方中（藏）成药

1. 复方丹参滴丸

复方丹参滴丸中的有效成分为丹参、三七和冰片。丹参有着活血化瘀和通经止痛等效果；三七有消肿止痛、散瘀止血的效果；冰片有散火通窍的疗效，诸药合用，可起到润燥御寒、益气化瘀等疗效。在高原低氧环境下为患者提供复方丹参滴丸治疗后，可显著提升氧利用率。因此服用复方丹参滴丸，可起到降低氧气消耗等效果。在高原低氧地区中，对多器官组织病理改变患者使用复方丹参滴丸治疗，可显著改善患者出现的高氧耗、高代谢等特点，可取得明显的临床疗效。尤其是针对各器官组织病理改变的各类症状，更能起到较好的缓解效果。使用复方丹参滴丸可显著改善进入高原医疗队员的血氧饱和度以及心率；使用复方丹参滴丸联合氧疗可显著改善急进高原习服患者的临床症状。由此可见，复方丹参滴丸对高原低氧环境下的器官组织病理改变患者具有较好疗效。

2. 三康胶囊

三康胶囊主要由黄芪、丹参、人参、鹿茸、三七、枸杞等中药组成，方中黄芪补脾益气、益肺固表、拔毒排脓、利水消肿，丹参清热凉血、活血祛瘀、安神宁心，人参补气益脾、固脱生津，鹿茸生精益髓、温补气血、壮元固本，三七止血消肿、定痛散瘀，枸杞滋养肝肾。实验证实该中成药可提高高原移居青年心功能指数，明显改善运动后心电图，有效防止心脏缺氧、缺血性损伤。有实验证实，在急性高原反应的治疗作用方面，三康胶囊治疗组治愈率高于复方丹参片治疗组。

3. 黄芪茯苓复方系列

黄芪茯苓复方系列包括复方党参茯苓、黄芪茯苓Ⅰ号、Ⅱ号、Ⅲ号 4 个复方。这 4 个复方组方原则是相同的，不同点是补气补血作用Ⅱ号方与Ⅲ号方都较Ⅰ号方强，且Ⅲ号方增加了柔肝健脾的药物。实验结果表明，黄芪茯苓复方系列在提高整体缺氧耐力、增加大脑及心肌高能物质含量、维持代谢调节等方面都较复方党参略优。

4. 高原安

高原安主要由西洋参、黄芪、红景天等药物组成，功效为清热除湿、泻肺利水、益气活血。对初进海拔 3 700～4 300 m 高原的 75 名健康成年人的临床研究结果表明，乙酰唑胺和高原安均可显著提高健康成年人初上高原后的血氧饱和度。

5. 十五味沉香散

十五味沉香散由沉香、土木香、檀香等 15 种藏药组成，具有调和气血、止咳、安神等作用。通过对藏药十五味沉香散与西药西地那非的药效学比较，结果十五味沉香散组的大鼠血红蛋白、红细胞压积、肺动脉压、右心肥厚指数、血浆内皮素-1 浓度等指标均低于低氧对照组。在预防慢性高原病方面，藏药十五味沉香散更有优势。十五味沉香散能防止红细胞的过度增殖，显著抑制血红蛋白浓度的增高，防止肺动脉压升高，减轻右心室后负荷，预防右心室增厚的作用。

（三）印度草药

印度草医学与中国传统中医类似，是现在印度广泛应用的传统医学的基础。在印度草医学中，天然药物的来源包括完整植物或植物部分以及动物部分和矿物质等，单用或联用。印度草医学的观点认为疾病是身体和心理失衡的结果，降低了身体对疾病的抵抗力。如果通过草药治疗，并改变生活方式和饮食，即可纠正失衡状态和增强身体防御机制，使机体能抵抗疾病。以睡茄、假马齿苋、积雪草和天鹅绒豆为代表的印度草药在改善认知障碍和低氧性脑损伤中显示出良好的防治效果。

三、总结和展望

高原缺氧可以诱发多种高原病，对进入高原的人群危害较大。预防急性高原病可通过适应性运动锻炼、阶梯习服、适当休息及合理饮食，以及使用预防性药物等途径。其中药物预防是最为简单快速的一种方法。目前，可用于抗缺氧的药物主要分为中草药、西药和中西药结合药物。西药可选范围较窄，一般只可短期应用且有不同程度的副作用。中药大多由天然植物组成，有着疗效确定，不良反应少，经济实用的优势。中药复方制剂除了具备单味中药的优点，还可因相互配伍而产生相须相使等作用效果，从而增加药效或减小毒副作用。因此，如何发现具有良好抗缺氧能力的中药以及探讨中药复方制剂的最佳抗缺氧效果将是今后努力探索的方向。

本章参考文献

[1] LI Z, GUO J, LIU C, et al. Compound danshen dripping pill promotes adaptation to acute high-altitude exposure[J]. High Alt Med Biol. 2020, 21(3): 258-264.

[2] WRIGHT A D: Birmingham medical research expeditionary society[J]. Medicine at high altitude. Clin Med (Lond). 2006, 6(6): 604-608.

[3] NAN X, SU S, MA K, et al. Bioactive fraction of Rhodiola algida against chronic hypoxia-induced pulmonary arterial hypertension and its anti-proliferation mechanism in rats[J]. J Ethnopharmacol. 2018, 216: 175-183.

[4] BISWAL S, BARHWAL K K, DAS D, et al. Salidroside mediated stabilization of Bcl-x_L prevents mitophagy in CA3 hippocampal neurons during hypoxia[J]. Neurobiol Dis. 2018, 116: 39-52.

[5] SRIVASTAVA R P, DIXIT P, SINGH L, et al. a Himalayan Medicinal Plant in India: a review of its pharmacology, phytochemistry and traditional uses[J]. Curr Pharm Biotechnol. 2018, 19(14): 1122-1134.

[6] 贾正平. 高原环境缺氧损伤防治药物的研发与药效学评价[J]. 高原医学杂志，2014，24（3）: 20-22.

[7] 李明明,吴丽颖,朱玲玲,等. 激活低氧诱导因子的天然小分子化合物研究进展[J]. 生理科学进展, 2011, 42 (2): 125-128.

[8] 冯博,刘震,邢雁伟,等. 传统中(藏)药物防治急性高原病研究进展[J]. 中国中药杂志, 2013, 38 (12): 1876-1880.

[9] 尕藏措,三智加,南加太,等. 藏医药防治高原病的研究现状与探索[J]. 中国现代中药, 2019, 21 (5): 694-698.

[10] 黄宇,降拥四郎,赖先荣,等. 藏医药防治高原红细胞增多症的研究进展[J]. 世界科学技术: 中医药现代化, 2015, 17 (5): 1042-1046.

[11] 张延坤,舒玉刚. 中药防治高原病的药理作用及其临床应用[J]. 高原医学杂志, 2011, 21 (1): 57-62.

[12] 涂宏海,张汝学,贾正平,等. 三康胶囊与常见抗缺氧中药作用的比较. 中药材, 2009, 32 (10): 1593-1595.

[13] 张雪峰. 复方丹参滴丸抗高原缺氧作用的研究进展[J]. 中国新药杂志, 2009, 18 (17): 1631-1634.

[14] 张广明,蒋芝荣. 高原病及丹参的防治作用[J]. 中草药, 1998 (3): 205-207.

第八章 绞股蓝皂苷对高原缺氧脑功能的保护作用

越来越多的实验证据表明绞股蓝的主要药效成分绞股蓝皂苷（Gypenosides）对多种神经系统疾病具有良好的保护效应。本文重点论述绞股蓝皂苷在帕金森病、阿尔茨海默病、抑郁症以及缺血缺氧性脑损伤等疾病模型中的保护效应，其作用机理涉及抗炎、抗氧化应激以及促神经再生。同时对绞股蓝皂苷对低氧性脑损伤的保护效应及作用机制也进行了初步探讨。

一、绞股蓝及绞股蓝皂苷简介

绞股蓝 *Gynostemma pentaphyllum*（Thunb.）Makino 为葫芦科绞股蓝属多年生草质攀援植物，主要分布在我国陕西、甘肃、湖南等地区。绞股蓝具有悠久的药用和食用历史，始载于明代的《救荒本草》，《本草纲目》将其以"乌蔹莓"之名入药。绞股蓝具有清热解毒、止咳化痰、补气生津、健脾安神的功效，临床用于治疗咳嗽、痰喘、老年慢性气管炎、传染性肝炎及劳伤虚损等。

对药食同源植物绞股蓝的化学成分的研究发现，绞股蓝含有皂苷、多糖、黄酮类、萜类等多种化学成分，其中绞股蓝皂苷是其主要活性成分。绞股蓝皂苷属于达玛烷型三萜皂苷，目前已从绞股蓝中分离出 200 多个三萜皂苷类化合物，其中包括人参皂苷 Rb_1、Rb_3、Rc、Rd、F_2、Rg_3、丙二酰-Rb_1 和丙二酰-R_d 等人参皂苷类化合物。绞股蓝作为五加科人参属外唯一含有人参皂苷的植物，不仅具有与人参皂苷相似的骨架类型，还具有与人参皂苷类似的生物活性，而且绞股蓝中总皂苷的含量是人参中总皂苷含量的 3 倍。药理学研究表明，绞股蓝皂苷具有神经保护、抗肿瘤、降血脂、降糖、抗炎、延缓衰老、治疗心血管疾病等多种活性作用，而且未见明显的毒副作用。因此，绞股蓝在民间享有"第二人参""不老长寿药草"的美誉。

二、绞股蓝皂苷对脑功能的保护作用

绞股蓝皂苷及其单体化合物具有预防和干预阿尔兹海默病（AD）、帕金森病（PD）、血管性痴呆等多种中枢系统疾病的发生和发展的潜能。

绞股蓝皂苷及其单体化合物具有显著的抗 AD 活性。绞股蓝总皂苷可通过调控细胞因子信号转导抑制蛋白 1（SOCS1）的表达，促进小胶质细胞由 M1 型向 M2 型转化，从而抑制 β-淀粉样蛋白（Aβ）诱导的小胶质细胞的激活。绞股蓝皂苷 17 可通过激活 PI3K/AKT 信号通路，抑制 GSK-3β 表达、诱导 Nrf2 核转位、上调血红素加氧酶 1（HO-1）的表达，逆转 $Aβ_{25-35}$ 诱导的氧化应激和细胞凋亡。绞股蓝皂苷可改善东莨菪碱诱导的小鼠学习记忆障碍，显著增强东莨菪碱小鼠模型在被动回避实验，Y 迷宫实验和 Morris 水迷宫实验中的记忆和学习效果，明显促进小鼠模型海马组织中脑源性神经营养因子（BNDF）和激活转录因子 CREB 的表达。此外，绞股蓝皂苷 17 也可有效逆转东莨菪碱诱导的小鼠模型记忆障碍，显著缩短小鼠在 Morris 水迷宫实验中逃避潜伏期，增加平台象限内游泳时间。

绞股蓝皂苷对 PD 的预防和治疗也起到一定的积极作用。绞股蓝总皂苷可通过调节 FosB 的表达和促进 ERK1/2 的磷酸化，改善 PD 模型大鼠因服用左旋多巴导致的异动症。此外，绞股蓝总皂苷还可增加 PD 模型大鼠脑内多巴胺（DA）和超氧化物歧化酶（SOD）的含量，减少神经元损伤，有效保护黑质神经元。

绞股蓝总皂苷也表现抗血管性痴呆（VaD）作用。绞股蓝总皂苷可上调小鼠海马 CA1 锥体神经元中 p-CREB mRNA 的表达，减轻反复夹阻两侧颈总动脉导致的 CA1 锥体神经元损伤，有效改善模型小鼠学习和记忆能力。

此外，绞股蓝总皂苷可通过调节 NF-κB 信号通路，有效抑制小鼠海马组织中小胶质细胞炎性因子的分泌，起到抗抑郁作用。绞股蓝总皂苷还可显著改善慢性应激所致小鼠的焦虑症状，有效延长阈上剂量戊巴比妥致小鼠的睡眠时间，表现出显著的抗焦虑和镇静催眠作用。

总之，越来越多的研究证实绞股蓝皂苷及其单体化合物对中枢神经系统具有积极的保护作用，这表明通过对绞股蓝皂苷对神经系统保护作用的深入研究和探索，有望从绞股蓝皂苷中挖掘可用于预防、干预中枢系统疾病的发生、发展的先导化合物或药物分子。

三、绞股蓝皂苷保护脑功能的作用机理（图 8.1）

1. 抗　炎

绞股蓝皂苷可通过抑制神经炎症改善神经系统疾病。Lee 等将脂多糖（LPS）注入侧脑室引起大鼠炎症反应和记忆损伤。连续 21 d 每天给予绞股蓝皂苷（25、50、100 mg·kg^{-1}）处理可显著降低大脑中炎性因子白细胞介素 6（IL-6）、细胞介素 1β（IL-1β）的水平，并抑制核因子 NF-κB 信号通路活性。此外，绞股蓝皂苷还可以降低 LPS 诱导的诱导型一氧化氮合酶（iNOS）活化。也有研究表明大脑内高水平的 Aβ 可以激活小胶质细胞分泌 TNF-α、IL-1β 和 IL-6 等促炎因子，导致神经细胞损伤甚至死亡。小胶质细胞的激活状态可以分为两种类型：经典激活状态（M1）或选择性激活状态（M2）。因此，抑制 Aβ 引起的小胶质激活被认为是有效的治疗手段。Cai 等发现暴露于 Aβ 中的小胶质细胞，其 M1 状态的标志蛋白 iNOS 的表达以及 TNF-α、IL-1β 和 IL-6 等促炎因子的释放增多。绞股蓝皂苷处理 24 小时能够逆转小胶质细胞 M1 状态的激活，增强 M2 状态标志蛋白 Arg-1 以及 IL-10 的表达。同时，研究还发现靶向性敲低 IL-6/IL-6R/Stat3 通路的抑制性蛋白 SOCS1 显著消除了绞股蓝皂苷对小胶质细胞 M1 和 M2 状态的影响。该研究结果提示，绞股蓝皂苷可通过抑制神经炎症治疗 AD。

2. 抗氧化应激

活性氧（超氧阴离子、过氧化氢和羟基自由基等）介导的氧化应激是导致神经损伤的重要原因。活性氧可导致脂质、蛋白质和 DNA 的氧化损伤，表现为脂质过氧化、蛋白质羰基和 8-羟基鸟嘌呤的显著增加。而绞股蓝皂苷处理能显著提高谷胱甘肽过氧化物酶（Glutathione peroxidase，GP）、超氧化物歧化酶（Superoxide dismutase，SOD）和过氧化氢酶（Catalase）的活性，并提高谷胱甘肽（Glutathione，GSH）的含量。由于绞股蓝皂苷具有良好的脂溶性，可以直接弥散到细胞核内，触发 GSH、GP、SOD 或过氧化氢酶的基因表达，显著增加这些抗氧化剂的含量；另一方面，绞股蓝皂苷也可以直接与这些酶相互作用，增加催化活性。绞股蓝皂苷的以上特性都有助于增强抗氧化能力，减少脂质、蛋白质和 DNA 的氧化损伤，特异性保护多巴胺能神经元。

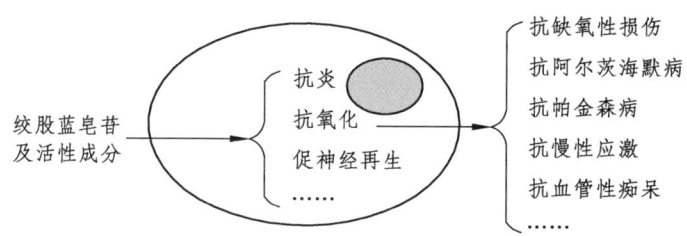

图 8.1　绞股蓝皂苷改善脑功能及作用机理模式图

3. 促神经再生

神经再生在绞股蓝对神经系统的保护效应中也起着重要作用。绞股蓝皂苷可以促进大脑中动脉栓塞（MCAO）大鼠侧脑室管膜下区（SVZ）内神经干细胞（Neural stem cells，NSCs）的增加，并促进 NSCs 向成神经细胞分化。同时，Wang 等探讨了卒中期间绞股蓝皂苷对 MCAO 大鼠侧脑室管膜下区 NSCs 的影响。结果证实，绞股蓝皂苷预处理显著增加 MCAO 大鼠双侧 SVZ 中 BrdU 阳性细胞的数量；双标记免疫组化证实 SVZ 区增殖细胞分别为胶质纤维酸性蛋白（Glial fibrillary acidic protein，GFAP）/巢蛋白阳性 B 型细胞和双皮质素（DCX）/巢蛋白阳性 A 型细胞。以上研究证实，绞股蓝皂苷可通过增强 SVZ 的神经再生，减轻卒中导致的神经损伤。

四、绞股蓝皂苷减轻缺氧性脑损伤的实验研究

绞股蓝皂苷具有多种生理活性，包括免疫调节、抗缺血、降血脂、保肝等作用以及显著的抗氧化作用，其对低氧性脑损伤的影响及作用机理尚未见报道。我们基于体外的 PC12 细胞模型和模拟高原低氧暴露小鼠展开了一系列研究。

1. 绞股蓝皂苷对细胞模型的抗缺氧活性研究

神经样高度分化的大鼠嗜铬细胞瘤 PC12 细胞是一种来源于大鼠肾上腺髓质的无性系细胞，由于其神经元的特性，广泛应用于神经发育和神经疾病的细胞模型。CCK8 检测结果显示，常氧条件下，绞股蓝皂苷对 PC12 细胞表现出轻微促进细胞生长的作用。但细胞经缺氧（氧浓度为 0.1%）处理 24 h 后，细胞活力显著降低，仅为对照组的 49.52%。但经不同剂量活性组分绞股蓝皂苷（0.03 mg/mL、0.1 mg/mL、0.3 mg/mL）预处理 6 h 后再经缺氧损伤处理，PC12 细胞活力有所提升，尤其是在 0.1 mg/mL 和 0.3 mg/mL 的高剂量下，能显著逆转缺氧条件下细胞活力下降的状态（图 8.2）。这些研究表明，在体外的神经元缺氧模型中，绞股蓝皂苷具有保护 PC12 细胞耐受缺氧损伤的药理活性。

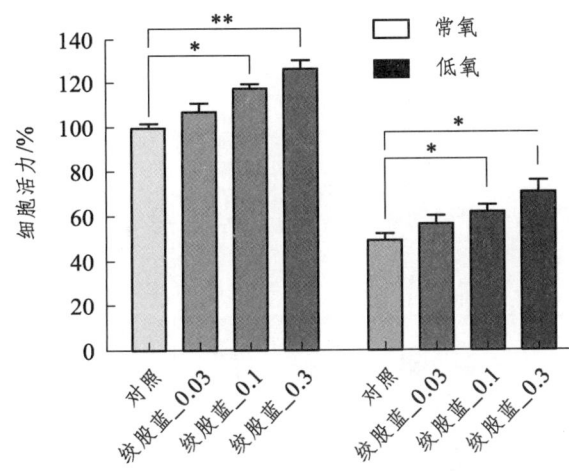

图 8.2　绞股蓝皂苷对缺氧条件下的 PC12 细胞活力的影响

2. 绞股蓝皂苷对动物模型的抗缺氧活性研究

以成年雄性 C57BL/6 成年小鼠为研究对象，利用大型低压低氧动物实验舱模拟海拔 8 000 m 的高原缺氧环境，建立急性缺氧模型，灌胃给药，考察活性组分绞股蓝皂苷对模型小鼠的脑组织病理显微结构的改变。海马组织在记忆功能中起着关键作用，是大脑中特别容易受到缺氧损伤的区域之一。尼氏体是神经细胞的特征性结构之一，与神经元的功能极为密切，神经元受损害发生变化时，尼氏体的数量、位置、排列方式等也会随之发生变化，尼氏体的变化是可逆的，去除病因后，尼氏体可恢复正常。因此，可将尼氏体形态的变化作为反应神经元是否受损的重要指标。

通过尼氏染色技术，评价给药前后模型小鼠海马组织中神经元形态的变化，结果如图 8.3 所示，正常组小鼠海马组织中各分区（CA1、CA3、DG）的细胞结构完整，排列整齐，染色均一。药物处理组小鼠的神经元的结构形态与对照组相似。高原缺氧处理组中，CA1 和 CA3 区神经元结构形态与对照组分布相似，但 DG 区的神经元细胞排列松散、混乱，细胞数量明显减少，以及出现部分神经元核固缩的情况。经绞股蓝皂苷预处理两周再经高原缺氧处理的小鼠中，我们观察到各分区的细胞结构形态又回归正常，缺氧损伤受到抑制。表明绞股蓝皂苷对急性高原缺氧造成的海马组织神经元损伤具有显著的保护活性。

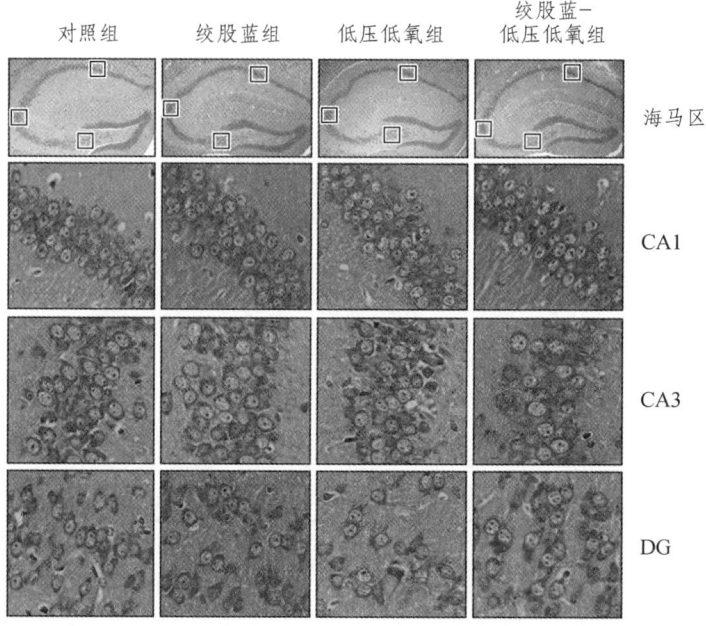

图 8.3 海马组织以及 CA1、CA2 和 DG 区的尼氏染色图

3. 绞股蓝皂苷抗缺氧作用机制研究

文献报道，缺氧状态下的神经元损伤和认知障碍与细胞外调节蛋白激酶（ERK）、蛋白激酶 B（Akt）、环 AMP 反应元件结合蛋白（CREB）和脑源性神经营养因子（BDNF）有关。缺氧可改变 ERK/CREB 的表达，导致

学习记忆障碍，可下调 BDNF 水平，引起树突萎缩和神经退行性病变，导致学习和记忆缺陷。此外，磷酸化的 CREB 还可作为转录因子增加 BDNF 的表达，进而增强海马区域的记忆功能。Akt 作为许多神经保护信号级联的关键激酶之一，是促进细胞存活的重要通路，在缺氧预处理过程中可被激活。

在高原缺氧小鼠模型中，借助 Western blot 技术和 RT-PCR 技术评价了活性组分绞股蓝皂苷对小鼠海马体中信号通路的调节作用和 BDNF 基因表达水平的影响，发现绞股蓝活性部位绞股蓝皂苷可有效激活 Akt、ERK 和 CREB 信号通路并逆转 BDNF 相关 mRNA 表达水平的下降趋势（图 8.4）。这些研究表明，绞股蓝活性部位绞股蓝皂苷对高原缺氧所致脑损伤的保护作用可能是通过激活 ERK、Akt、CREB 和 BDNF 通路来实现的，为深入地开展药理作用机制研究奠定了基础。上述研究显示，活性组分绞股蓝皂苷可以激活 CREB/BDNF 信号通路，表明绞股蓝皂苷在预防认知功能障碍方面具有巨大的应用潜能。

4. 新型达玛烷型三萜皂苷分子的分离纯化

从绞股蓝皂苷中分离纯化得到 18 个达玛烷型三萜皂苷，这 18 个化合物的分子结构如图 8.5，拟对这些皂苷类单体化合物对体内外抗高原缺氧导致的神经损伤的保护活性及其作用机制进行研究，以期从中发现具有神经保护作用苗头的皂苷分子。

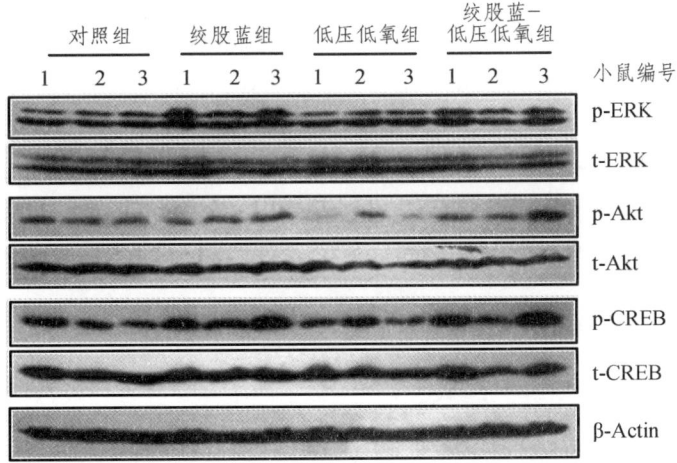

（A）Western Blot 检测海马组织内 p/t-Akt、p/t-ERK、p/t-CREB 的蛋白水平

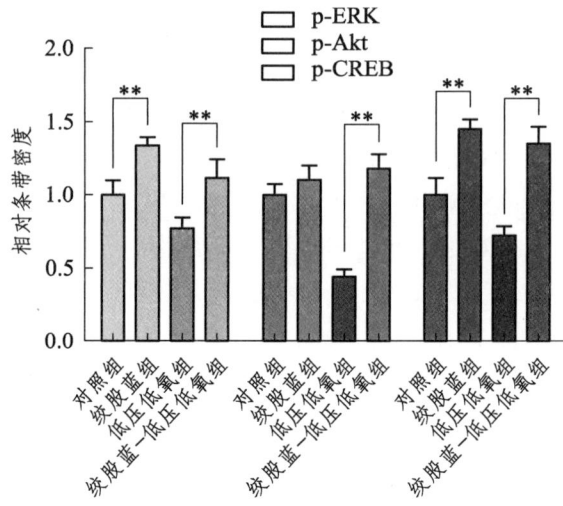

（B）条形图显示图 A 中检测到的各组蛋白的相对条带密度

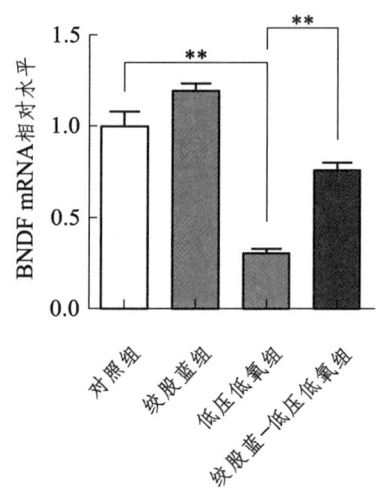

（C）q-PCR 检测海马区 BDNF mRNA 水平

图 8.4　绞股蓝皂苷对小鼠海马组织内信号通路的影响

第八章 绞股蓝皂苷对高原缺氧脑功能的保护作用

5

6

7

8

第八章 绞股蓝皂苷对高原缺氧脑功能的保护作用 103

9

10

11

12

13

14

15

16

17

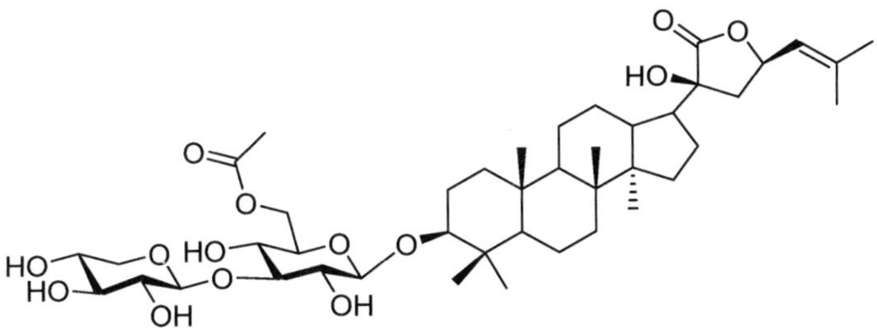

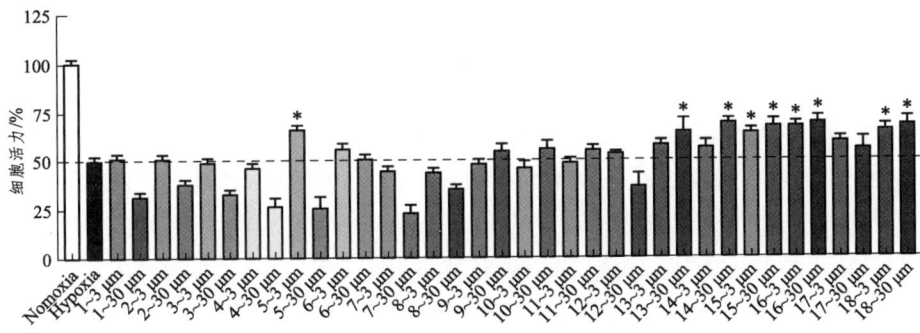

18

图 8.5　化合物 1#-18#的分子结构示意图

5. 化合物 1#～18#的抗缺氧活性及其作用机制研究

为了研究绞股蓝皂苷中哪些单体化合物对抗缺氧活性起到了至关重要的作用，我们对从绞股蓝皂苷中分离得到的达玛烷型三萜皂苷的抗缺氧活性进行体外评价。细胞增殖检测试剂盒 CCK8 检测结果（图 8.6）显示，大部分化合物在缺氧环境下对 PC12 细胞具有保护作用，其中绞股蓝皂苷 13#、14#、15#、16#、18#可显著提高缺氧条件下 PC12 细胞活力。这些结果表明，化合物 13#～16#和 18#可能参与了绞股蓝皂苷介导的体外缺氧损伤保护作用。

图 8.6　化合物 1#-18#对缺氧条件下 PC12 细胞活力的影响

对单体化合物的神经保护作用的机制进项探讨，Western blot 结果（图 8.7）显示，化合物 13#～16#和 18#显著提高 PC12 细胞中 p-Akt 和 p-ERK 的水平，激活 CREB 的表达，表明化合物 13#～16#和 18#和绞股蓝活性部位绞股蓝皂苷一样也是通过激活 ERK、Akt 和 CREB 信号通路来实现抗高原缺氧所致脑损伤的保护作用的。

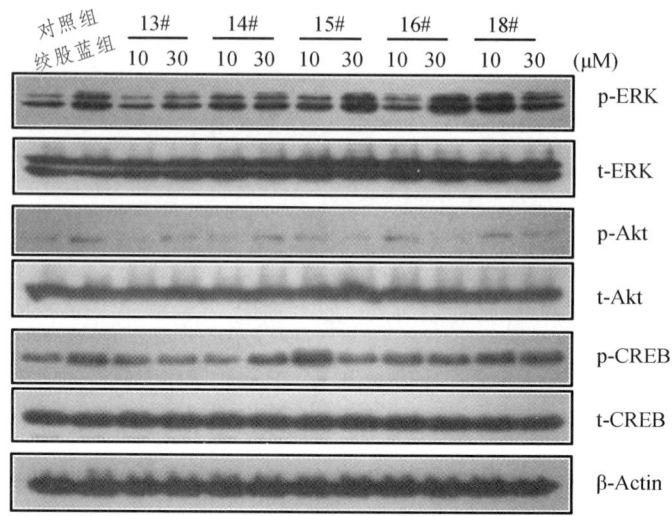

图8.7　绞股蓝皂苷中单体化合物对 PC12 细胞内信号通路的影响

6. 构效关系讨论

通过对构效关系（SARs）进行分析，有助于更有针对性地提供分子设计策略，从而有望设计和合成一种或多种活性、安全性优于苗头分子的先导化合物。根据化合物 1#～18#在低氧环境下对 PC12 细胞的细胞活力的影响，我们对 SARs 进行了分析：① 对比所有化合物（1#～18#）在低氧环境下对 PC12 细胞的保护作用，发现侧链具有 20,23-dihydroxydammar-24-en-21-oic acid-21,23-lactone 结构单元的化合物的活性显著优于侧链为其他类型的化合物，表明侧链的内酯环结构在对 PC12 细胞的保护活性起到了至关重要的作用。② 化合物 16#和 17#，13#和 14#具有相同的平面结构，不同之处在于 C-23 位的构型，对比缺氧环境下化合物对 PC12 细胞的保护作用，表明 C-23 为 S 构型时有助于提高化合物对 PC12 细胞的保护作用。③ 化合物 16#、14#和 7#，化合物 13#、17#和 4#，化合物 18#和 5#，分别具有相同的苷元结构、不同的糖基单元，对比缺氧环境下化合物对 PC12 细胞的保护作用，发现与 C-3 位连有一个糖单元和两个糖单元的化合物比较，C-3 位连有三个糖单元时，显著降低了化合物对 PC12 细胞的保护作用。上述结论为下一步抗缺氧分子的靶向分离、设计和合成提供了理论参考依据。

7. 总　结

体外内实验表明，绞股蓝的活性组分绞股蓝皂苷对缺氧损伤具有保护作用，其有效成分是绞股蓝皂苷中的达玛烷型三萜皂苷。绞股蓝皂苷和达玛烷型三萜皂苷活性化合物不仅可以激活 PC12 细胞中的 Akt 和 ERK 激酶，还可逆转低压缺氧环境下 Akt 和 ERK 激酶活性下降的趋势。基于小鼠低压缺氧暴露模型，发现通过绞股蓝皂苷预处理可有效保护海马组织 DG 区神经元的损伤，逆转 ERK、Akt、CREB 激酶活性下降的趋势。此外，绞股蓝皂苷预处理还可逆转 BDNF mRNA 水平降低趋势，表明 CREB/BDNF 信号通路被激活。这些结果表明绞股蓝皂苷及其活性化合物可作为有效的干预药物，预防低压缺氧诱导的神经损伤，为绞股蓝皂苷对中枢神经系统的保护作用的深入研究提供了有利的实验依据。但由于活性单体化合物的量无法支持体内实验，因此，我们将制备大量活性化合物，从而系统地研究苗头分子的体内抗缺氧活性及其作用机制。图 8.8 为绞股蓝皂苷改善缺氧性脑损伤的示意图。

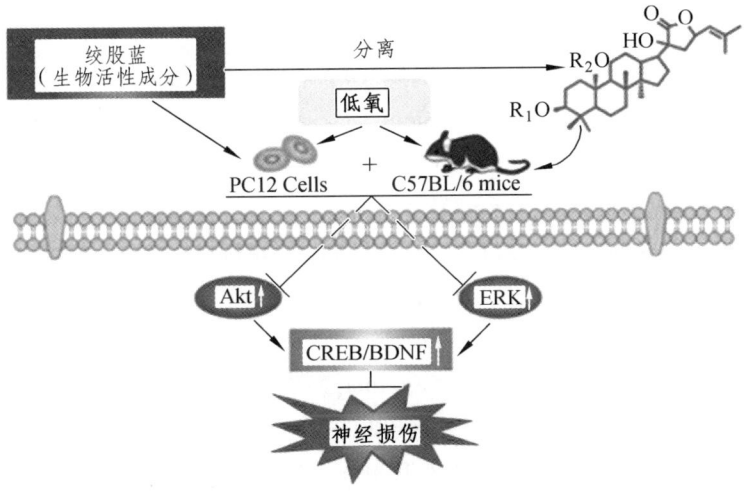

图 8.8　绞股蓝皂苷改善缺氧性脑损伤示意图

本章参考文献

[1] WANG J, ZHAO M, CHENG X, et al. Dammarane-Type Saponins from Gynostemma pentaphyllum Prevent Hypoxia-Induced Neural Injury through Activation of ERK, Akt, and CREB Pathways[J]. J Agric Food Chem, 2019, 68(1): 193-205.

[2] 耿亚楠，赵名，范明，等. 绞股蓝皂苷对神经系统疾病的保护效应及作用机理的研究进展[J]. 中国药理学通报，2021（6）：765-768.

[3] 李露，范红艳，戴婷，等. 绞股蓝总皂苷的药理作用研究进展[J]. 吉林医药学院学报，2015，36（2）：147-150.

[4] 范冬冬，匡艳辉，向世鳁，等. 绞股蓝化学成分及其药理活性研究进展[J]. 中国药学杂志，2017，52（5）：342-352.

[5] MENG X, LUO Y, LIANG T, et al. Gypenoside XVII enhances lysosome biogenesis and autophagy flux and accelerates autophagic clearance of amyloid-β through TFEB activation[J]. J Alzheimers Dis, 2016, 52(3): 1135-1150.

[6] MENG X, WANG M, SUN G, et al. Attenuation of Aβ25–35-induced parallel autophagic and apoptotic cell death by gypenoside XVII through the estrogen receptor-dependent activation of Nrf2/ARE pathways[J]. Toxicol Appl Pharmacol, 2014, 279(1): 63-75.

[7] SHIN K S, ZHAO T T, CHOI H S, et al. Effects of gypenosides on anxiety disorders in MPTP-lesioned mouse model of Parkinson's disease[J]. Brain Res, 2014, 1567: 57-65.

[8] WANG P, NIU L, GUO X D, et al. Gypenosides protects dopaminergic neurons in primary culture against MPP+-induced oxidative injury[J]. Brain Res Bull, 2010, 83(5): 266-271.

[9] LEE M, PARK H J, ZHAO T T, et al. Ethanol extract from Gynostemma pentaphyllum ameliorates dopaminergic neuronal cell death in transgenic mice expressing mutant A53T human alpha-synuclein[J]. Neural Regen Res, 2020, 15(2): 361-368.

[10] HAO M R, YAN F X, SHUANG W S, et al. Antidepressant-like effects of standardized gypenosides: involvement of brain-derived neurotrophic factor signaling in hippocampus[J]. Psychopharmacology(Berl), 2016, 233(17): 3211-3221.

[11] DONG S Q, ZHANG Q P, ZHU J X, et al. Gypenosides reverses depressive behavior via inhibiting hippocampal neuroinflammation[J]. Biomed Pharmacother, 2018, 106: 1153-1160.

[12] WANG X, SUN T, KONG L, et al. Gypenosides pre-treatment protects the brain against cerebral ischemia and increases neural stem cells/progenitors in the subventricular zone[J]. Int J Dev Neurosci, 2013, 33(1): 49-56.

[13] ZHANG G, ZHAO Z, GAO L, et al. Gypenoside attenuates white matter lesions induced by chronic cerebral hypoperfusion in rats[J]. Pharmacol Biochem Behav, 2011, 99(1): 42-51.

[14] ZHAO T T, SHIN K S, CHOI H S, et al. Ameliorating effects of gypenosides on chronic stress-induced anxiety disorders in mice[J]. BMC Complement Altern Med, 2015, 15: 323.

[15] DONG L, YANG K-Q, FU W-Y, et al. Gypenosides Protected the Neural Stem Cells in the Subventricular Zone of Neonatal Rats that Were Prenatally Exposed to Ethanol[J]. Int J Mol Sci, 2014, 15(12): 21967-21979.

[16] LEE B, SHIM I, LEE H. Gypenosides Attenuate Lipopolysaccharide-Induced Neuroinflammation and Memory Impairment in Rats[J]. Evid Based Complement Alternat Med, 2018, 2018: 4183670.

第九章 功能食品对高原缺氧脑功能的保护作用

随着海拔高度的升高,尽管氧气在大气中的比例不变,但氧分压逐渐降低,进入机体的氧气绝对量减少,由此导致机体缺氧。在高原居住人群中,缺氧将导致身体发生一系列复杂的生理和病理变化。从目前的文献报道来看,高原缺氧环境对人体的影响是十分复杂的,涉及呼吸、循环、血液、消化、中枢神经、感官、内分泌等人体主要的系统的生理和病理改变。随着我国建设西部力度的加大,前往青藏高原等高原地区工作和旅游的人员明显增加,且一些平原移居者前往高原地区生活和定居。高原环境对身体健康状况的影响日益受到重视。

一、高原环境对人体代谢功能的影响

暴露于缺氧环境中,机体将产生一系列复杂的生理变化以适应缺氧,近年来大量研究均显示缺氧会对机体的能量代谢产生重要影响。高海拔缺氧环境可能通过交感神经活化增加及各种应激激素的释放而提高新陈代谢,并使食欲下降,从而导致体重下降;但另一方面,某些短期进入高原地区生活的人群由于缺少运动、高脂油腻饮食,反而有可能导致体重暂时性升高。目前,平原地区人群暴露于高海拔环境可导致体重减轻和蛋白质储备的减少,已在学术界取得广泛共识。已有多项在低压低氧条件下的高海拔地区进行的研究表明,由于食物摄入减少引起的体重逐渐减少,可导致能量缺乏。

生物体中,葡萄糖的有氧代谢为细胞能量主要来源。当机体处于缺氧状态时,葡萄糖的有氧代谢将逐渐向无氧酵解转变。当机体处于无氧酵解状态时，其代谢产物乳酸等将在体内累积，进而对组织细胞的功能产生负面影响。此外，无氧酵解产生的能量远小于有氧代谢，故会损伤机体的正常生理功能。有研究指出，在模拟高原低氧低压环境中的动物，其体内血糖、胰岛功能、肝糖原、肌糖原、甘油三酯、总胆固醇、高密度脂蛋白胆固醇等糖脂代谢可发生深刻变化。

二、高原环境对神经系统的影响

人体大脑是耗氧量最大的器官，对缺氧非常敏感。在短时间缺氧暴露下，体内多巴胺、去甲肾上腺素合成障碍可引起判断力、记忆力和思维能力下降。在慢性缺氧情况下，神经系统发生能量代谢障碍，可出现脑水肿、颅内高压。神经元是氧反应最敏感的细胞，长期慢性低氧血症将严重影响其正常的生理功能。既往报道，上升到高海拔地区可导致机体神经元数目减少，导致认知功能如计算思维、记忆、语言、感知、学习、认知灵活性和精神运动技能等多项损害。有研究提出，慢性缺氧环境下人体脑部血管反应性可能下降。脑血管反应性（CVR）是指通过收缩或舒张期改变来实现脑血管病理因素的稳定，以实现稳定的局部脑血流（CBF）和脑灌注，并且反应能力是脑储备能力的重要指标。

以前的研究结果表明，在高海拔低压低氧环境中，经历强烈刺激的寒冷，会导致垂体-肾上腺髓质功能亢进和醛固酮增加，从而导致外周阻力增加，钠和水潴留增加，同时引起红细胞增多症。过量的红细胞会导致血细胞比容显著增加，血液黏稠度和血流阻力增加，减慢血液流动和沉降。因此，在高海拔地区居住时人体更容易出现颅内缺血和梗塞。

三、高原缺氧与氧化应激

当机体长时间暴露于缺氧环境中，会使机体的内源性抗氧化酶活性下降，打破生物体内自由基产生和清除之间的动态平衡，从而使自由基攻击体内生物大分子，导致机体一系列氧化性损伤。在高原缺氧环境下，由于机体吸入的氧气不足，心脏则会启动代偿机制，使血管扩张，加速心率和加大心脏动力，增加单位时间内的血流量，从而提高机体的摄氧能力。但同时也会加重心脏的负担，可导致心脏病、心力衰竭等。大脑是机体内耗氧量最大的器官之一，缺氧环境对脑代谢、脑自动调节、脑血流速度、脑血管反应、脑功能和形态都有一定的影响，因此大脑不可避免地会受到氧化应激的影响。

当机体处于缺氧环境时，由于氧含量低，体内电子积累量高，更多的电子攻击可由 O_2 基态形成超氧阴离子（O_2^-），进而通过链式反应形成 H_2O_2 和羟基自由基（OH^-），体内产生的大量活性氧（ROS）攻击生物膜中的酶和不饱和脂肪酸，引发脂质过氧化作用，形成以脂质过氧化物丙二醛（MDA）为主的多种过氧化物，对机体造成损伤。同时机体的抗氧化能力防御体系包括酶促与非酶促两个体系均受到干扰，使抗氧化酶如过氧化氢酶（CAT）、超氧化物歧化酶（T-SOD）活性降低和谷胱甘肽（GSH）含量降低，最终导致氧化-抗氧化系统功能失衡。通过饮食或饮食补充剂提供抗氧化营养素可以减少高海拔暴露继发的氧化应激。

四、高原缺氧与微量元素（铁）代谢

微量元素在体内以多种方式发挥作用，主要是通过形成结合蛋白、酶、激素和维生素而起作用，同时微量元素也是多种酶类发挥作用必不可少的辅助因子，并调节酶活性，直接影响机体的代谢。铁是机体代谢所必需的微量元素之一，主要参与细胞的代谢过程，如氧的运输、DNA 合成、N 的固定、电子传递及光合作用等。在缺氧条件下，机体血红蛋白的合成以及红细胞的生成增多，从而增加了对铁的需求量，主要表现为血清铁和血清铁蛋白数量的下降、血清总铁结合力的提高以及可溶性转铁蛋白受体的表达增加。因此充足的铁储备可能对于低氧训练的血液学适应是一个重要的环节。

五、功能食品在高原病防治中的潜力

高原缺氧会影响人体能量代谢，诱发急、慢性高原反应，是影响工作效率的主要环境因素。缺氧引起的能量代谢障碍是人体在高原环境下各种生理或病理性反应的重要诱因。国内外近年来已较充分认识到饮食结构对健康的重要性。功能性食品是指在某些食品中含有某些有效成分，该食品具有对人体生理作用产生功能性影响及调节功效。自 20 世纪 90 年代以来，国内外已研发了大量的基于植物提取物的功能食品和食品添加剂，有绿茶提取物、低聚糖类、葡萄籽提取物等，后续又不断推出含有大豆异黄酮、番茄红素、叶绿素等品种。新研发的功能食品都强调了其优异的生理活性和明确的防病抗病功能，原料均来自食物或天然药物，因而在高原病防治中具有巨大潜力。

六、抗缺氧功能食品的研发

目前，有效的抗缺氧路径和措施主要有习服锻炼、服用抗缺氧药物和抗缺氧功能（保健）食品等。由于习服锻炼易受时间和地点等客观条件限制，而西药的副作用大，中药材资源有限并易受地域和季节影响等原因，因此抗缺氧功能（保健）食品前景被看好。

（一）基于能量供应的功能食品

淀粉是自然界最重要的糖类物质，天然淀粉存在结晶，溶解性差、消化性差，无法直接作为高碳水化合物能量饮料的基础原料。淀粉糊化后，结晶消失，消化吸收性提高，但糊化淀粉水溶性和稳定性较差、存放易回生，也无法直接成为能量饮料的原料。某军需所研究团队以马铃薯淀粉为原料，采用酶工程技术，将淀粉长链进行分步切割，研制出了一种分子量约为 288 kDa 的大分子糖类。研究表明，这种大分子糖具有高血糖指数和低 DE 值（还原糖当量）特性，供能效果好，分子量分布相对集中，是制备高能碳水化合物饮料的理想能源物质。该团队以其为主要原料，研制出一种高能耐力饮料。

为了验证该高能耐力饮料的实际供能效果，研究人员首先进行了高能耐力饮料与"伟特"高能固体饮料（瑞典卡宝梅尔公司出品）和"康比特"高能固体饮料（北京康比特公司出品）的抗疲劳效果对比研究。实验表明，该高能耐力饮料可以显著延长动物游泳力竭时间，具有显著的抗疲劳作用；从不同饮料对游泳动物生化代谢的调节作用来看，该高能耐力饮料维持机体血糖水平的效果，优于"伟特"和"康比特"这两种饮料。在进行等负荷运动时，该高能耐力饮料组动物的血游脂酸和血尿素氮水平，显著低于两个饮料对照组，说明该高能耐力饮料的供能效果优于两种对照饮料。

为进一步验证该饮料在提高高原耐力的适用性，2005 年 10 月，项目组在海拔 3 650 m 的拉萨和海拔 4 500 m 那曲两地进行了总人数为 240 人的高原部队试验。2008 年 10 月，项目组又在拉萨进行了总人数为 100 人的第二次高原部队试验。两次志愿者试验的测试指标有 3 公里跑、170 次/min 心率身体工作能力（PWC 170）、血乳酸含量、血氧饱和度、血液流变学、心电图、脑血流图、呼吸功能、血常规、血压和心率等，共获得 12 个系列数万个实验数据。试验结论：① 抗缺氧食品可以显著提高人体在高原缺氧环境下的血氧饱和度，改善脑供血状况，降低运动心率，对改善呼吸和睡眠具有积极意义；② 该高能耐力饮料可以显著提高人体在高原缺氧环境下的最大通气量，有助于提高血氧饱和度和改善脑供血状况，对延缓疲劳的发生和发展具有积极意义。

（二）基于抗氧化剂的功能食品

具有抗氧化活性的中药及其提取物成为近年来抗高原缺氧药物研究新的热点。抗氧化防治高原缺氧类药物大致分为两类：天然药物和化学合成药物。天然药物的代表有红景天苷、人参皂苷、黄酮类等天然药物；化学合成药物主要指抗氧化剂和自由基清除剂，包括 β-胡萝卜素、维生素 C、维生素 E 等。

1. 天然药物类抗氧化剂

传统中药银杏叶含有黄酮苷和萜类内酯，可清除机体多余的自由基，是其具有抗缺氧作用的物质基础。有研究发现银杏叶提取物可能对预防急性高原病有效。有研究发现银杏叶中的黄酮类化合物槲皮素是一种比地塞米松更有效的抗氧化剂和抗炎剂，可较地塞米松更显著地阻断减压缺氧大鼠的炎症信号通路。另有研究表明槲皮素对高原脑水肿是一种有效的药物，它能有效地抑制炎症和脑水肿的形成，且无任何激素类药物的副作用。该项研究中，槲皮素给药的缺氧动物组的活性氧（ROS）和脂质过氧化物丙二醛（MDA）水平显著降低，超氧化物歧化酶（SOD）显著升高；给予槲皮素和地塞米松两种药物的缺氧动物组的其他抗氧化酶,如 GPx 和 GSH 均恢复到了正常水平。

2. 自由基清除剂

β-胡萝卜素是类胡萝卜素的一种,而类胡萝卜素由于其特殊的共轭结构使之具有良好的抗氧化能力,是一种良好的自由基猝灭剂,具有解毒作用。β-胡萝卜素是转化成维生素 A 的前体物质,在一定的条件下 β-胡萝卜素在人体内可以转化为维生素 A,是维护人体健康不可缺少的营养素,同时可以调节机体的免疫系统,具有一定的抗辐射损伤作用。此外,β-胡萝卜素还具有光保护,预防眼疾、心血管疾病、白内障,防止老化和衰老引起的多种退化性疾病,以及促进儿童生长发育、美容等一系列重要作用。目前 β-胡萝卜素主要以胶囊和胶状物的形式作为营养增补剂和着色剂而广泛应用于食品、保健品和药品等领域,是良好的着色剂和营养增补物质。

有研究人员在密闭缺氧实验中用健康雄性昆明小鼠为研究对象,将小鼠随机分为四组(蒸馏水组、β-胡萝卜素低剂量组、中剂量组和高剂量组),对实验小鼠灌胃一周后,进行密闭缺氧实验。结果发现,β-胡萝卜素可明显提高小鼠在密闭缺氧状态下的存活时间,证明 β-胡萝卜素具有耐缺氧作用。高原地区海拔高,气候寒冷,氧分压低,长期生活在高原环境中的人群对耐缺氧食品有着特殊的需求。以 β-胡萝卜素的生物功能为基础,将 β-胡萝卜素直接添加或通过微胶囊技术等现代高新技术处理形成水溶性的物质后,以功能因子的形式添加到功能食品中,以补充到充足的 β-胡萝卜素,对提高高原适应能力,维持良好的健康水平有着重要作用。具体来说,主要有两种实现方式:一是作为营养成分在加工过程中加入到饮料、压缩干粮、自加热食品等之中,丰富现有功能食品的营养;二是开发研制新型的满足部队实际需要的高原功能食品(如高原功能性饼干)。

3. 基于牦牛奶的功能食品

西藏牧民自古以来就生活在平均海拔 4 000 多米的青藏高原独特而恶劣的环境中。这些人在寒冷、缺氧、强紫外线等高海拔环境的极端压力下,以及一年中大部分时间不吃蔬菜水果的简单饮食,仍然能够健康地生活和繁衍。他们的生存在很大程度上依赖于牦牛奶,牦牛乳制品构成了他们日常饮食的主要部分。牦牛乳制品富含功能性和生物活性成分,包括特定的氨基酸和脂肪酸,以及高水平的抗氧化维生素、特定酶和具有益生菌活性的细菌(酸奶是他们主要的食物之一)。一般来说,牦牛奶的营养成分含量高于普通奶牛所产的牛奶。牦牛奶中的总乳固体、脂肪和蛋白质含量几乎是平原奶牛所产牛奶的两倍。相应的,用牦牛奶制成的酸奶也更富含营养成分。每天饮用 1 kg 牦牛酸奶即可满足中国膳食参考摄入量(DRI)成人需求量中蛋白质的 68%、脂肪的 62.5%、钾的 69% 和锌的 38%。同时,牦牛乳中富含钙、磷和镁等,营养价值极高。每天摄入的大量的牦牛乳制品对维护西藏游牧民族的健康起着至关重要的作用。

4. 基于植物提取物的抗氧化剂补充

许多基于食物的抗氧化剂补充剂在改善运动结果方面显示出一定的前景,包括槲皮素、蓝莓、樱桃汁等。与非常高剂量的单一抗氧化剂或提供增强抗氧化防御的营养素相比,多营养素补充剂可能是更安全的选择,潜在危害的风险更小。推荐富含天然抗氧化剂的饮食,包括大量的各种水果和蔬菜。高海拔暴露会增加机体氧化应激的产生,因此补充抗氧化剂可能有利于健康,并可能有益于工作效能表现。青藏高原有着丰富的野生植物资源,沙棘、大黄、厥麻、红景天等野生植物是开发天然药物功能食品的优良原料。有研究用红景天提取物预处理大鼠,然后将它们放入模拟海拔 8 000 m 的低压缺氧舱 9 h,结果表明红景天提取物可以通过抑制内皮素(ET-1)、血管内皮生长因子(VEGF)和氧化应激来预防高原脑水肿。动物实验表明,某些天然抗氧化剂可以预防高原障碍,如虎杖苷可通过调节一氧化氮(NO)、血管紧张素Ⅱ(AngⅡ)、内皮素(ET)的合成和释放以及与蛋白激酶 C(PKC)通路的相互作用来预防高原肺动脉高压;葛根素可抑制核因子 NF-κB 信号通路,防治低压缺氧引起的脑损伤;水飞蓟素可抑制活性氧的产生,并通过上调过氧化氢酶、超氧化物歧化酶和减少谷胱甘肽来增强抗氧化防御,从而有助于大鼠适应应急性缺氧暴露。

目前,抗氧化剂预防急性高原病的研究仅限于动物实验水平,尚需进行人体对照试验和临床试验,以确认其有效性。

5. 铁补充剂

利用高原训练复合铁剂补充动物模型研究发现,高原训练复合补充铁剂能增加机体铁蛋白的含量,提高机体铁储备,维持低水平血清转铁蛋白的含量，有效调节机体铁代谢紊乱。适量的补铁可以提高机体血红蛋白值，有利于氧的运输，从而提高机体供能，有利于防治机体因铁缺失造成的运动能力的降低。

七、总结和展望

随着人们生活水平的提高和对健康的日益重视，越来越多的消费者开始使用保健食品和功能食品。抗高原功能食品可开发的前景极为广阔，被誉为世界屋脊的青藏高原有着丰富的野生植物资源，是开发具有中国特色的功能食品的好材料。在有针对性研发功能食品思路的基础上，应该大力发展食品制造技术，开发优质产品，加快推进产业化进程，从而使抗缺氧功能食品不断推陈出新。

本章参考文献

[1] BUTTERFIELD G E. Nutrient requirements at high altitude[J]. Clin Sports Med. 1999, 18(3): 607-621.

[2] STELLINGWERFF T, PEELING P, GARVICAN-LEWIS L A, et al. Nutrition and altitude: strategies to enhance adaptation, improve performance and maintain health: A narrative review[J]. Sports Med. 2019, 49(Suppl 2): 169-184.

[3] GUO X, LONG R, KREUZER M, et al. Importance of functional ingredients in yak milk-derived food on health of Tibetan nomads living under high- altitude stress: a review[J]. Crit Rev Food Sci Nutr. 2014, 54(3): 292-302.

[4] FRIEDRICH J, WIENER P. Selection signatures for high-altitude adaptation in ruminants[J]. Anim Genet. 2020, 51(2): 157-165.

[5] CARIS A V, SANTOS R V T. Performance and altitude: Ways that nutrition can help[J]. Nutrition. 2019, 60: 35-40.

[6] BAILEY D M, DAVIES B. Physiological implications of altitude training for endurance performance at sea level: a review[J]. Br J Sports Med.

1997, 31(3): 183-90.

[7] JAIN V. Brain Food at High Altitude[J]. Adv Neurobiol. 2016, 12: 307-21.

[8] 郝利民，吴天一，贾士儒，等. 抗缺氧高能野战食品研究进展[J]. 高原医学杂志，2010，20（3）：1-6.

[9] 刘冬松，邵剑钢，韩培涛，等. β-胡萝卜素在高原功能食品中的应用[J]. 食品研究与开发，2015，36（13）：147-149.

[10] 高迎春，孟盼盼，郭建魁，等. 急性减压缺氧对大鼠氧化应激损伤的研究[J]. 解放军医药杂志，2020，32（4）：19-23.

[11] 周博军，马福海，陈舒梦. 高原训练与铁元素研究综述[J]. 福建体育科技，2021，40（1）：37-42.

[12] 易芳，袁利邦，巩固. 抗氧化应激机制与高原脑认知保护的研究进展[J]. 西南国防医药，2020，30（12）：1133-1136.

[13] 张秋梅. 高原低氧对机体整体的影响及适应性分析[J]. 中外医疗，2018，37（11）：187-189.

第十章 生酮饮食对高原缺氧脑功能的保护作用

　　生酮饮食是一种高脂肪、低碳水化合物的饮食,几十年来一直是儿童难治性癫痫的有效治疗方法之一。越来越多的证据表明,生酮饮食对各种神经疾病的认知和行为也有积极影响。在戊四氮点燃的大鼠癫痫模型中,生酮饮食不仅减轻了大鼠对新物体识别和新位置识别任务中探索率的下降,而且对 Morris 水迷宫的空间记忆也有保护作用。虽然越来越多的证据表明生酮饮食增强了病理生理和正常健康实验动物系统的认知功能,但是生酮饮食发挥这些作用的确切机制还不完全清楚。以往的研究主要集中在其具有组织能量转移和抗氧化损伤的特性。然而最近的研究发现,生酮饮食代谢的主要酮体 β-羟丁酸是组蛋白脱乙酰化酶的内源性和特异性抑制剂,这为理解生酮饮食的活性提供了新的见解。提示生酮饮食的认知改善作用可能与促进组蛋白乙酰化修饰有关。

　　除了低氧诱导因子-1(HIF-1)途径的激活外,低氧还引起与基因表达相关的不同表观遗传机制。最近的一份报告发现,低压缺氧对大鼠大脑皮层和海马中蛋白质的乙酰化有不同的影响,这种乙酰化的主要目标似乎是组蛋白。逆转组蛋白乙酰化水平的降低可能是缓解低压缺氧损伤的有效方法。我们认为生酮饮食可能通过组蛋白乙酰化修饰改善低压缺氧所致的认知功能障碍。在有关研究中,我们发现生酮饮食不仅能增强成年大鼠的空间学习能力,而且还能逆转低压缺氧引起的空间记忆障碍。此外,生酮饮食可逆转缺氧引起的组蛋白乙酰化水平的降低。这些发现表明生酮饮食对低压缺氧引起的记忆损伤有保护作用。

一、生酮饮食可提高血浆脂质和酮体水平

实验设计如图 10.1A 所示。大鼠驯化 3 天后，分别给予常规标准饮食（STD）或生酮饮食（KD）灌胃 2 周，然后进行生化分析和行为学测试。首先，每三天记录一次这两种饮食对大鼠体重的影响，研究发现，与 STD 组大鼠相比，喂食生酮饮食的大鼠体重增加较慢（图 10.1B）。然后检测生酮饮食对脂质代谢的影响。如图 10.1C 和图 10.1D 所示，KD 组大鼠的总胆固醇略高于 STD 组大鼠，但两组间无显著性差异；此外，KD 组大鼠血清甘油三酯水平明显高于 STD 组大鼠。接下来，我们测量了脂肪酸氧化过程中代谢出来的酮体的血浆水平。研究发现，KD 组大鼠血浆 β-羟基丁酸和乙酰乙酸水平均高于 STD 组大鼠（图 10.1E 和图 10.1F）。特别是 KD 组的 β-羟基丁酸浓度达到了 1.53 mM 的平均值，而 STD 组为 0.14 mM。这些结果表明本研究中使用的生酮饮食配方具有生酮效应。

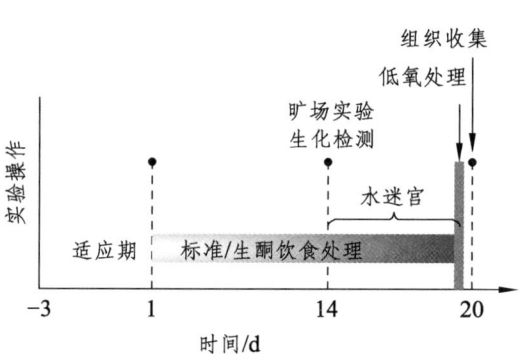

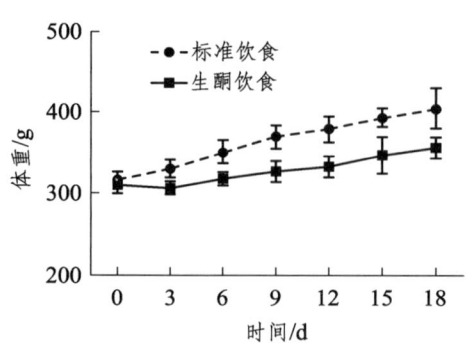

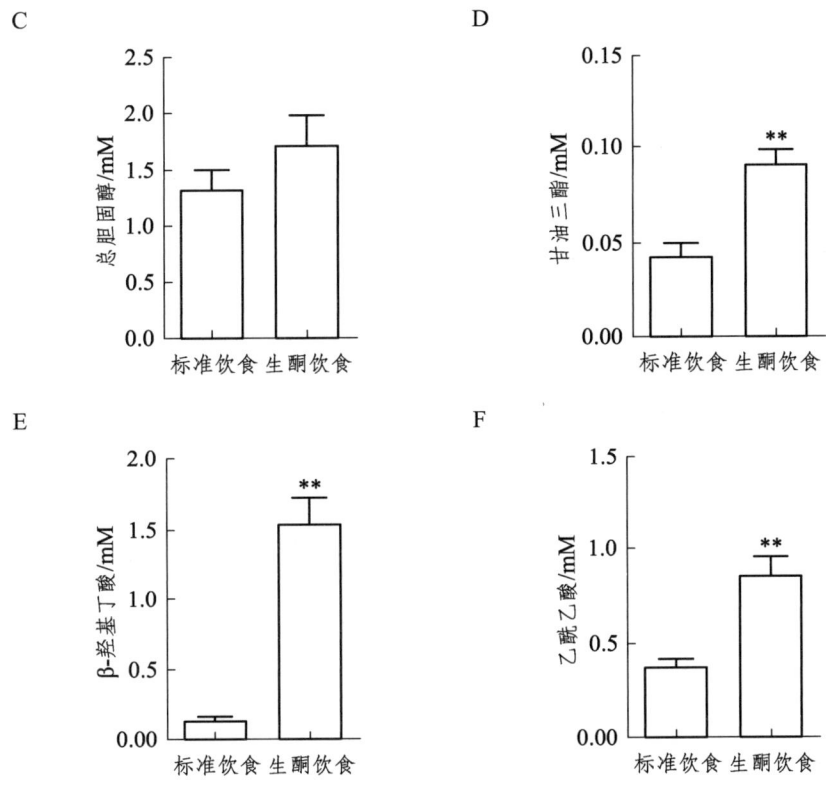

图 10.1　生酮饮食对大鼠脂肪代谢的影响

二、生酮饮食不影响成年大鼠的自发活动，但可增强其空间学习能力

旷场测试被用作一般活动的标准测试。我们检测了生酮饮食和标准饮食给药 2 周对大鼠一般运动活动的影响。如图 10.2A 所示，两组大鼠在总行走距离和进入中心区的数量上没有差异，表明生酮饮食治疗不影响一般运动和情绪活动。为检测生酮饮食对大鼠空间学习记忆的影响，采用 Morris 水迷宫观察生酮饮食对大鼠空间学习记忆的影响。在 5 天的习得训练中，各组大鼠的逃避潜伏期逐渐缩短，但平均潜伏期延长（图 10.2B）。

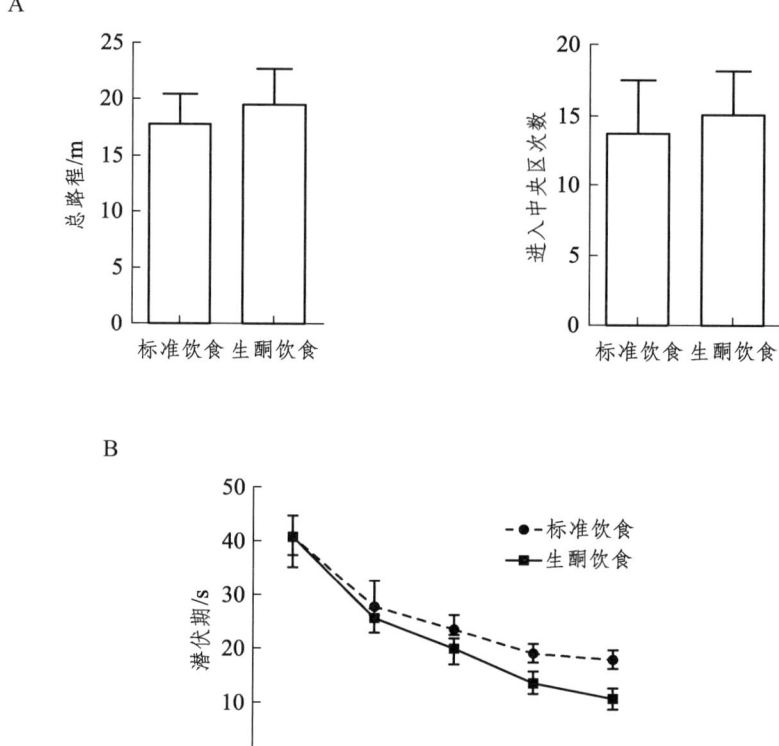

图10.2 生酮饮食对大鼠自发活动及空间学习的影响

三、生酮饮食改善低压缺氧所致记忆障碍

为探讨生酮饮食治疗是否能改善低压缺氧所致的记忆障碍,在进行空间探测试验前,将大鼠移入低氧舱(模拟海拔6 000 m)。低氧24小时后,对大鼠进行开场试验。结果表明,与对照组相比,低氧暴露导致明显的记忆障碍,表现为穿越次数减少,在目标象限停留的时间和距离减少。然而,所有这些参数都被生酮饮食处理所逆转(图10.3A)。与低压缺氧组相比,生酮饮食缺氧组大鼠对目标象限的偏好高于其他象限(图10.3B)。这些结果表明,生酮饮食对低压缺氧性记忆障碍有明显的改善作用。

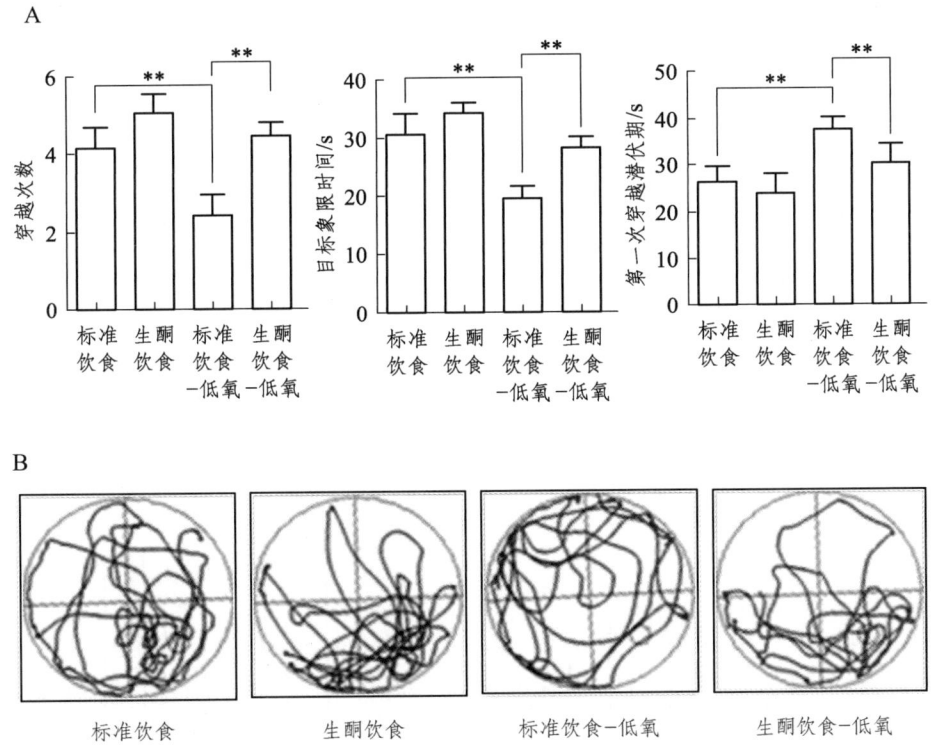

图 10.3 生酮饮食对大鼠空间记忆习得的影响

四、外源性 β-羟基丁酸对低压缺氧所致空间记忆障碍的保护作用

为了进一步验证生酮饮食的产物酮体是否具有直接的改良作用，我们选择了生理上最稳定的酮体 β-羟基丁酸进行后续实验。为模拟生酮饮食的上述作用，对大鼠进行 β-羟基丁酸（200 mg/kg/d）预处理 2 周后，大鼠体内 β-羟基丁酸浓度显著上升（图 10.4A）。Morris 水迷宫实验结果显示，尽管对照组和 β-羟基丁酸组大鼠在 5 天的习得训练中均学会了寻找相同模式的平台（图 10.4B），但 β-羟基丁酸组与单纯低压低氧组相比，能显著改善低压低氧所致的记忆障碍，表现为更多的交叉次数，更多的目标象限时间，以及首次进入平台的潜伏期缩短（图 10.4C～图 10.4F）。这些结果表明，β-

羟基丁酸具有直接的记忆改善作用,是生酮饮食改善认知的主要效应分子。

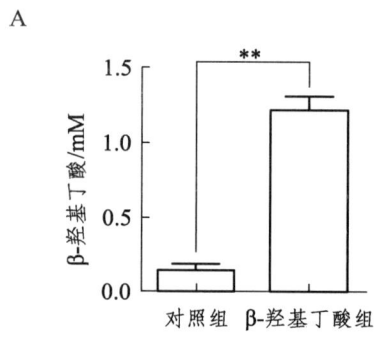
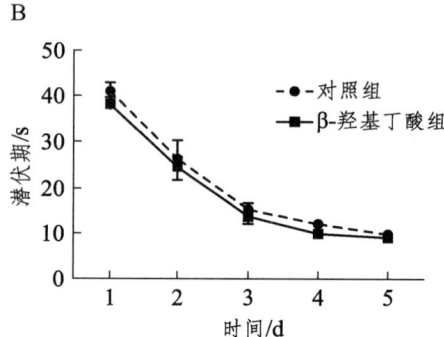
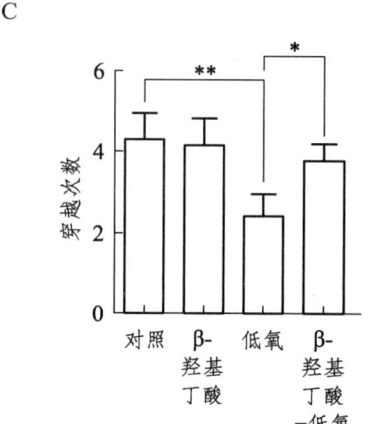
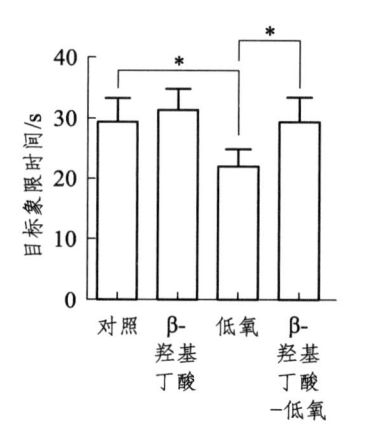
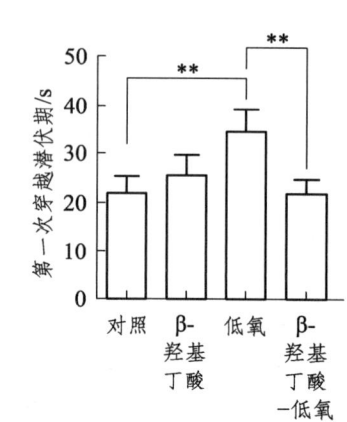

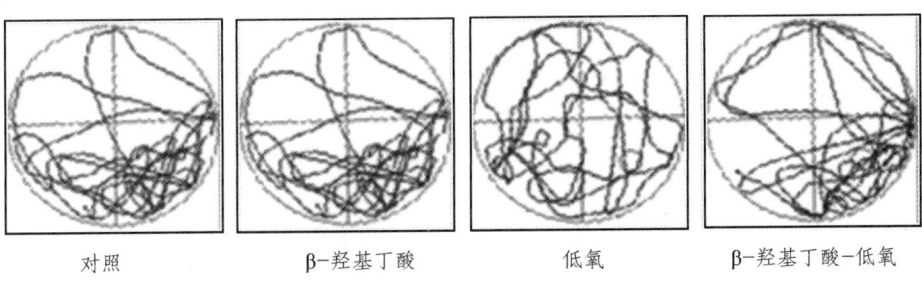

图 10.4　外源性 β-羟基丁酸对大鼠空间记忆习得的影响

五、生酮饮食增加海马组蛋白乙酰化修饰

曾有研究发现，β-羟基丁酸是一种内源性 HDAC 抑制剂，在我们的研究中，生酮饮食配方显著增加了大鼠 β-羟基丁酸的血浆水平。随后，我们采用蛋白质印迹法检测了生酮饮食对大鼠大脑海马区组蛋白乙酰化的影响。如图 10.5 所示，生酮饮食引起大鼠海马区乙酰化组蛋白 H3（K9/K14）、乙酰化组蛋白 H3（K14）和乙酰化组蛋白 H4（K12）均增加。尽管上述组蛋白乙酰化修饰在缺氧处理的大鼠中减少，生酮饮食治疗可以逆转降低的组蛋白乙酰化水平。

六、生酮饮食激活海马 PKA/CREB 信号

为探讨生酮饮食改善认知功能的可能机制，我们采用蛋白印迹方法检测了四组大鼠 PKA/CREB 通路的活性（图 10.6A）。生酮饮食处理不仅增加了 PKA 底物和 p-CREB 的水平，而且逆转了 PKA 底物、p-CREB 和 CREB 的下降。虽然生酮饮食预处理部分恢复了 PKA 活性，但 p-CREB 几乎完全恢复到其基础水平，这可能是其上游其他激酶，如钙调蛋白依赖激酶的原因。有趣的是，低氧诱导的 BDNF 的下调也被生酮饮食处理后发生上调，BDNF 是一种众所周知的参与学习和记忆形成过程的神经营养因子。这些结果表明生酮饮食处理促进了 PKA/CREB 的激活和 BDNF 蛋白的表达。为了检测生酮饮食是否促进 BDNF 在 mRNA 水平的表达，采用 BDNF 特异性引物进行实时定量 PCR 检测，结果发现生酮饮食预处理组与低压缺氧组相

比 mRNA 水平显著升高（图 10.6B）；随后利用 CHIP-PCR 检测是否存在乙酰化组蛋白在 BDNF 基因启动子上的富集。我们把重点放在 BDNF 基因的启动子 I 上，它响应神经元的活动。结果表明，乙酰化组蛋白 H3 与 BDNF 基因启动子 I 的结合增加（图 10.6C）。

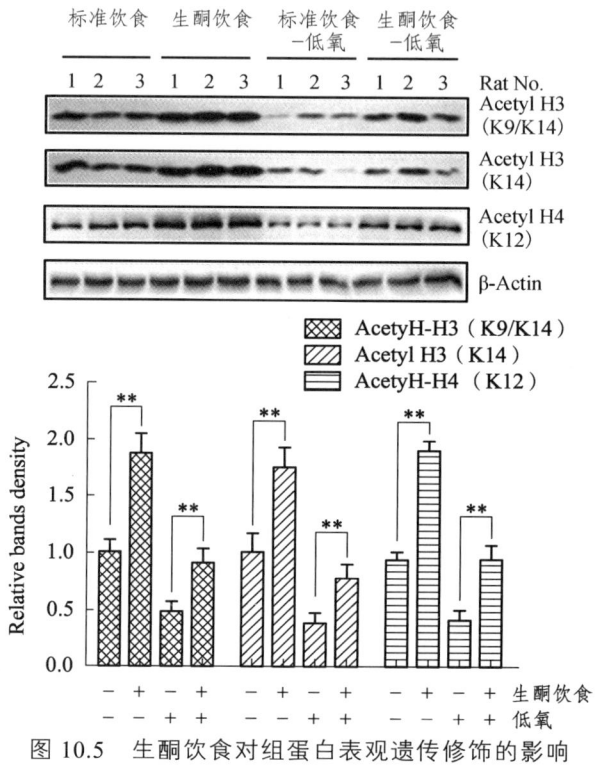

图 10.5 生酮饮食对组蛋白表观遗传修饰的影响

A

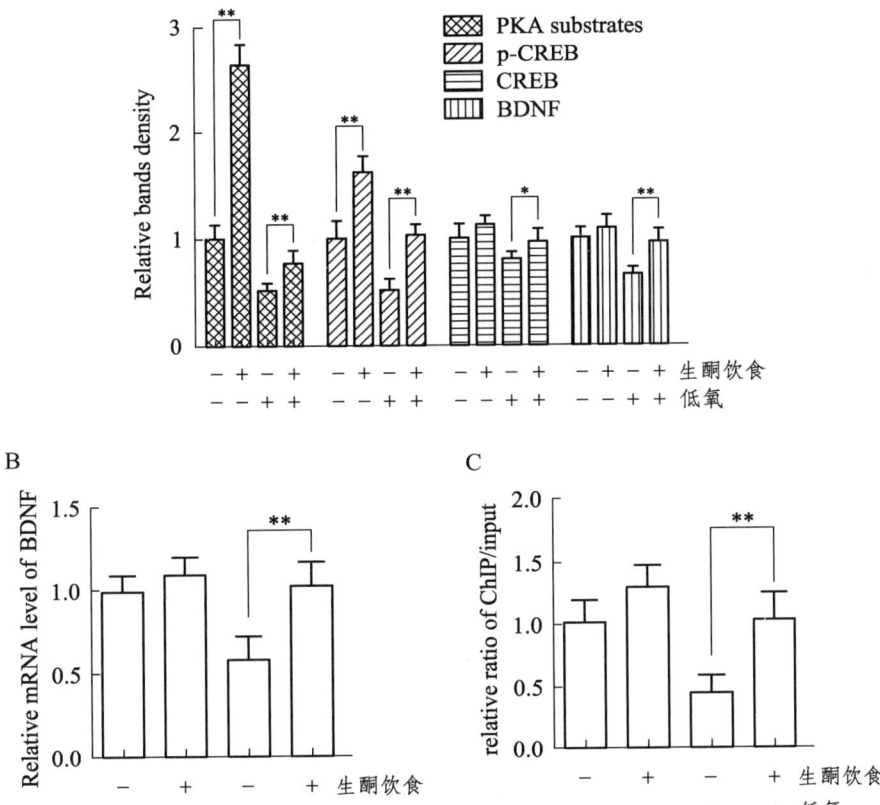

图 10.6 生酮饮食对记忆相关信号通路的影响

七、讨 论

在本系列研究中，我们发现生酮饮食治疗不仅能显著增强成年大鼠的空间学习记忆能力，而且还能逆转低压缺氧所致的空间记忆障碍。在分子水平上，研究发现生酮饮食处理增加了乙酰化组蛋白 H3（K9/K14）、乙酰化组蛋白 H3（K14）和乙酰化组蛋白 H4（K12）的乙酰化水平。此外，生酮饮食处理还逆转了低压缺氧引起的组蛋白乙酰化水平的下降。这些结果表明，生酮饮食可能是一种潜在可逆转低压缺氧所致的空间记忆障碍的有效治疗方法，其中生酮饮食增加组蛋白乙酰化修饰起着重要作用。

肝脏产生的主要酮体是乙酰乙酸，而初级循环酮体是 β-羟基丁酸。因此，我们首先确认了研究中使用的生酮饮食具有生酮效应。血浆 β-羟基丁酸水平升可升高至 1.53 mM。最近的研究表明，β-羟基丁酸不仅仅是一种代谢物，它还具有重要的细胞信号作用。最有意义的发现是，β-羟基丁酸是 HDAC 的内源性抑制剂，通过染色质修饰来调节基因表达。先前的一项研究发现，1~2 mM 的 β-羟基丁酸血清浓度（可以通过长时间禁食或限制卡路里来达到）可以导致显著的 HDAC 抑制，并诱导特异的基因表达。在本研究中，海马组织的蛋白印迹结果显示生酮饮食可适度增加组蛋白乙酰化水平，如乙酰化组蛋白 H3（K9/K14，K14）和乙酰化组蛋白 H4（K12）。此外，生酮饮食处理对低压缺氧引起的组蛋白乙酰化降低有逆转作用。这些结果有力地支持了 β-羟基丁酸介导的乙酰化修饰在生酮饮食改善记忆效应中起关键作用的假说。这一观点也得到了涉及阿尔茨海默病或轻度认知障碍患者的临床试验的支持。据报道，口服中链甘油三酯混合物可以改善这类人的记忆力和注意力，表现更好的个体与体内较高的血浆 β-羟基丁酸水平有关。

  脑源性神经营养因子（BDNF）被认为是脑内最普遍的神经营养因子，与神经元存活和突触可塑性等有关。据报道，急性和慢性缺氧可降低前额叶皮质和海马中 BDNF 的水平，抗缺氧处理可增加这些区域 BDNF 的表达。BDNF 信号通路的激活可能参与缺氧损伤保护。据报道，BDNF 的减少可能与人机体在急性高原缺氧时的认知障碍有关。在本研究中，我们发现生酮饮食预处理可以恢复降低的 BDNF 蛋白水平，同时伴随着海马区乙酰化组蛋白 H3 和 H4 水平的升高。此外，CHIP-PCR 结果表明，乙酰化组蛋白 H3 与 BDNF 基因启动子 I 的结合增加。由于 β-羟基丁酸被认为是 HDAC 的抑制剂，β-羟基丁酸可能是通过其 HDAC 抑制活性特异性地诱导 BDNF 表达的执行者。一份新发表的报告有效地支持了这一观点，即运动诱导的 β-羟基丁酸和外源性注射的 β-羟基丁酸都特异性地增加了小鼠海马中 BDNF 启动子 I 的活性，同时伴随着 HDAC2 和 HDAC3 活性的抑制。因此，生酮饮食通过增强基因启动子上的组蛋白乙酰化来恢复记忆相关基因的表达。

  众所周知，组蛋白乙酰化在细胞对缺氧的反应中起着至关重要的作用。组蛋白乙酰化对于保护大脑功能免受损伤是必要的，因为它通过重塑染色质结构来保护基因表达。蛋白印迹结果表明，组蛋白乙酰化减少的逆转为生酮饮食治疗提供了保护大脑免受缺氧性记忆损害的基础。这一观点也得到了一份新发表的研究报告的支持，该报告称，严重的低压缺氧在 3～24 h 内导致新皮质和海马的乙酰化过程受到普遍抑制。研究还发现，HDAC 抑制剂治疗上调组蛋白乙酰化改善了几种海马依赖范式的长期记忆表现，如上下文恐惧条件作用、Morris 水迷宫和物体定位。此外，除了逆转神经发育和神经退行性疾病引起的认知障碍外，HDAC 抑制剂在认知增强方面也具有巨大的应用潜力。因此，靶向失调的组蛋白乙酰化是一种很有前途的策略，可以用来调节包括低压缺氧性记忆障碍在内的各种神经障碍的记忆功能。

结合以前的研究发现，一系列证据表明生酮饮食在改善缺氧损伤引起的神经功能障碍的认知方面具有较好的应用前景。支持这一建议的证据来自于研究结果，无论是由生酮饮食或 β-羟基丁酸诱导的酮病，在各种模型中都起到保护作用。例如，在轻度酮症中观察到的浓度为 4mM 的 β-羟基丁酸，据报道可以通过减少凋亡损伤来提高暴露在无血清介质中的原代培养的海马神经元的存活率。在器官型海马培养模型中，外源性酮类药物 β-羟基丁酸不仅能保持神经元的完整性和稳定性，还能保护细胞免受代谢和兴奋性损伤，并降低缺氧后的过度兴奋性。口服生酮饮食或脑室内灌注 β-羟基丁酸也能显著缩小大鼠中风模型中的梗死体积。因此，生酮饮食可能是治疗缺氧损伤引起的神经疾病的有力候选者。由于生酮饮食的临床安全性已经得到验证，确定生酮饮食对高海拔高原志愿者的高原病预防效果将是一件有意义的研究。

虽然还需要更多的研究来充分阐明生酮饮食诱导的认知增强的基本机制，但目前的数据可能会为更好地理解生酮饮食在改善认知障碍中的作用提供有价值的线索。随着对生酮饮食作为认知障碍有效干预手段的认识不断扩大，进一步探讨生酮饮食对进入高原后认知功能减退的影响具有重要的临床价值。

八、总 结

在本研究中，我们发现使用生酮饮食配方增加了血浆中酮体的水平，特别是 β-羟丁酸。生酮饮食还能明显改善低压缺氧所致的空间记忆障碍。另外，通过腹腔注射 β-羟基丁酸模拟生酮饮食的改善作用，蛋白印迹结果显示，生酮饮食处理组与对照组相比，组蛋白 H3、H4 乙酰化水平明显升高,且能拮抗低压缺氧时组蛋白乙酰化水平的降低。与单纯缺氧相比,生酮饮食缺氧处理还能促进 PKA/CREB 活化和 BDNF 蛋白表达。这些结果表明生酮饮食是一种很有前途的改善低压缺氧所致空间记忆障碍的策略,其中增加组蛋白乙酰化的修饰起着重要作用。

本章参考文献

[1] ZHAO M, HUANG X, CHENG X, et al. Ketogenic diet improves the spatial memory impairment caused by exposure to hypobaric hypoxia through increased acetylation of histones in rats[J]. PLoS One. 2017, 12(3): e0174477.

[2] MURRAY A J, KNIGHT N S, COLE M A, et al. Novel ketone diet enhances physical and cognitive performance[J]. FASEB J. 2016, 30(12): 4021-4032.

[3] GONZALEZ-LIMA F, BARKSDALE B R, ROJAS J C. Mitochondrial respiration as a target for neuroprotection and cognitive enhancement[J]. Biochem Pharmacol. 2014, 88(4): 584-93.

[4] LILAMAND M, PORTE B, COGNAT E, et al. Are ketogenic diets promising for Alzheimer's disease? A translational review[J]. Alzheimers Res Ther. 2020, 12(1): 42.

[5] 张营丽,周艳华,李卓,等. 生酮饮食对阿尔茨海默病患者神经损伤及焦虑抑郁情绪的影响[J]. 中国实用神经疾病杂志,2021,24(1):49-53.

[6] 钟务招,王汉东,王笑亮,等. 生酮饮食在创伤性颅脑损伤中神经保护作用研究[J]. 医学研究生学报,2012,25(5):462-465.

[7] 钟婷,李琴,白芙蓉,等. 生酮饮食对高原低氧环境下小鼠海马神经元损伤的保护作用[J]. 安徽医科大学学报,2020,55(5):729-733.

[8] 本刊编辑部. 生酮饮食有望改善记忆,提高健康寿命[J]. 现代医院,2017,17(9):1339.

[9] 蒋凤宣,吴春风,郑帼. 生酮饮食的临床应用进展[J]. 国际儿科学杂志,2017,44(7):483-486.

第十一章 二甲双胍对高原缺氧脑功能的保护作用

二甲双胍（Metformin）是目前治疗 2 型糖尿病的一线药物，主要通过降低肝糖异生和促进外周组织对葡萄糖的摄取利用发挥降糖作用，还可提高胰岛素受体敏感性，改善胰岛素抵抗。近年来发现二甲双胍还具有抗氧化、抗炎、抑制肿瘤、心血管保护等作用。同时，由于二甲双胍可以快速通过血脑屏障，对多种神经系统疾病具有神经保护作用。

一、二甲双胍及其神经保护作用

在阿尔茨海默病模型中，二甲双胍可以激活神经干细胞，改善大脑神经损伤，还可增加蛋白磷酸酶 2（PP2A）的活性使脑淀粉蛋白 β（Aβ）含量降低，同时使 Tau 蛋白磷酸化水平下降。在帕金森小鼠疾病模型中，连续 21 d 口服二甲双胍可使小鼠脑内抗氧化物含量升高，中脑丙二醛（MDA）含量下降，脑源性神经营养因子（BDNF）水平增加，提高帕金森模型鼠的认知功能。在脑缺血再灌注模型中，每天灌胃给予 500 mg/kg 二甲双胍，降低了缺血和缺血/再灌注损伤大鼠脑中谷胱甘肽过氧化物酶（GSHPx）、超氧化物歧化酶（SOD）和过氧化氢酶活性以及丙二醛水平，从而改善了缺血和缺血/再灌注损伤诱导的氧化应激。Ashabi G 等发现，二甲双胍的预处理增加了缺血大鼠海马中的 Nrf2 和血红素加氧酶-1（HO-1）的水平，增强了谷胱甘肽水平和过氧化氢酶活性。注射复合物 C（AMPK 抑制剂）可以逆转二甲双胍预处理产生的保护作用。这些研究表明二甲双胍可能通过诱导产生 AMPK，抑制炎症反应，激活 Nrf2 抗氧化途径，从而发挥神经保护作用。

二、二甲双胍对认知功能的改善作用

在神经认知保护方面，二甲双胍也显示出良好的临床应用前景。Wang J 等在 2012 年发现，二甲双胍通过激活 aPKC-CBP 途径募集神经干细胞，促进成年小鼠大脑中的神经发生，提高空间学习记忆。在受损的新生儿脑缺血缺氧损伤模型中还可内源性激活神经前体细胞（NPC），扩大 NPC 池，促进 NPC 迁移和分化，修复新生小鼠脑损伤。Hiranya 等的研究发现，在高脂饮食大鼠中，给予连续 21 d 二甲双胍处理可改善脑内线粒体功能，提高大鼠的认知功能。

基于以上研究，二甲双胍可在多种神经疾病模型如阿尔茨海默病、帕金森病中发挥神经保护作用；其作用机制涉及改善缺血再灌注中氧化应激损伤；促进成年小鼠大脑中的神经生长，提高空间学习记忆等。近期的研究发现二甲双胍对高原低氧所造成的认知损伤也具有改善作用。

三、二甲双胍对高原缺氧脑功能的保护作用的实验研究

（一）实验动物分组及实验设计

将实验动物 SD 大鼠随机分为 4 个组（每组 8 只）：对照组（Control 组）、低压低氧组（Hypobaric Hypoxia 组）、二甲双胍预处理组（Metformin 组）、二甲双胍预处理后低压低氧暴露组（Met+Hy 组）。对照组腹腔注射 0.9%生理盐水；低压低氧组为模拟海拔 6 000 m 处的高原急性低压低氧，处理时间为 24 h；二甲双胍预处理组腹腔注射剂量为 100 mg/kg/d 的二甲双胍，处理时间为 21 d。二甲双胍预处理低压低氧暴露组腹腔注射二甲双胍 21 d 后给予模拟急性低压低氧处理，处理时间也是 24 h。实验流程如图 11.1 所示。

（二）二甲双胍对大鼠高原低氧诱导的学习记忆损伤的影响

1. 自发活动

旷场自发活动实验是神经药理学研究中最常用的行为学实验之一，常用于研究药物对动物行为活动的影响，主要用于研究动物的活动能力和焦虑情绪，可检测药物对中枢神经的兴奋和抑制作用。利用 ANY-maze 动物

行为分析系统储存、采集、分析视频信号。将旷场划分为 25 个小格，分为中央区域（中央 16 格）和周边区域（边缘 9 格）。以自发活动总路程、中央区域运动时间来评价大鼠自发活动特点。

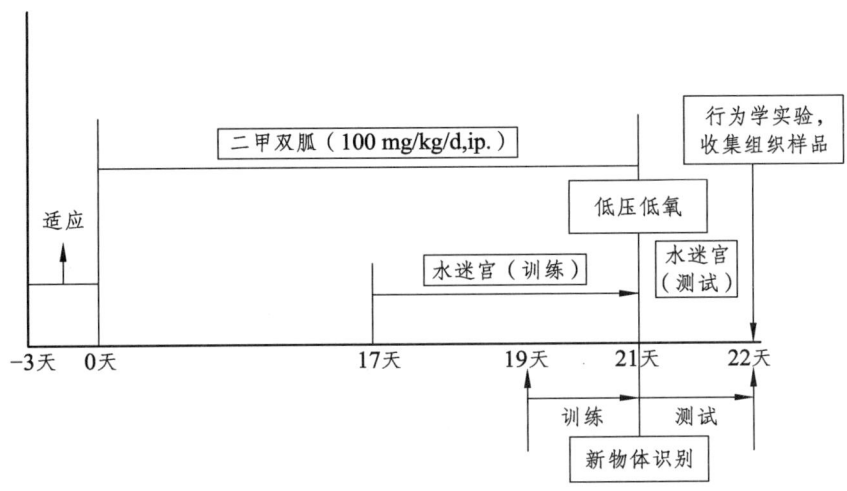

图 11.1　实验流程图

采用完全随机法将大鼠分为两组，分别给予生理盐水和二甲双胍腹腔注射 21 天，之后对大鼠进行自发活动测试。图 11.2 检测结果显示，与对照组相比，二甲双胍处理组在自发活动总距离和中央区域运动时间均无明显差异，表明二甲双胍处理并不引起大鼠中枢兴奋或抑制或影响大鼠运动能力。

2. 新物体识别

为检测二甲双胍预处理对高原低氧暴露认知损伤的保护作用，首先采用新物体识别实验来检测大鼠短期学习记忆的变化。结果显示，与对照组相比，单纯低压低氧处理组对新物体的识别能力下降了 52%（0.3661±0.06986 vs. 0.1770±0.03792，$p<0.05$，二者之间有显著统计学差异）。与单纯低压低氧组相比，二甲双胍预处理后低压低氧组对新物体识别能力上升了 71%，具有明显统计学差异（图 11.3）。上述结果表明，高原低氧暴露损伤了大鼠的新物体识别记忆能力，而二甲双胍预处理可以改善低氧对大鼠识别记忆的下降。

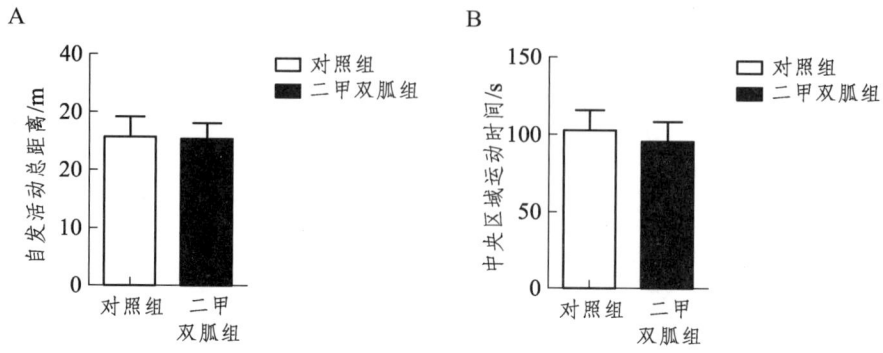

图 11.2 自发活动检测二甲双胍处理对大鼠运动能力和焦虑的影响

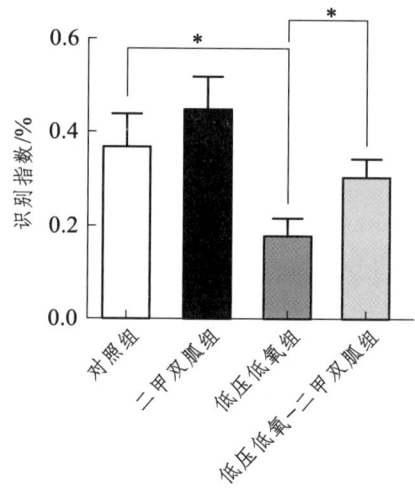

图 11.3 二甲双胍减轻低压低氧导致的新物体识别记忆能力下降

3. 空间记忆

为进一步验证二甲双胍对低氧诱导的学习记忆损伤的保护，进行另一个行为学实验——水迷宫实验来检测大鼠空间学习记忆的变化。观察到对照组和二甲双胍组均呈现明显的练习效应，随训练时间延长，大鼠找到目标平台的时间（潜伏期）明显缩短，说明大鼠具有正常的学习能力。经 5 d 学习后，大鼠对平台已有较好的记忆，且两组间潜伏期并无明显差异（图 11.4A）。表明二甲双胍处理对正常大鼠学习能力并无显著改善。第 5 天训练结束后，分别将对照组大鼠和二甲双胍处理组大鼠随机分为常氧组和高原低氧暴露组，处理时间为 24 h，处理结束后立即对四组大鼠进行记忆能力的检测。与对照组相比，低压低氧组穿越平台次数和在目标象限运动距离明显减少，而低压低氧前二甲双胍预处理穿越平台次数和在目标象限距离明显增加。与对照组（Control 组）相比，高原低压低氧后大鼠在目标象限运动时间和穿越平台次数分别下降了 20% 和 67%，大鼠到达平台潜伏期增加了 117%，有显著统计学差异，表明模拟高原低压低氧造成了大鼠的学习记忆能力损伤。与单纯高原低压低氧组相比，高原低压低氧加二甲双胍注射组大鼠在目标象限的运动时间和穿越平台次数分别增加了 41% 和 83%，大鼠到达平台潜伏期下降了 62%，有显著统计学差异（图 11.4B～图 11.4E）。上述结果表明，高原低压低氧处理能损伤大鼠记忆能力，而二甲双胍能改善高原低压低氧对大鼠记忆能力的损伤作用，与新物体识别结果一致。

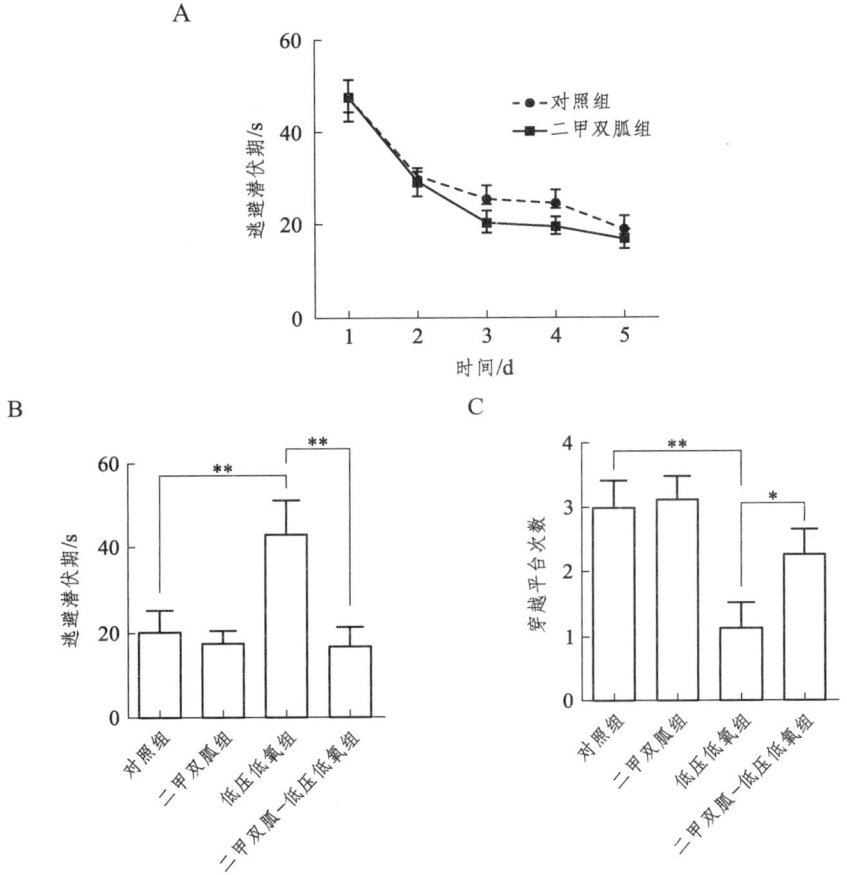

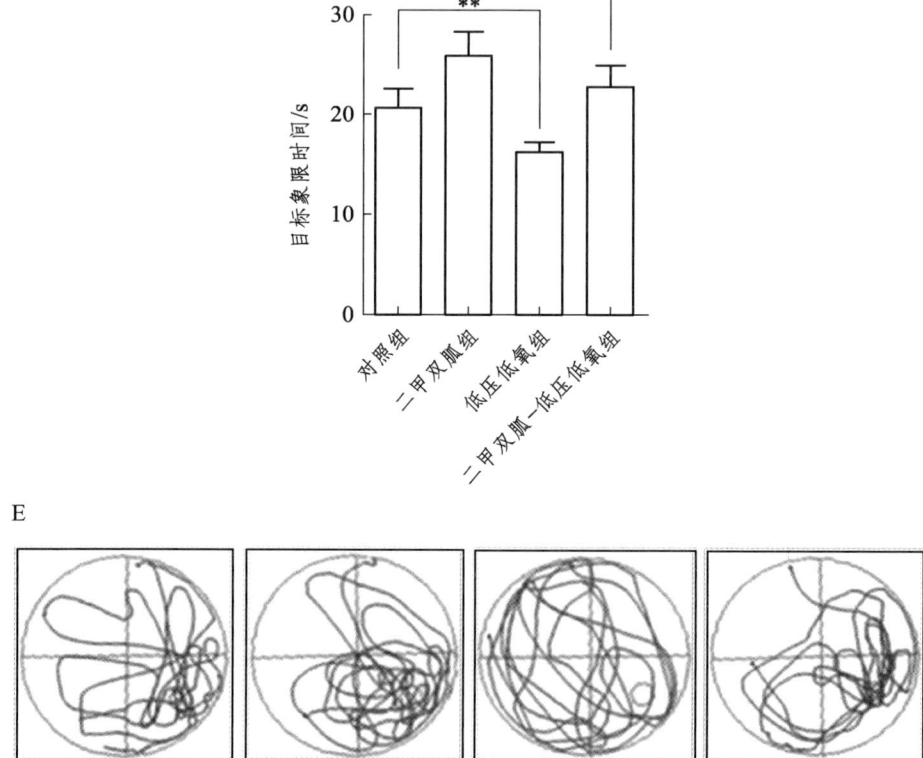

图 11.4　二甲双胍及高原低氧处理对大鼠学习记忆能力影响

（三）二甲双胍及急性高原低压低氧处理对脑组织形态结构的影响

为研究二甲双胍及急性高原低压低氧处理对脑组织形态结构的影响，通过尼氏染色观察大鼠脑组织形态结构变化。尼氏染色结果显示，与正常组相比，高原低压低氧处理组大鼠海马组织（DG、CA1、CA3）神经元数量明显减少，着色较浅。二甲双胍预处理后，神经元数量出现一定程度的增多（图 11.5）。同时 TUNEL 荧光染色发现在低压低氧组大鼠的海马 CA3 区域有阳性信号出现，但经二甲双胍预处理后，荧光信号减弱，提示高原低压低氧诱导的部分神经元凋亡被抑制（图11.6）。以上结果表明，急性高原低压低氧可以导致大鼠大脑皮层和海马组织的形态学损伤，而高原低压低氧前二甲双胍预处理后能显著改善高原低氧造成的脑组织形态学损伤。

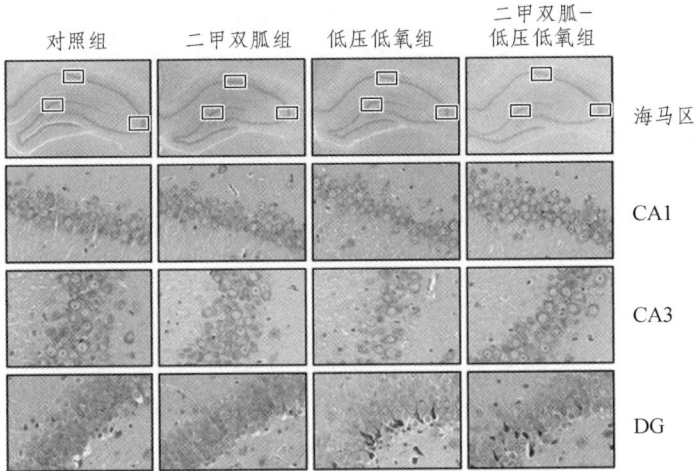

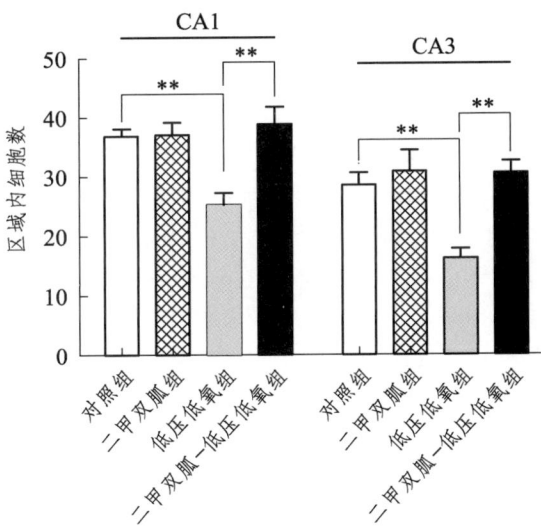

图 11.5　二甲双胍及急性高原低氧对大鼠神经元形态结构的影响

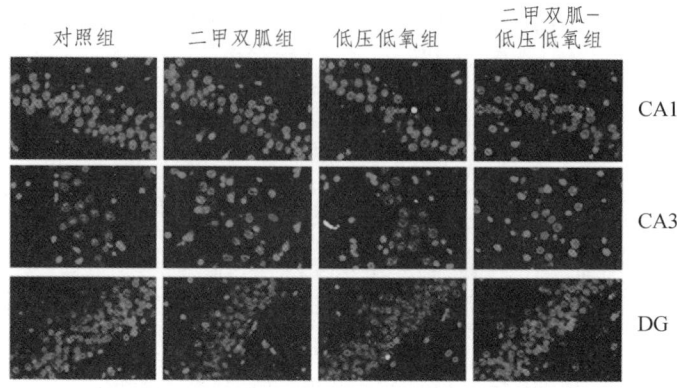

图 11.6　二甲双胍及急性高原低氧对大鼠神经元凋亡的影响

（四）基因表达与蛋白质检测

为了探讨二甲双胍对低压低氧暴露所致记忆障碍的保护作用的可能分子机制，采用实时定量 PCR 的方法，重点检测了与认知功能相关的关键分子的基因表达谱。按功能分为即刻早期因子（EGR、FOS、JunB）、表观遗传修饰酶（EHMT2、DNMT3A、MECP2）、神经营养因子（BDNF、NGF）、CREB 途径蛋白（CREB、CREM、CRTC1）和突触后支架蛋白（GAP43、Hmer 1、GRIN2B、PSD95、SYP、RELN、ARC）。首先，研究发现低压低氧暴露改变了多种基因的表达水平，其中 FOS、JunB、CREM 和 ARC 上调，BDNF、CRTC1、EHMT2、GAP43、Hmer 1、PSD95 和 RELN 下调。然而，二甲双胍处理逆转了低压低氧诱导的 FOS、JunB、BDNF、Hmer 1 和 PSD95 的表达模式（图 11.7）。同样，二甲双胍也在蛋白水平逆转了它们的表达。这些结果表明，二甲双胍不仅抑制了低压缺氧条件下即刻早期因子 FOS 和 JunB 和神经营养因子 BDNF 的基因表达，而且增加了突触后支架基因 Hmer 1 和 PSD95 的表达。

四、讨　论

进入高原地区，机体的学习和记忆、注意力和处理思想等认知功能会受到不利影响，这可能是由于特定大脑区域发生神经元丢失所致。海马体在记忆功能中起着关键作用，是大脑中特别容易受到缺氧损伤的区域之一。以前的研究已经报道，低压低氧对海马的压力可以引起电生理和形态学的改变。Titus 等人的报道称，暴露于模拟低压低氧导致的海马树突萎缩相关的明显细胞损伤是在这种条件下表现出认知缺陷的机制之一。在本研究中，我们发现二甲双胍显著地减轻了低压低氧暴露引起的病理并发症。与对照组大鼠相比，低压低氧组大鼠低压低氧暴露后神经元凝聚较少，神经元排列不规则。这些数据表明二甲双胍可以有效地减轻低压低氧引起的神经元损伤。

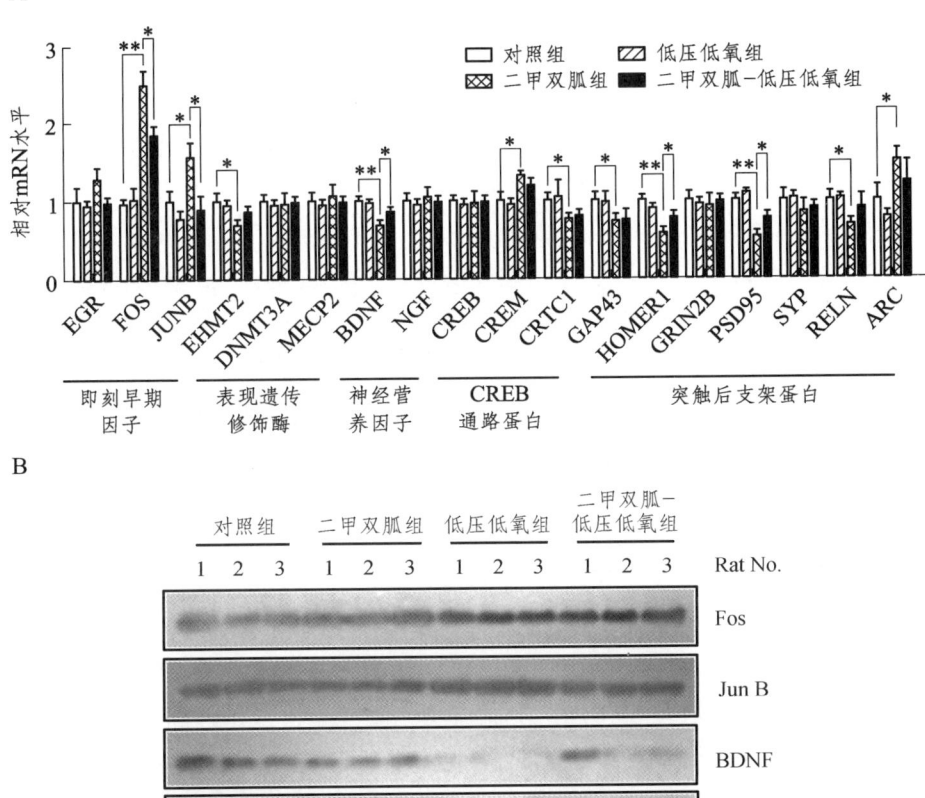

图 11.7　二甲双胍及对海马组织内记忆相关基因表达谱和信号通路的影响

二甲双胍可以穿过血脑屏障，分布在大脑的不同区域。二甲双胍的神经保护作用已经在几种类型的脑部疾病中得到证实；然而，涉及的机制还不完全清楚。二甲双胍最被接受的分子机制是激活磷酸腺苷活化蛋白激酶（AMPK），AMPK 是在代谢应激下激活的细胞能量感受器。数据也已经证明 AMPK 是二甲双胍的主要靶点，因为它对认知障碍有保护作用，但下游的信号通路在不同的疾病模型中是不同的。例如，Ghadernezhad N 等人报道，二甲双胍诱导的 AMPK 激活导致了海马神经元中 BDNF/p70S6K 通路的激活，从而增强了在全脑缺血/再灌注大鼠模型中被动回避任务中记忆的形成。与该研究结果一致的是，早期的一份报告显示，二甲双胍通过激活非典型的 PKC-CBP 通路来促进成人大脑中的神经发生并增强空间记忆功能，该通路也位于 AMPK 下游。这些数据有力地表明，AMPK 介导的通路的激活在逆转记忆损伤中起着重要作用。

除了 AMPK 激活这一公认的特性外，一些研究表明二甲双胍还可以通过多种途径改善记忆，如维持线粒体功能，恢复氧化应激，减少神经炎症和细胞凋亡抑制。在目前的研究中，我们发现二甲双胍不仅影响即刻早期因子 FOS 和 JunB 以及神经营养因子 BDNF 的基因表达，而且还改变了突触后结构相关基因的基因表达，如 Hmer 1 和 PSD95。这一发现为二甲双胍保护记忆损伤的分子机制提供了新的见解。

五、结　论

Morris 水迷宫实验和新物体识别实验发现，二甲双胍预处理能有效地预防低压低氧引起的记忆障碍。此外，二甲双胍对低压低氧引起的神经元损伤和细胞凋亡也有保护作用。更有意义的发现是，二甲双胍在 mRNA 和蛋白质水平上改变了突触后支架蛋白的表达，这与认知功能有关（如图 11.8 所示）。这些数据支持二甲双胍是一种很有前途的预防药物，可以阻断低压低氧暴露引起的认知损害。本实验利用低压低氧舱建立急性高原低氧损伤大鼠模型，通过给予大鼠连续腹腔注射二甲双胍预处理，观察二甲双胍对大鼠低氧暴露后认知功能的影响，评价二甲双胍对低氧认知损伤的保护作用及作用机制，为急性高原认知损伤干预药物研究提供理论依据，这对于提高进入高原人群心理健康水平及工作绩效无疑具有十分重要的现实意义。

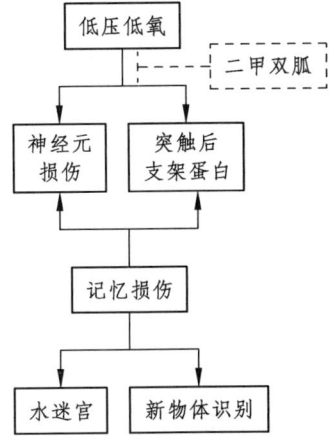

图 11.8　二甲双胍改善高原低氧导致认知损伤模式图

本章参考文献

[1] ZHAO M, CHENG X, LIN X, et al. Metformin administration prevents memory impairment induced by hypobaric hypoxia in rats[J]. Behav Brain Res. 2019, 363: 30-37.

[2] MA X, XIAO W, LI H, et al. Metformin restores hippocampal neurogenesis and learning and memory via regulating gut microbiota in the obese mouse model[J]. Brain Behav Immun. 2021, 95: 68-83.

[3] OU Z, KONG X, SUN X, et al. Metformin treatment prevents amyloid plaque deposition and memory impairment in APP/PS1 mice[J]. Brain Behav Immun. 2018, 69: 351-363.

[4] CHAUDHARI K, REYNOLDS C D, YANG S H. Metformin and cognition from the perspectives of sex, age, and disease[J]. Geroscience. 2020, 42(1): 97-116.

[5] BRIDGEMAN S C, ELLISON G C, MELTON P E, et al. Epigenetic effects of metformin: From molecular mechanisms to clinical implications[J]. Diabetes Obes Metab. 2018, 20(7): 1553-1562.

[6] 陈朋. 二甲双胍对认知功能的改善研究[J]. 中外医疗，2017，36（35）：115-116.

[7] 罗涟，郭莉丽，周佳君，等. 二甲双胍对急性缺血性脑卒中后认知功能的影响[J]. 全科医学临床与教育，2017，15（4）：445-446.

[8] 万瑾舒，张孟仁. 二甲双胍对认知功能影响的研究进展[J]. 中国糖尿病杂志，2016，24（12）：1140-1143.

[9] 张丽君，张丽霞，王郝莹，等. 二甲双胍对小鼠衰老过程中学习记忆能力的影响[J]. 中国比较医学杂志，2017，27（12）：33-38.

[10] 杨周生，陈晓宇. 二甲双胍多效能药理作用的研究进展[J]. 中国临床新医学，2021，14（4）：422-426.

[11] 李喆，张振坤，李亚，等. 二甲双胍在神经退行性疾病预防和治疗中的研究进展[J]. 郑州大学学报（医学版），2021，56（2）：204-210.

[12] 邓丽丽，赵晓彤，陈明卫. 二甲双胍降糖外作用的最新研究进展[J]. 中国综合临床，2019（6）：572-573.

第十二章 适度低氧对脑功能的保护作用

低氧是一把双刃剑，剧烈持续的低氧可对机体造成损害，而温和短暂的低氧却能给机体带来有益的作用。适度低氧或间歇性低氧训练通过非损伤性刺激，可激活机体产生保护作用。低氧预适应或低氧训练是国内外公认的抗低氧损伤干预的重要手段。近年来，越来越多研究显示适度低氧对脑缺血、神经退行性疾病及精神疾病等都有预防和治疗作用。本章就适度低氧对脑相关疾病的保护作用及其调节机制进行总结，以期为临床脑相关疾病的治疗和预防提供一个新的手段和策略。

低氧是指组织或细胞处于低于正常的氧气浓度（空气中正常氧气浓度约为 20.9%）。提及低氧，大家一般会联想到两个概念：一是睡眠呼吸暂停综合征，由睡眠呼吸暂停综合征而导致的持续间歇性低氧会导致心血管系统、代谢、脑认知功能等多器官的损伤；二是高原低氧。随着海拔的增加，氧浓度会逐渐下降，会导致高原性肺水肿和高原性脑水肿。但是，也有很多研究发现短暂的而温和的低氧能给机体带来有益的保护作用。

一、适度低氧有益作用的研究历史

1. 苏联的研究

苏联对低氧有益作用开展了很多研究，早在 20 世纪 30 年代，就有科学家提出了"低氧训练"这个概念，当时是为了对苏联的飞行员进行训练。Sirotinin 认为，短暂的低氧预适应能增强机体对以后低氧环境的耐受能力。从那以后，出现了许多低氧预适应的方法，如在高原环境帐篷中待上一段时间，或者定期进行高海拔地区的飞行，或者吸入低氧的混合气体等。

低氧训练通常是将人短暂暴露于 5 000 m 左右的高度，每天一个小时，总共 7~11 次暴露，又称之为高原训练。低氧预适应后，人的通气功能提高，血氧饱和度上升，血中 CO_2 分压下降，这说明低氧训练可使通气的敏感性增加。而且这种效应能够持续长达 4 周左右。Fainberg 和 Osypov 报道每隔 2~3 d 进行 30 min 到 3 h 的低氧训练，能提高 12% 的血红蛋白的浓度、22% 的红细胞数量。20 世纪 70 年代后期，Agadzhanyan 等人还发现短暂的低压低氧训练不仅有利于适应低氧环境，还能提高工作效率，可广泛应用于运动员和宇航员的训练。

由于进行高原训练受到许多因素的制约，N. Golubov 等人通过吸入混合气体来对飞行员进行训练。Egorov 等人还发明了 EA-4 装置来进行低氧训练。在苏联时期，低氧不仅广泛应用于高原适应性训练，还应用于许多疾病的治疗，如支气管哮喘、高血压、情绪障碍、糖尿病、炎症性相关疾病、帕金森病、辐射疾病等。低氧训练保护作用的机制包括呼吸的调节、自由基的产生、线粒体的修复等。

2. 西方国家的研究

在低氧领域，西方学者研究较多的是缺氧和睡眠呼吸暂停综合征等有害方面，对于低氧有益作用的研究很少。值得一提的主要包括两个方面：一是在 20 世纪末期，美国科学家首次提出了"高住低训"的概念。所谓"高住低训"，是指运动员在海拔 1 800~2 500 m 高度睡觉休息，而在海平面进行训练。他们发现这种训练方式能有效提高运动员的水平。二是低氧对于心肌的保护作用，Johns Hopkins 等人研究发现低氧能增强心肌对于缺血的耐受性。

3. 国内的研究

吕国蔚教授早在 1964 年就建立了小鼠重复低氧模型，并在 20 世纪 90 年代又在大鼠和家兔上建立了相应的模型。吕教授等研究发现重复低氧后，这些动物对低氧的耐受能力增强。而且重复低氧动物脑匀浆提取液对培养 PC12 细胞、大脑皮层突触体等离体制备抵御低氧损伤具有显著的保护能力。他们认为预适应的实质即组织细胞适应，是通过反复的低氧暴露或训练，激发机体组织细胞内在保护潜能的重新动员、调动和启用，借以在低氧、低能供给条件下，维系机体重要器官的正常活动。

周兆年教授在国内首先提出"间歇性低氧（intermittent hypoxia，IH）

对心肌的保护作用"。周教授等通过实验证明连续 42 d 每天 6 h 模拟 5 000 m 间歇性低压低氧训练后，可增强大鼠心肌抗缺血再灌注损伤能力。其机制可能涉及氧的运输、能量代谢、神经体液调节、抗氧化酶、应激蛋白、腺苷系统、ATP 敏感钾通道、线粒体及其钙调控、一氧化氮和蛋白激酶等多方面，并较系统地探讨了低氧处理方式、动物年龄和性别等因素对心肌保护作用的影响。

我们研究室首次报道了间歇性低氧处理两周可以促进成年大鼠脑的神经发生。并进一步分别在整体和离体水平系统地研究了适度低氧（含低氧预适应）促进神经干细胞的增殖以及分子机制，特别是神经干细胞体外多能性的维持和定向分化能力的调控。不但为在体脑内原位神经干细胞的增殖提供了一个新的、无创的方法，也为体外神经干细胞的扩增和细胞的移植治疗脑疾病提供了新的思路。

二、低氧对脑相关疾病的保护作用

脑是机体重要的器官，对环境氧气浓度的改变非常敏感。脑的损伤，无论是急性的缺血损伤还是慢性神经退行性疾病，都对人造成极大危害，目前尚没有特别有效的治疗措施。近年来关于适度低氧对脑相关疾病的潜在的保护作用越来越受到关注，下面就近年来国内外对该领域的研究进展进行总结。

（一）低氧对脑缺血的保护作用

脑缺血性疾病是神经系统的多发病、常见病，其发病率、死亡率、致残率高，严重影响患者的生活质量，并给家庭和社会带来了沉重的经济及精神负担。新生儿缺氧缺血性脑病是由多种因素导致的脑血流异常所引起的缺血缺氧性神经系统疾病，是围生期的一种严重并发症。适度低氧对成年和新生动物脑缺血损伤的保护作用一直受到广泛的关注和研究。大量的研究结果显示适度低氧不但对脑缺血有预防作用而且有显著的治疗作用。

1. 低氧对脑缺血的保护效应

低氧预处理能对脑缺血产生即刻的保护作用。2001 年 Miller 等人用氧含量为 11% 的低氧对成年小鼠预处理 2 h，48 h 后通过大脑中动脉闭塞制造脑局部缺血模型，结果发现，低氧预处理能有效降低梗死灶的面积。Zhu 等人发现低氧预处理对全脑缺血模型也有一定预防作用。Park 等人发现氧含量为 8% 的低氧预处理 3 h，能减少后来脑缺血（6 h 或 1 d）对新生大鼠的伤害，提高脑缺血后新生大鼠的生存率，表明低氧预处理对新生动物的脑缺血也具有保护作用。Seo 等人应用磁共振光谱学技术，发现 4 h 氧含量为 8% 的低氧预处理与 10 min 右颈总动脉的堵塞形成的缺血预处理效果相同，都能减轻 24 h 后新生动物由于缺血缺氧造成的损伤。Stowe 在 2011 年的研究发现低氧预处理的保护效应具有一定的可持续性，其采用的是重复低氧预处理的方法，即 2 周进行 9 次低氧处理（每天 2 h/4 h，氧气浓度 8% 或 11%）。低氧处理 8 周后，建立局部脑缺血模型。结果发现，低氧对脑缺血的保护作用能持续到 8 周。

低氧处理对脑缺血也具有明显的治疗作用。Tsai 等人在 2011 年通过右侧中动脉阻塞（MCAO）1 h 来制造成年脑局部缺血模型，在缺血后 7 d，进行低氧处理（氧气浓度为 12%，每天 4 h，共持续 7 d）。结果发现低氧处理能促进缺血后空间记忆能力恢复。Galle 等人发现新生脑在缺血 24 h 后进行低氧处理（8% 浓度，每天 1 h，共持续 5 d）能降低梗死灶面积，减少海马、皮层和纹状体中神经元的丢失。

2. 适度低氧对脑缺血损伤保护作用的机制

低氧诱导因子-1（Hypoxia inducible factor-1，HIF-1）在适度低氧对脑缺血损伤的保护作用中具有重要的作用。HIF-1 是在缺氧状态下发挥重要调节作用的转录因子，是由 HIF-1α 及 HIF-1β 两个亚基组成的异源二聚体。HIF-1 的生理活性主要取决于 HIF-1α 亚基的活性和表达。Huang 等人发现低氧下小胶质细胞 HIF-1α 表达升高，能减少缺血后小胶质细胞的激活，减轻炎症反应。而加入 HIF-1α 拮抗剂 2-甲氧雌二醇（2-methoxyestradiol，2-ME）能使神经保护作用消除。此外，HIF-1 下游有很多靶基因如促红细胞生成素（Erythropoietin，EPO）、血管内皮生长因子（Vascular endothelial growth factor，VEGF）、肾上腺髓质素（Adrenomedullin，AM），也具有神经保护作用。Prass 等人发现氧含量为 8% 的低氧 60 min 后，能大大激活小鼠脑内 HIF-1 的 DNA 结合能力，使 EPO 的转录水平上升 7 倍。而在加入

EPO 受体溶解剂后，低氧对脑的保护作用下降。Zhu 等人发现低氧处理能增加 HIF-1α 以及其下游靶基因 VEGF 的表达。HIF-1α 和 VEGF 蛋白表达增加能通过 PI3K、p38 MAPK 和 MEK 途径，使 caspase-9 的表达减少，从而抑制细胞凋亡，达到对脑缺血的预防作用。Leconte C 等人体外研究发现氧含量为 0.1%低氧预处理能使皮质中神经元 AM 和 EPO 的 mRNA 表达增加，减少氧葡糖剥夺（Oxygen-glucose deprivation，OGD）导致的神经元的死亡。体内研究也表明 AM 和 EPO 能促进缺血后血管发生，减少神经元凋亡。

低氧对脑缺血的保护作用还与一些趋化因子表达有关。Stowe 等人发现低氧预处理能提高趋化因子 CCL2 的表达，从而达到抗炎症的作用。Monson 等人认为低氧的持久性保护作用与趋化因子 CXCL13 有关，低氧预处理能使缺血后 CXCL13 上调，增加具有免疫抑制表型的 B 细胞的表达，同时减少其他白细胞的表达，从而产生保护作用。而 Selvaraj 等人研究发现，低氧持久性保护作用与趋化因子 CXCL12 上调有关。低氧预处理可以导致小鼠脑中 CXCL12 的持续上调。在缺血时，CXCL12 阳性微血管增多可以抵抗缺血导致的 CXCL12 mRNA 和蛋白质减少，从而保留 CXCL12 抵抗缺血后白细胞进入脑实质的能力，最终减轻缺血后自身炎症反应，同时使梗死灶面积减小。适度低氧使这些趋化因子表达升高，降低缺血后炎症反应水平。

低氧对脑缺血的保护作用还与 ERK1/2-CREB-BDNF 信号通路有关。Wang 等人发现长期低氧预处理激活 ERK1/2-CREB-BDNF 信号通路，提高海马 p-ERK1/2、p-CREB、BDNF 和 p-TrkB 的表达，减少海马神经元死亡，从而改善缺血再灌注所诱发的认知功能障碍。Tsai 发现低氧通过 BDNF/PI3K/AKT 信号通路，促进海马神经发生以及突触的形成，改善缺血后记忆的损害。Gidday 等人发现低氧的保护作用与鞘氨醇激酶（Sphingosine kinases，SphK）信号通路有关。SphK 有两种亚型，包括 SphK1 和 SphK2，在脑微血管中 SphK2 表达水平远远高于 SphK1。SphK 是催化鞘氨醇生成 1-磷酸鞘氨醇（Sphingosine-1-phosphate，S1P）的主要限速酶。S1P 能通过减少白细胞的黏附，降低内皮细胞的凋亡，激活 AKt 或 eNOS 等信号分子达到神经保护的作用。他们发现低氧预处理能使小鼠脑血管内 SphK2 蛋白表达增高，从而有效减轻缺血后梗死灶面积以及水肿的比例。

综上所述，低氧对脑缺血的保护机制有很多，主要包括促进 HIF-1α 及其下游靶基因的表达，与一些趋化因子表达和某些信号通路有关，从而产生神经保护性物质,促进神经发生,减轻自身炎症反应,减少细胞凋亡。还有研究发现低氧对脑缺血保护作用的机制与 ATP 敏感性钾通道开放,减少自由基产生等有关。

(二) 低氧对神经退行性疾病的保护作用

神经退行性疾病的病理特点为具有特定功能的神经核团发生萎缩和神经元丢失,并伴有星形胶质细胞增生、神经胶质过多症以及特定的神经病理标记。该类疾病大多呈进行性发展,病因学和发病机制尚不清楚,而临床上目前又缺少有效控制病程进展的措施,这类疾病已成为影响我国人口健康水平和生活质量的重大社会问题。最近有动物实验研究发现,适度低氧对神经退行性疾病如阿尔茨海默病(AD)和帕金森病(PD)有一定的保护作用。

1. 低氧对阿尔茨海默病的保护效应

Malyshev 等人通过注射 Aβ 到大鼠基底部大细胞核制造 AD 模型,在造模前 24 h,进行低氧预处理(模拟 4 000 m 的高度,共计 14 d,每天 4 h)。通过行为学实验,他们发现低氧预处理能显著减轻 AD 大鼠的记忆损害,组织形态学观察也发现低氧能减轻 AD 大鼠皮层神经元的损失,其机制在于低氧能减轻 AD 大鼠脑组织 NO 的过度产生。我们实验室研究发现间歇性低氧能减轻 AD 小鼠的认知障碍(未发表数据)。2016 年的一篇综述详细叙述了适度低氧能减少 AD 发生的脑血管危险因素(如肥胖、高血压、2 型糖尿病、睡眠呼吸暂停、代谢综合征等),起到预防和治疗 AD 的作用。

认知功能障碍是 AD 病人的核心症状。低氧训练能促进认知水平的提高。动物研究表明,低氧处理能促进小鼠的空间认知水平。在 2013 年进行的一项人群试验中,也发现间歇性低氧结合体育锻炼能提高健康的 60~70 岁老年人的认知功能和生活质量。但是该研究人群数量只有 34 人,而且是采用结合体育锻炼的方式,证据不够充分。间歇性低氧对人认知功能改善作用尚需要进行大样本的人群试验。

2. 低氧对帕金森病的保护效应

帕金森病(Parkinson disease,PD)是以黑质中多巴胺能神经元丧失为特征的进行性神经变性疾病。适度低氧对 PD 作用的研究很少，仅有一篇文献报道显示，间歇性低氧处理对 PD 模型大鼠的异常旋转行为没有改善作用。但是，利用低氧促进体外培养的干细胞的增殖或分化后，移植治疗 PD 具有更好的治疗作用。Wang 等人的研究表明，体外氧含量为 3% 的低氧能促进间质干细胞的增殖，并促进其分化成多巴胺能神经元。将这些细胞移植到 PD 大鼠纹状体后，能提高 PD 大鼠纹状体的多巴胺水平，有效改善 PD 大鼠的行为异常。最近研究发现，氧含量为 3% 的低氧能促进嗅黏膜间质干细胞分化成多巴胺能神经元。这些研究说明了适度低氧可以通过调节体外培养的成体干细胞的特性对 PD 模型鼠具有更好的治疗作用。

（三）低氧对精神疾病的预防和治疗作用

精神疾病是在各种生物学、心理学以及社会环境因素影响下人的大脑功能失调，导致认知、情感、意志和行为等精神活动出现不同程度障碍的疾病。研究发现，适度低氧对某些精神疾病如抑郁症和创伤后应激障碍有一定保护作用。

1. 低氧对抑郁症的预防和治疗作用

抑郁症是一种常见的精神疾患，也是世界范围内造成精神障碍的主要原因之一。该病发病机制尚不明确，目前主要采用药物治疗和心理治疗。但抗抑郁药有效率仅为 60%～80%，治愈率也仅为 30% 左右，所以需要寻找更多更有效的治疗方法。

2007 年，Rybnikova 等人采用电击（电流 1 mA，15 s，间隔 45 s，60 次）制造大鼠习得性无助的抑郁模型，在造模前进行低压低氧处理，压力为 360 Pa（模拟 5 000 m），每天 2 h，共 3 d。结果发现低氧预处理能有效改善大鼠抑郁和焦虑行为，并能改变大鼠下丘脑-垂体-肾上腺轴（HPA 轴）的功能亢进，与抗抑郁药路滴美的治疗效果相同。而且低氧预处理还能大大提高海马中糖皮质受体的表达，提高 HPA 轴对应激的反应能力。后来的研究认为这种抗抑郁的作用与即刻基因 NGFI-A 稳定表达有关。

Zhu 等人通过慢性温和应激方式建立大鼠的抑郁模型，通过模拟 3 000 m 和 5 000 m 高度的低氧预处理 14 d，每天 4 h，发现低氧有明显抗抑郁作用。他们认为其机制与低氧通过 BDNF-TrkB 信号通路促进海马区域神经发生有关。Kushwah 等人在 2016 年也验证了这一研究结果。

2. 低氧对创伤后应激障碍的预防和治疗作用

创伤后应激障碍（Post-traumatic Stress Disorder，PTSD）是指因为受到超常的威胁性、灾难性的创伤事件，而导致延迟出现和长期持续的心身障碍，目前尚无有效治疗方法，有一些研究发现低氧对 PTSD 有一定预防和治疗作用。

Rybnikova 等人在 2008 年通过单次延长应激（SPS）建立大鼠 PTSD 模型，发现 3 天低压低氧预处理（空气压力 360 mm Hg，每天 2 h）能改善 PTSD 大鼠的焦虑样行为。在 2012 年，他们又在建模后进行低压低氧处理，方式同前，发现低压低氧对 PTSD 大鼠的焦虑症状也有一定治疗作用。他们研究发现，PTSD 大鼠海马和皮层中 HIF-1 存在过度表达，而无论是低氧预处理还是后处理都能抑制这种过度表达，从而达到预防和治疗 PTSD 的作用。但是，这些研究都只关注于 PTSD 的焦虑症状，适度低氧对 PTSD 最核心的恐惧记忆的形成、巩固和消退是否具有一定影响尚待进一步地研究和探讨。

三、总结与展望

关于适度低氧对脑损伤的保护作用，目前研究较多的还是针对脑缺血疾病。虽然肢端远隔缺血在临床上取得一定疗效，但这和"低氧训练"还不完全相同。而且适度低氧对神经退行性疾病和精神疾病的作用研究比较少，且都处于动物实验阶段。

低氧作为一种全身的非药物的治疗手段，副作用小，不受血脑屏障的干扰，这是它的优点。但低氧是一把"双刃剑"，剧烈持续的低氧会对机体造成损害，而温和短暂的低氧才可能给机体带来有益的作用。如间歇性低氧（5%的浓度，间隔 120 s，每天 7 h，共 21 d）会加重全脑缺血再灌注模型的神经损伤；而 10%的氧浓度的间歇性低氧（间隔 6 min，每天 8 h，共 7 d）会增加脑内氧化应激和炎症水平，与神经退行性疾病有关。这种矛盾和差异性与低氧的程度、持续时间和暴露次数等密切相关。有文献总结，浓度为 9%～16%，每天 3～15 次的低氧能产生有益的效果，但浓度为 2%～8%，每天 48～2 400 次的低氧会造成有害的后果。这种差异还与个体特异性有关，遗传因素、年龄、性别、身体状况、生活环境等都会影响个体对氧气的敏感性以及对低氧的耐受性。所以，今后一方面要寻找针对不同人群，采取个性化的低氧处理方式，并且同时要做好监测，防止有害作用的产生；另一方面可以根据低氧产生保护作用的机制，研制一些作用于特定靶器官的药物和方法，并进一步加大适度低氧对疾病的转化研究。

本章参考文献

[1] 丁伏生，范明，朱玲玲. 适度低氧对脑损伤的保护作用[J]. 生理科学进展，2018，49（4）: 241-246.

[2] SEREBROVSKAYA T V. Intermittent hypoxia research in the former soviet union and the commonwealth of independent States: history and review of the concept and selected applications[J]. High Alt Med Biol, 2002, 3(2): 205-221.

[3] ZHU L, ZHAO T, LI H S, et al. Neurogenesis in the adult rat brain after intermittent hypoxia[J]. Brain Res, 2005, 1055(1-2): 1-6.

[4] ZHU L, ZHANG K, FAN M. Mild hypoxia regulates the proper- ties and functions of neural stem cells in vitro[J]. Science (Suppl.) (Advances in high-altitude medicine and hypoxic physiology in China, Sean Sanders, Science/AAAS Custom Publishing office), 2012: 49-50.

[5] ZHU L, FAN M. Intermittent hypoxia stimulates neurogenesis in the brain[J]. Science (Suppl.) (Regenerative medicine in China, Science/AAAS Custom Publishing office), 2012: 60-61.

[6] TAN H, LU H, CHEN Q, et al. The effects of intermittent whole-body hypoxic preconditioning on patients with carotid artery stenosis[J]. World Neurosurg, 2018, 113: e471-e479.

[7] HOUGAARD K D, HJORT N, ZEIDLER D, et al. Remote ischemic perconditioning as an adjunct therapy to thrombolysis in patients with acute ischemic stroke: a randomized trial[J]. Stroke, 2014, 45(1): 159-167.

[8] ZHAO W, MENG R, MA C, et al. Safety and efficacy of re- mote

ischemic preconditioning in patients with severe carotid artery stenosis before carotid artery stenting: a proof-of-concept, randomized controlled trial[J]. Circulation, 2017, 135(14): 1325-1335.

[9] MENG R, ASMARO K, MENG L, et al. Upper limb ischemic preconditioning prevents recurrent stroke in intracranial arterial stenosis[J]. Neurology, 2012, 79(18): 1853-1861.

[10] ENGLAND T J, HEDSTROM A, O' SULLIVAN S, et al. RECAST (remote ischemic conditioning after stroke trial): a pilot randomized placebo controlled phase II trial in acute ischemic stroke[J]. Stroke, 2017, 48(5): 1412-1415.

[11] HUANG T, HUANG W, ZHANG Z, et al. Hypoxia-inducible factor-1α upregulation in microglia following hypoxia protects against ischemia-induced cerebral infarction. NeuroReport, 2014, 25(14): 1122-1128.

[12] LI D, BAI T, BRORSON JR. Adaptation to moderate hypoxia protects cortical neurons against ischemia-reperfusion injury and excitotoxicity independently of HIF-1α. Exp Neurol, 2011, 230(2): 302-310.

[13] PRASS K, SCHARFF A, RUSCHER K, et al. Hypoxia-induced stroke tolerance in the mouse is mediated by erythropoietin[J]. Stroke, 2003, 34 (8): 1981- 1986.

[14] SOUVENIR R, FATHALI N, OSTROWSKI R P, et al. Tissue inhibitor of matrix metalloproteinase-1 mediates erythropoietin-induced neuroprotection in hypoxia ischemia[J]. Neurobiol Dis, 2011, 44(1): 28-37.

[15] ZHU T, ZHAN L, LIANG D, et al. Hypoxia-inducible factor1α mediates neuroprotection of hypoxic postconditioning against global cerebral ischemia[J]. J Neuropathol Exp Neurol, 2014, 73(10): 975-986.

[16] ZHAN L, LIU L, LI K, et al. Neuroprotection of hypoxic postconditioning against global cerebral ischemia through influencing posttranslational regulations of heat shock protein 27 in adult rats[J]. Brain Pathol, 2017, 27(6): 822-838.

[17] STOWE A M, WACKER B K, CRAVENS P D, et al. CCL2 upregulation triggers hypoxic preconditioning-induced protection from stroke[J]. J

Neuroinflammation, 2012, 9-33.

[18] MONSON N L, ORTEGA S B, IRELAND S J, et al. Repetitive hypoxic preconditioning induces an immuno-suppressed B cell phenotype during endogenous protection from stroke[J]. J Neuroinflammation, 2014, 11-22.

[19] SELVARAJ U M, ORTEGA S B, HU R, et al. Preconditioning-induced CXCL12 upregulation minimizes leukocyte infiltration after stroke in ischemia- tolerant mice[J]. J Cereb Blood Flow Metab, 2017, 37(3): 801-813.

[20] WANG J, ZHANG S, MA H, et al. Chronic intermittent hypo-baric hypoxia pretreatment ameliorates ischemia-induced cognitive dysfunction through activation of ERK1/2-CREB-BDNF pathway in anesthetized mice[J]. Neurochem Res, 2017, 42(2): 501-512.

[21] TSAI Y W, YANG Y R, SUN S H, et al. Post ischemia intermittent hypoxia induces hippocampal neurogenesis and synaptic alterations and alleviates long-term memory impair ment[J]. J Cereb Blood Flow Metab, 2013, 33(5): 764-773.

[22] WACKER B K, PARK T S, GIDDAY JM. Hypoxic preconditioning-induced cerebral ischemic tolerance: role of microvascular sphingosine kinase 2[J]. Stroke, 2009, 40(10): 3342-3348.

[23] ZHANG S, GUO Z, YANG S, et al. Chronic intermittent hybo- baric hypoxia protects against cerebral ischemia via modulation of mitoKATP[J]. Neurosci Lett, 2016, 635: 8-16.

[24] LI R, LUO X, WU J, et al. Mitochondrial dihydrolipoamide dehydrogenase is upregulated in response to intermittent hypoxic preconditioning[J]. Int J Med Sci, 2015, 12(5): 432-440.

[25] GORYACHEVA A V, KRUGLOV S V, PSHENNIKOVA MG, et al. Adaptation to intermittent hypoxia restricts nitric oxide over- production and prevents beta-amyloid toxicity in rat brain[J]. Nitric Oxide, 2010, 23(4): 289-299.

[26] MANUKHINA E B, DOWNEY H F, SHI X, et al. Intermittent hypoxia training protects cerebrovascular function in Alzheimer's disease[J]. Exp

Biol Med (Maywood), 2016, 241(12): 1351-1363.

[27] BAYER U, LIKAR R, PINTER G, et al. Intermittent hypoxic- hyperoxic training on cognitive performance in geriatric patients[J]. Alzheimers Dement (NY), 2017, 3(1): 114-122.

[28] SCHEGA L, PETER B, BRIGADSKI T, et al. Effect of intermit-tent normobaric hypoxia on aerobic capacity and cognitive function in older people[J]. J Sci Med Sport, 2016, 19(11): 941-945.

[29] SCHEGA L, PETER B, TRPEL A, et al. Effects of intermittent hypoxia on cognitive performance and quality of life in elderly adults: a pilot study[J]. Gerontology, 2013, 59(4): 316-323.

[30] THIELKE S, SLATORE C G, BANKS W A. Association between Alzheimer dementia mortality rate and altitude in California counties[J]. JAMA Psychiatry, 2015, 72(12): 1253-1254.

[31] CHAI X, KONG W, LIU L, et al. A viral vector expressing hypoxia-inducible factor 1 alpha inhibits hippocampal neuronal apoptosis[J]. Neural Regen Res, 2014, 9(11): 1145-1153.

[32] WANG Y, YANG J, LI H, et al. Hypoxia promotes dopaminergic differentiation of mesenchymal stem cells and shows benefits for transplantation in a rat model of Parkinson's disease[J]. PLoS One, 2013, 8(1): e54296.

[33] ZHUO Y, WANG L, GE L, et al. Hypoxic culture promotes dopaminergic-neuronal differentiation of nasal olfactory mucosa mesenchymal stem cells via upregulation of hypoxia-inducible factor-1α[J]. Cell Transplant, 2017, 26(8): 1452-1461.

[34] RYBNIKOVA E, MIRONOVA V, PIVINA S, et al. Antidepressant-like effects of mild hypoxia preconditioning in the learned helplessness model in rats[J]. Neurosci Lett, 2007, 417(3): 234-239.

[35] RYBNIKOVA E, MIRONOVA V, PIVINA S, et al. Involvement of the hypothalamic- pituitary-adrenal axis in the antidepressant-like effects of mild hypoxic preconditioning in rats[J]. Psychoneuroendocrinology, 2007, 32(7): 813- 823.

[36] BARANOVA K A, RYBNIKOVA E A, MIRONOVA V I, et al. Effects of

hypoxic preconditioning on expression of transcription factor NGFI-A in the rat brain after unavoidable stress in the " learned helplessness" model[J]. Neurosci Behav Physiol, 2010, 40(6): 693-700.

[37] BARANOVA K A, RYBNIKOVA E A, SAMOILOV M O. Antidepres-sant effect of hypoxic preconditioning is associated with modification of expression of transcription factor c-Fos in rat brain in response to unavoidable stress[J]. Bull Exp Biol Med, 2012, 152(5): 564-567.

[38] DUSZCZYK M, GAMDZYK M, ZIEMBOWICZ A, et al. Antide-pressant-like and anxiolytic-like effects of mild hypobaric hypoxia in mice: possible involvement of neuropeptide Y[J]. Acta Neurobiol Exp (Wars), 2015, 75(4): 364-371.

[39] ZHU X H, YAN H C, ZHANG J, et al. Intermittent hypoxia promotes hippocampal neurogenesis and produces antidepressant-like effects in adult rats[J]. J Neurosci, 2010, 30(38): 12653-12663.

[40] KUSHWAH N, JAIN V, DEEP S, et al. Neuroprotective role of intermittent hypobaric hypoxia in unpredictable chronic mild stress induced depression in rats[J]. PLoS One, 2016, 11(2): e0149309.

[41] RYBNIKOVA E A, BARANOVA K A, GLUSHCHENKO T S, et al. Involvement of transcriptional factor induced by hypoxia in the neuronal mechanisms of adaptation to psychoemotional and hypoxic stress. Fiziol Zh, 2013, 59(6): 88-97.

[42] ZHAO Y N, GUO X F, LI J M, et al. mTOR/autophagy path-way in the hippocampus of rats suffering intermittent hypoxia preconditioning and global cerebral ischemia-reperfusion[J]. Oncotarget, 2017, 8(14): 23353-23359.

[43] SNYDER B, SHELL B, CUNNINGHAM J T, et al. Chronic intermittent hypoxia induces oxidative stress and inflammation in brain regions associated with early-stage neurodegeneration[J]. Physiol Rep, 2017, 5(9): e132585.

[44] NAVARRETE-OPAZO A, MITCHELL G S. Therapeutic potential of intermittent hypoxia: a matter of dose[J]. Am J Physiol Regul Integr Comp Physiol, 2014, 307(10): R1181-R1197.

第十三章 间歇性低氧训练对高原缺氧脑功能的保护作用

间歇性低氧训练指的是受试者间歇性地吸入低氧混合气体，在吸入低氧气体间歇呼吸正常氧浓度气体。"间歇性低氧训练"这个词最早是由20世纪30年代苏联学者提出的，并发现该方法在许多病理条件下可对机体产生有益的作用。它依靠复杂的、激活内在的防御机制来对抗缺氧对机体的损害，在血液系统、呼吸系统、心血管系统、神经系统等方面诱导多种保护作用。

在低氧刺激下，机体会出现代偿性的呼吸加深加快，以满足机体代谢的需要。而间歇性低氧训练时可以诱发特异的呼吸重塑。呼吸重塑是指对于之前接受的刺激神经传导通路和突触在结构和功能上发生持续的改变。在人的非快速眼动睡眠期，进行间歇性低氧（吸入8%浓度的O_2 3 min，然后是5 min的常氧吸入，10次/d）可减少上呼吸道阻力。间歇性低氧可以诱发多种形式的呼吸重塑，包括膈神经活动的增加，潮气量的增加，上气道肌肉活性的增加等，这些呼吸重塑可能是代偿性的，可以改善上气道功能及减少呼吸暂停事件的发生。

较温和的间歇性低氧对于心血管系统可能是有益的。Serebrovskaya等提出间歇性低氧训练在降低血压方面有明显的效果，可以使收缩压和舒张压均降低 10~30 mmHg。间歇性低氧除了可以降低血压，还可以诱导产生许多其他的对心血管系统的有益作用。将小鼠短期暴露于间歇性低氧诱导了缺血预适应，对于随后小鼠发生的心肌梗死产生了保护作用。将患有心力衰竭的小鼠反复暴露于间歇性低氧可以增加心肌收缩力以及改善整体的心脏功能。一项有趣的发现是睡眠呼吸暂停综合征患者暴露于间歇性低氧，其冠状动脉侧支循环是增加的，对于这种现象的原因解释，考虑可能与夜间反复的低氧增加了血管内皮生长因子表达有关。

多个研究结果提示间歇性低氧可以促进脊髓损伤患者肢体运动功能的恢复。脊髓损伤患者接受间歇性低氧训练后，腓肠肌肌电图描计的动作电位出现了明显的增加。在随后的一项研究中，将脊髓不完全损害的患者暴露于间歇性低氧（15~90 s/次，连续 5 d）明显提高了 10 m 和 6 min 步行实验中的行走速度和耐力，而且还发现每天间歇性低氧训练联合 30 min 的步行训练明显提高了行走速度。因此，这种联合治疗可以更大程度地改善脊髓损伤患者的行走能力。这种运动能力的提高可能与间歇性低氧训练增加了体内 BDNF 和磷酸化的酪氨酸受体 B 表达水平有关，而这两者的表达是依赖 5-羟色胺的，这种机制可以增加呼吸和非呼吸运动神经元突触的强度和神经元兴奋性。

间歇性低氧训练可以提高小鼠空间学习和记忆能力，低氧诱导的学习能力的提高主要与脑内多巴胺浓度、血管生成、突触可塑性相关蛋白表达增加有关。慢性脑缺血以 BDNF 减少、突触形成减少、学习和记忆能力下降为特点。在小鼠大脑中动脉栓塞再灌 7 天后给予适度的低氧（12% O_2，4 h/d，共 7 d）处理可以改善缺血诱导的学习和记忆损害，研究认为可能是通过诱导海马神经发生、突触形成和 BDNF 的表达产生的神经保护作用。目前很少有研究去检测间歇性低氧训练对于人的认知功能的作用。Schega 等研究发现间歇性低氧训练联合适度的运动对于老年人的认知功能有改善作用。

在病理生理学中，缺氧的定义为组织氧供应不足以及氧的利用障碍而引起组织代谢、功能甚至结构异常的状态。但是适度的低氧不仅对机体无害，还会产生有益的保护作用。低氧对机体和器官可以产生双相效应，这主要取决于低氧的频率和程度。在临床上，短暂性脑缺血发作（TIA）就是一个很好的适度低氧模型。脑梗死前反复 TIA 可以减少此次脑梗死的脑损害并改善卒中结局。而经典的阻塞性睡眠呼吸暂停（OSA）则是过度的频繁的严重缺氧，从而会产生多种不利的结果。间歇性低氧训练是否能对机体产生保护作用适度很重要，需要合适的低氧浓度和持续时间。以往的研究报道吸入浓度 9%~16%的低氧对人体可以产生有益的作用，可提高空间学习记忆能力，抑制炎症介质，降低糖耐量，降低血压等，而每天低氧的次数维持在 48 次以下是有益的，超过 48 次的过高频率对机体则是有害的。基于已有的文献报道，间歇性低氧训练对机体产生有益的保护作用需要满足以下几项条件：较温和的低氧暴露（10%～14% O_2），每次暴露时间短暂（15 s～4 min），每日较少的暴露次数（约 10 次），每日总的低氧暴露时间小于 1 h。目前适度低氧训练的方案由于个体对低氧的敏感性以及年龄和状态不同，尚没有统一的标准。

既往很多的研究证明了适度低氧刺激可以对机体多种疾病产生保护作用，已经被建议作为一种非药物方法来改善机体在急性或慢性低氧情况下的生理机能。我们的研究中，观察了受试者先进行间歇性低氧训练，再急性暴露于模拟海拔 4 300 m 的高原低氧环境，通过生理功能、睡眠状态、情绪状态等指标来评价低氧习服的效果；并对受试者进行神经认知行为与脑磁共振成像（MRI）等检测，观察间歇性低氧训练对脑认知功能的影响，并初步探讨其可能的机制。

一、实验流程与分组

28 名受试者随机分为对照组 10 人，间歇性低氧训练组 18 人。对照组分别在平原及模拟海拔 4 300 m 常压低氧暴露后进行生理功能、睡眠状态、情绪状态、认知功能的检测，而间歇性低氧训练组分别在低氧训练前后及模拟海拔 4 300 m 暴露后进行上述检测（图 13.1）。所有受试者共在常压低氧舱内睡眠 3 个晚上，在第 1 日和第 2 日晚上两组受试者在低氧舱内正常氧浓度下进行 2 晚适应性的睡眠，不施加任何干预，使受试者熟悉低氧舱的环境，时间是从晚上 10 点到第二日早上 7 点。然后在第 3 日晚上 10 点开始正式进行海拔 4 300 m 低氧睡眠，持续到次日早上 7 点。分别在第 3 日和第 4 日早上 7 点开始在舱内进行高原低氧暴露前后生理功能、睡眠状态、情绪状态、认知功能的检测。

在此次实验中生理功能评估包括：① 急性高原反应：路易斯湖评分（LLS）；② 生理指标的改变：心率、血压、血氧饱和度、血常规；③ 脑结构、激活状态的变化：核磁共振检测、脑电；④ 睡眠状态评估：采用理查兹-坎贝尔睡眠指数量表、床垫式生理信息监测分析系统进行持续的整夜睡眠监测；⑤ 情绪状态评估采用心境状态量表、汉密尔顿焦虑抑郁量表、疲劳指数量表；⑥ 认知功能检测包括注意网络测试（ANT）、N-back、空间 Stroop-Simon 任务。

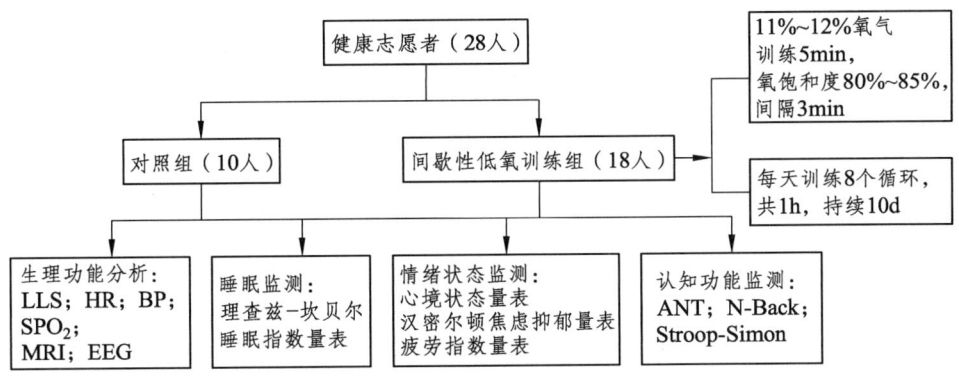

图 13.1　实验设计与实验流程

二、间歇性低氧训练提高机体耐缺氧能力，增加红细胞释放氧的能力

在共 10 天的间歇性低氧训练后比较了受试者第 1 天和第 10 天的低氧训练期间的平均血氧饱和度（SPO_2），分别为 88.2%±1.38% 和 89.72%±1.84%（$p<0.05$），发现第 10 天的平均 SPO_2 高于第 1 天的平均 SPO_2。在间歇性低氧训练前后分别进行了低氧耐力测试，就是受试者吸入 11% 浓度的 O_2，要求平静呼吸，记录从检测开始到 SPO_2 下降到 85% 的时间。训练前后结果分别为 185.4 s±105.1s 和 306.5 s±122.7s（$p<0.05$），提示经过 10 d 的低氧训练，受试者的耐低氧能力明显改善（图 13.2A、图 13.2B）。在间歇性低氧训练前后以及海拔 4 300 m 低氧睡眠 10 h 后进行了红细胞血红蛋白氧饱和度为 50% 时的氧分压（P50）的检测，低氧训练前后红细胞 P50 分别为 38.18±3.05 mmHg 和 47.2±7.18 mmHg，提示经过间歇性低氧训练后红细胞 P50 水平是增加的，间歇性低氧训练可以提高红细胞释放氧的能力（图 13.2C）。将间歇性低氧训练后红细胞 P50 水平与受试者高原低氧睡眠 10 h 后路易斯湖评分进行相关分析，发现两者具有明显相关性（$r=-0.6876$，$p<0.05$）（图 13.2D）。

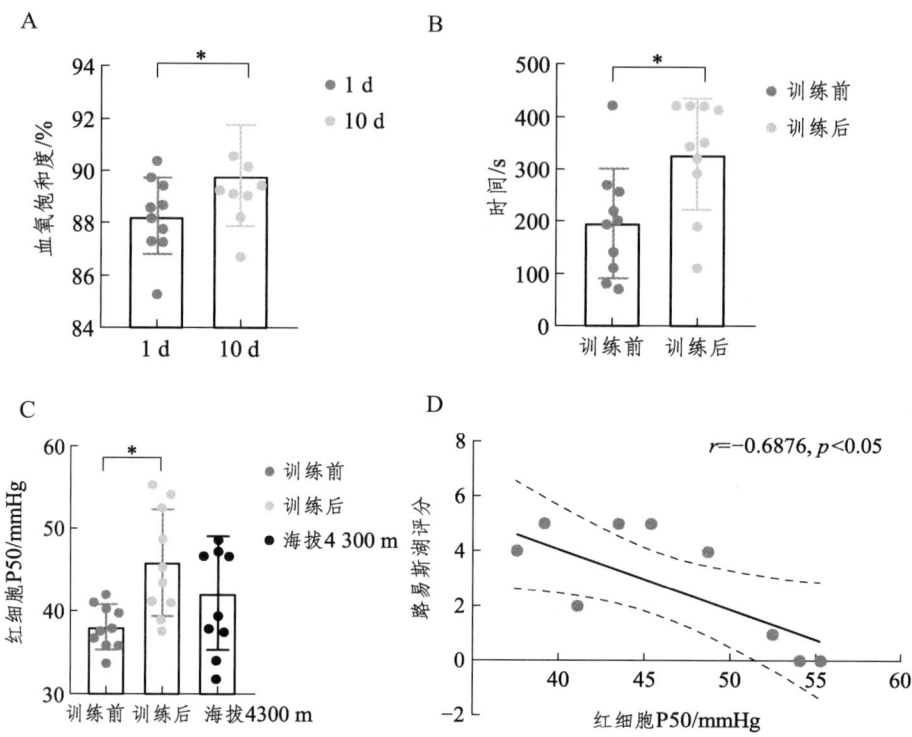

图 13.2　间歇性低氧训练对于机体耐缺氧能力以及红细胞释放氧的能力的影响

三、间歇性低氧训练减轻急性高原病的症状，并改善低氧引起的睡眠障碍

间歇性低氧训练作为一种有用的方法，已被报道可诱导适应缺氧，从而降低发生急性高山病（AMS）的风险。在这里参与者连续接受了 10 d 的间歇性低氧训练，然后暴露在 4 300 m 的常压低氧舱（HA）中过夜。两组受试者在高原低氧睡眠前后分别应用路易斯湖评分（LLS）对急性高原反应进行评估。研究发现两组在低氧前后 SPO_2 均明显下降，对照组为 73.76%±3.7%，间歇性低氧训练组为 77.41%±3.19%，但间歇性低氧训练组 SPO_2 明显高于对照组。两组高原低氧睡眠后 LLS 评分分别为对照组 6.67±2.46，间歇性低氧训练组 2.55±2.11，间歇性低氧训练组的 LLS 明显低于对照组（图

13.3A、图 13.3F）。其他的生理指标包括体温、心率、血压两组之间没有明显差异。

实验采用理查兹-坎贝尔睡眠指数量表以及夜间持续睡眠监测对受试者高原低氧前后睡眠状态进行评估，发现低氧环境对对照组影响较大，对照组睡眠质量明显下降。理查兹-坎贝尔睡眠指数量表评分间歇性低氧训练组在高原低氧暴露后明显高于对照组。夜间持续睡眠监测显示，对照组低氧睡眠前后深睡时间分别为 0.91 h±0.33 h 和 0.59 h±0.32 h，深睡比例分别为 11.96%±4.03%和 8.83%±4.65%，而间歇性低氧训练组的深睡时间、深睡比例均优于对照组，深睡时间分别为 0.98 h±0.17 h 和 0.85 h±0.2 h，深睡比例分别为 17.7%±14.5%和 15.6%±13.17%（图 13.3C、图 13.3D、图 13.3E）。并且间歇性低氧训练组的夜间平均心率亦低于对照组（图 13.3B）。

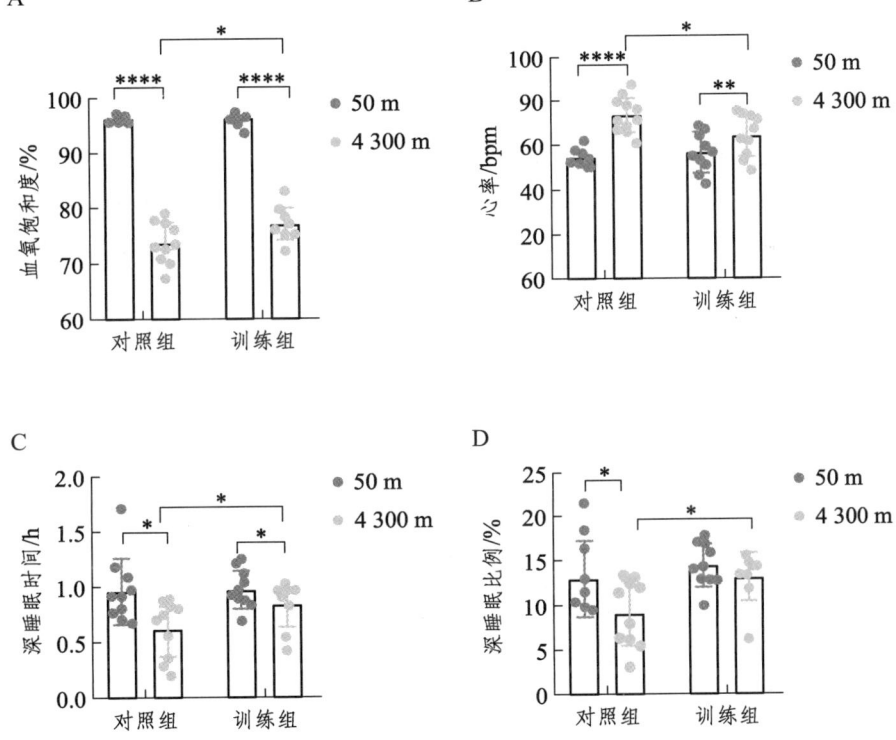

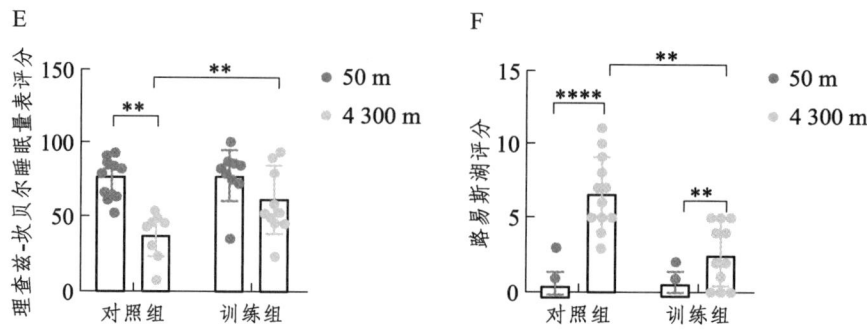

图13.3　间歇性低氧训练对于急性高原反应以及高原低氧下睡眠的影响

四、间歇性低氧训练明显改善高原低氧引起的焦虑抑郁情绪

高原低氧环境可以影响人的心理、情绪等精神状态。我们的实验采用心境状态量表、汉密尔顿焦虑抑郁量表、疲劳指数量表对受试者情绪心理进行评估。结果显示，急性高原低氧（模拟海拔4 300 m）暴露10 h对照组的焦虑、愤怒、疲劳、抑郁等程度明显增加，而间歇性低氧训练组前后比较差异不明显，没有明显受到高原低氧的影响（图13.4）。这些结果提示间歇性低氧训练可以改善急性高原低氧引起的心理、情绪等精神状态的改变。

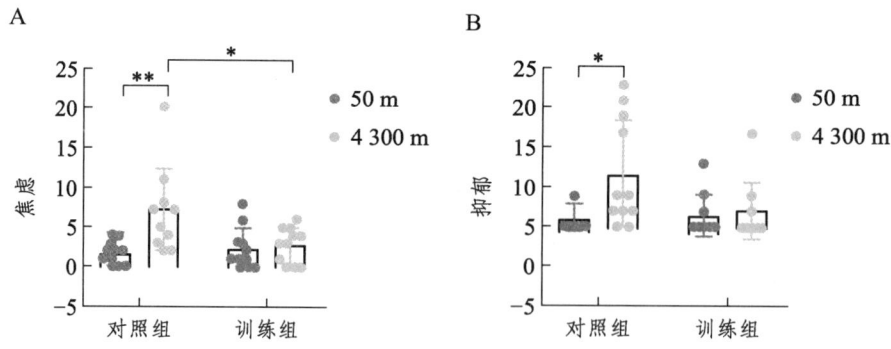

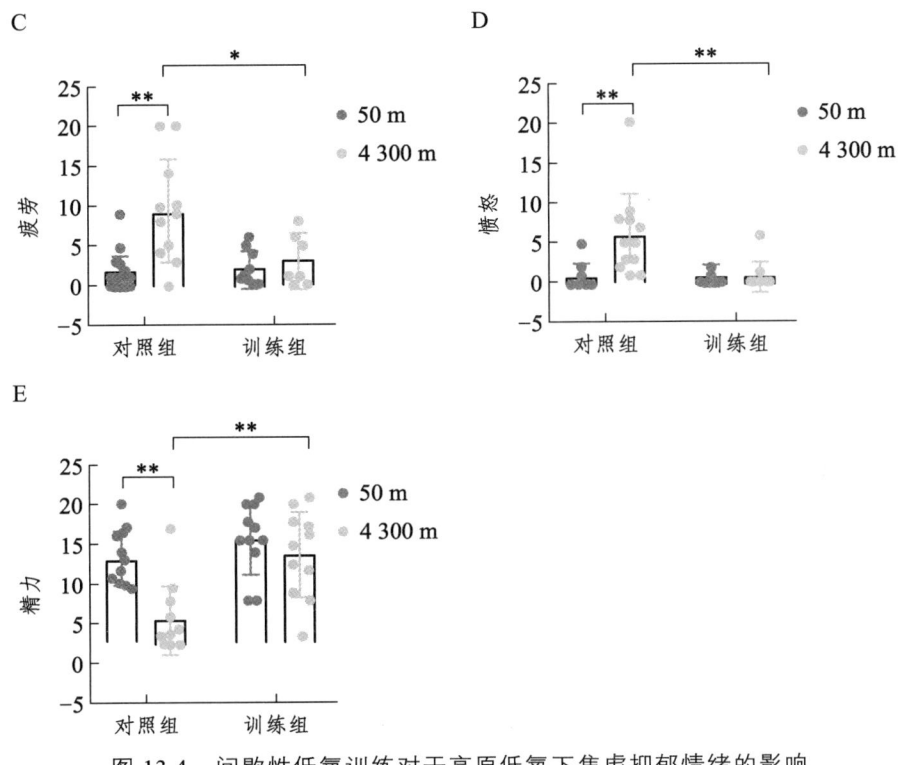

图 13.4　间歇性低氧训练对于高原低氧下焦虑抑郁情绪的影响

五、间歇性低氧训练减轻高原低氧暴露后冲突控制能力、工作记忆能力的下降及低氧导致的疲劳

实验中应用 EEG 对脑的激活状态进行检测，分别在静息态和任务态进行脑电信号采集。认知行为测试的范式包括：注意网络测试（ANT）、空间 Stroop-Simon 任务、N-back 等。ANT 数据分析主要计算 3 个主要注意力成分：警觉、定向和执行控制作用。警觉作用是空间线索条件下和中心线索条件下反应时间的差异；定向作用是非线索条件下和中心线索条件下反应时间的差异；执行控制作用是一致性 flanker 任务和非一致性 flanker 任务反应时间的差异。研究结果显示，没有明显的主效应和交互效应，提示在急性高原低氧（模拟海拔 4 300 m）暴露 10 h 后警觉、定向作用和执行控制作用对照组和间歇性低氧训练组无明显差异（图 13.5）。

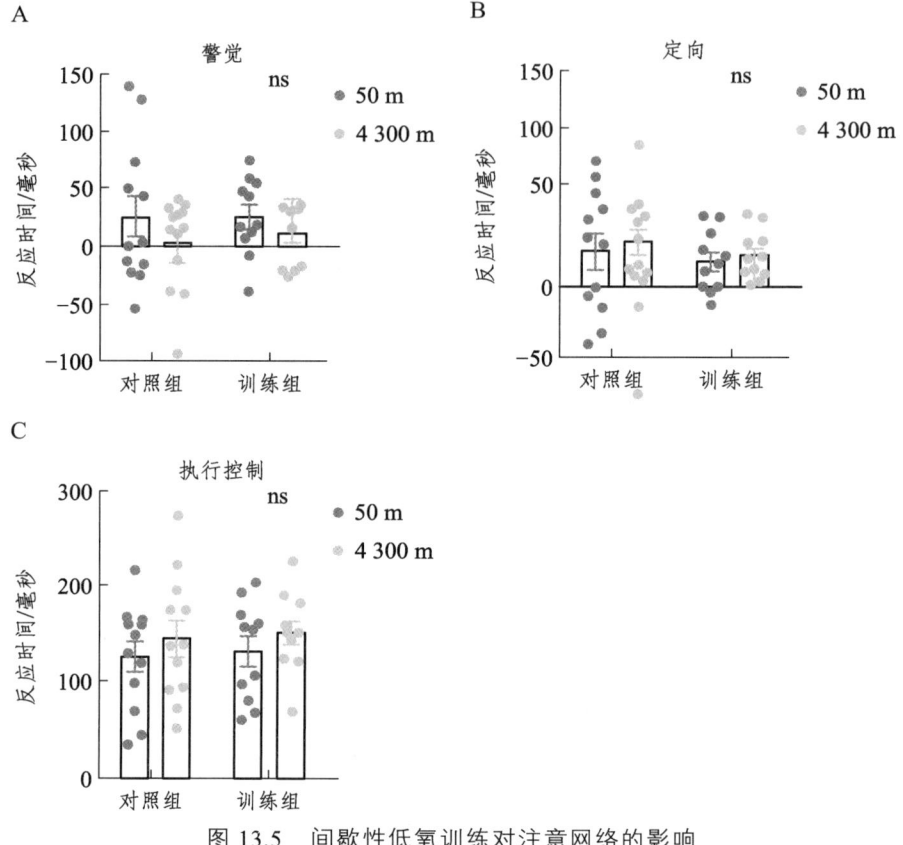

图 13.5　间歇性低氧训练对注意网络的影响

在 N-back 实验中我们将 0-Back 的反应时间和准确性作为基线值，这两者反映了受试者基本反应能力。在高原低氧暴露后对照组和间歇性低氧训练组没有发现基本反应时间的改变（图 13.6A），而对照组在 0-Back 测试中出现了准确率的下降，间歇性低氧训练组则没有出现这种现象（97.8% vs. 96.3%，p=0.404）（图 13.6B）。此外我们还计算了 N-back（n=3）和 0-Back 反应时间和错误率之间的差异。在反应时间的差异上没有发现明显的主效应和交互效应。错误率双因素方差分析显示存在明显的交互效应，事后分析发现在对照组高原低氧暴露前后错误率无明显差异（4.94% vs. 5.16%，p=0.998），而间歇性低氧训练组显示了明显的错误率的下降（图 13.6C、图 13.6D）。

采用经典的空间 Stroop-Simon 任务范式，采集受试者完成冲突任务时的脑电信号。计算一致条件和不一致条件下反应时间和错误率的差异作为冲突效应指标。分析发现间歇性低氧训练组高原暴露后的冲突效应明显高于暴露前（32 ms vs. 45 ms，p=0.013），而对照组低氧暴露前后无明显差异（37 ms vs. 43 ms，p=0.358）。在错误率方面，对照组（0.06% vs. 0.07%，p=0.989）和间歇性低氧训练组（0.04% vs. 0.05%，p=0.670）在高原低氧暴露前后均无明显变化（图13.7A、图13.7B）。

FCz电极记录到的N200（200~300 ms）（图13.7C~图13.7G）和事件相关电位（ERP）晚期成分（LP，550~650 ms）（图13.8A~图13.8C）没有发现明显的主效应和交互效应，但是Pz电极记录到的LP存在明显的治疗主效应。事后分析表明对照组在高原低氧暴露后出现了明显的LP下降（0.72 μV vs. -0.42 μV，p=0.021），而间歇性低氧训练组则无明显变化（图13.8D~图13.8G）。

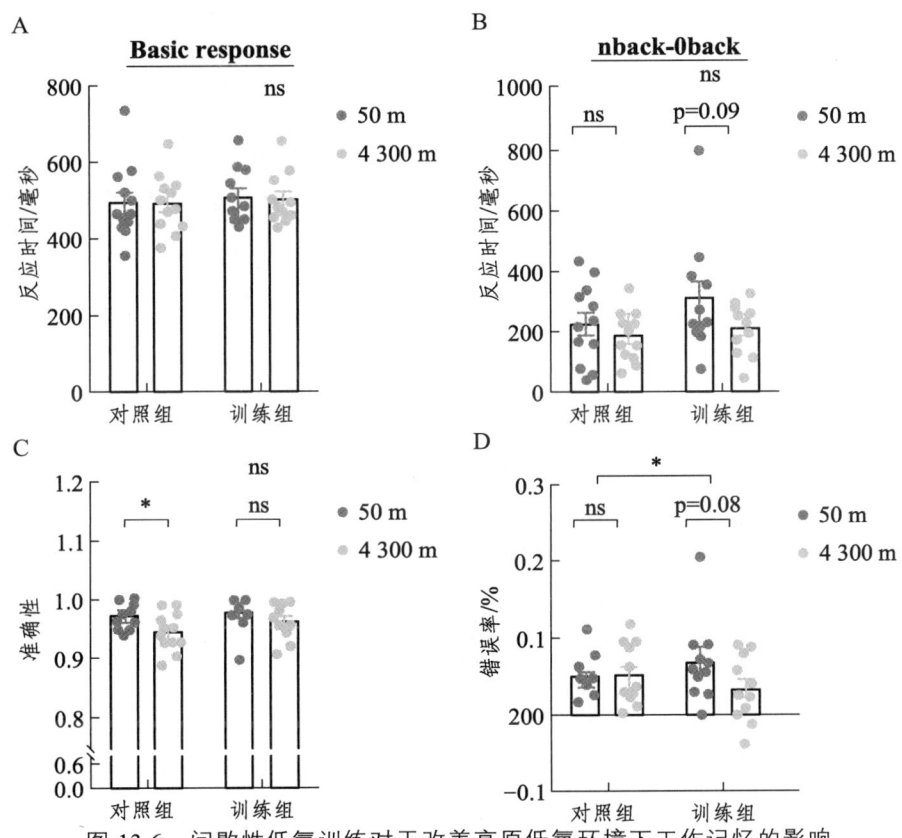

图13.6　间歇性低氧训练对于改善高原低氧环境下工作记忆的影响

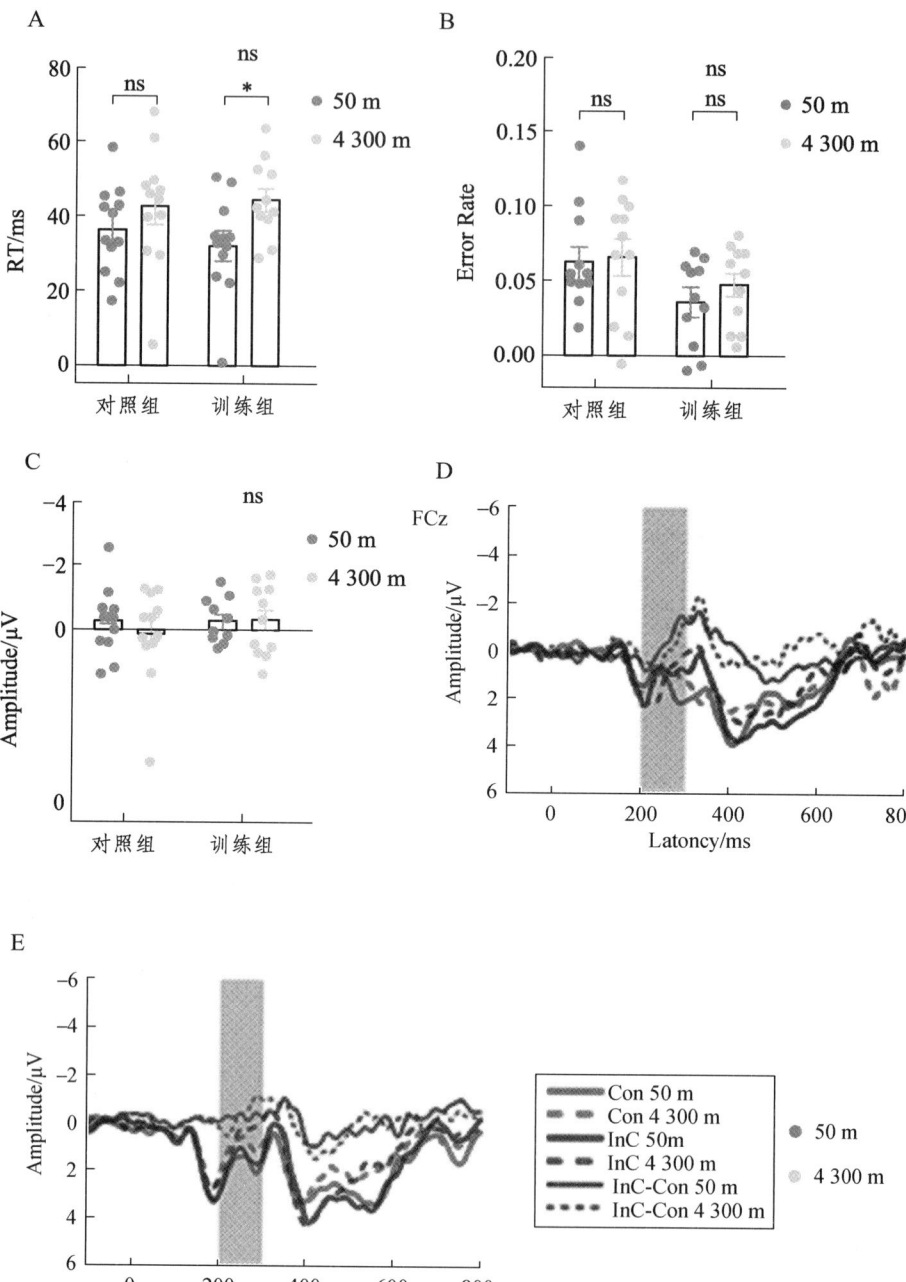

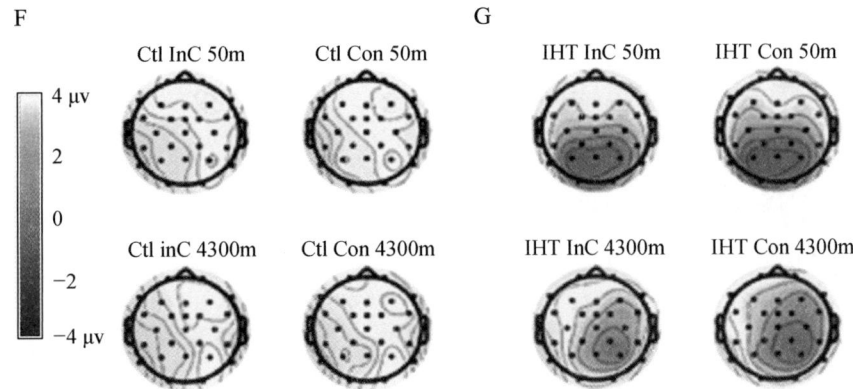

图 13.7　在空间 Stroop-Simon 任务中对于受试者的神经行为学及 N200 成分的影响

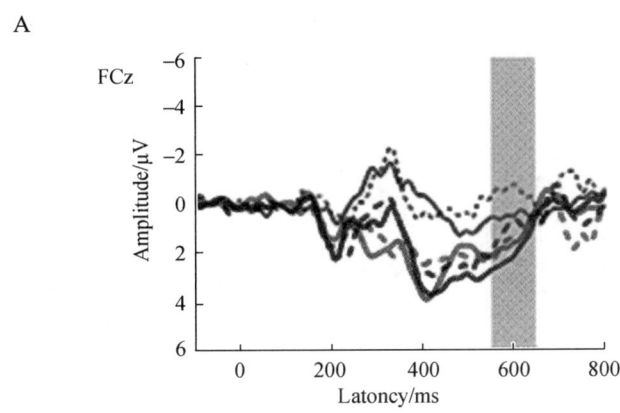

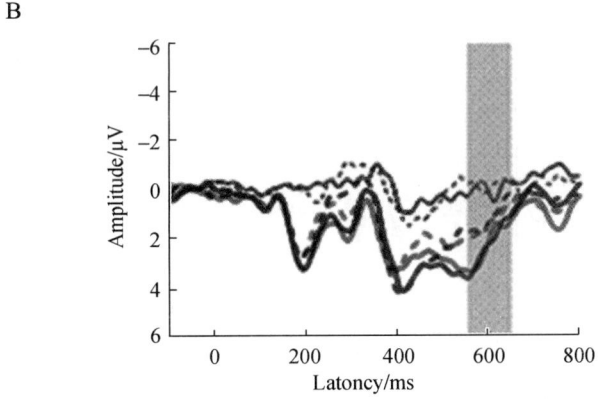

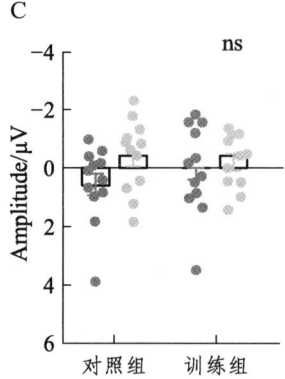
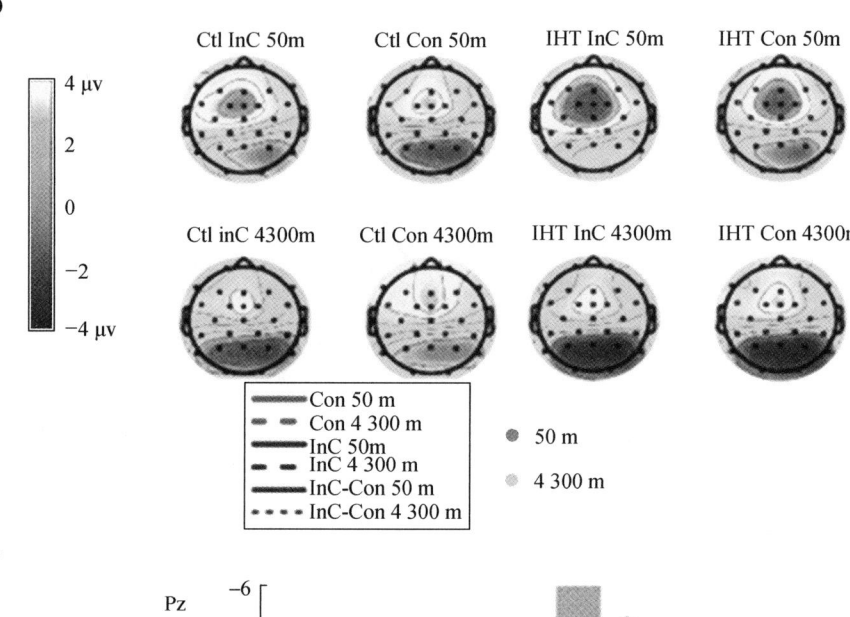
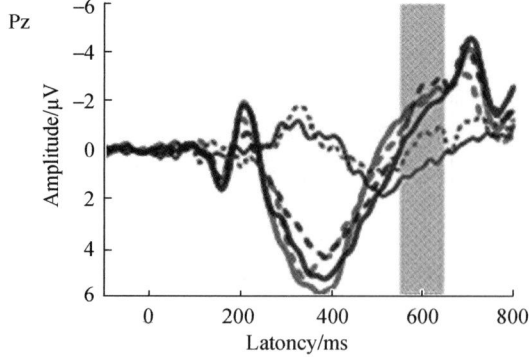

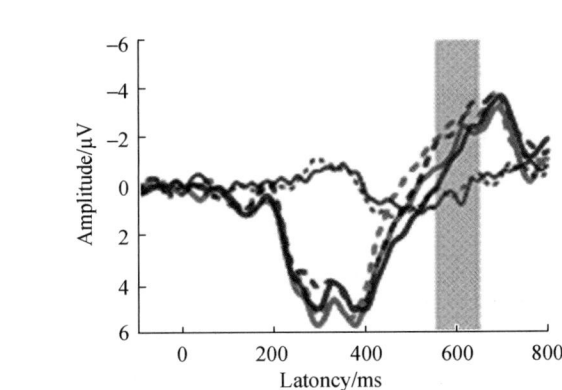

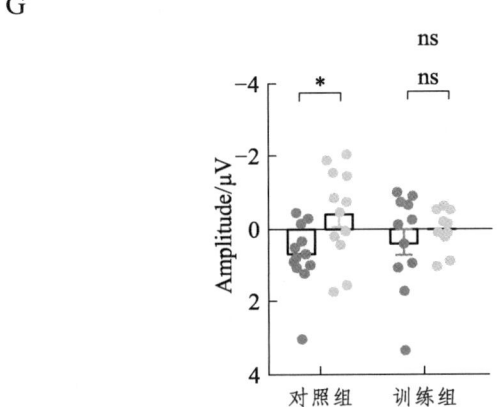

图 13.8　在空间 Stroop-Simon 任务中对于受试者 LP 成分的影响

采集受试者睁眼和闭眼静息态脑电数据，计算总功率和各个频带功率，包括 Delta 波（1～4 Hz），Theta 波（4～8 Hz），Alpha 波（8～12 Hz）、Beta 波（12～32 Hz）和 Gamma 波（>32 Hz），并计算它们的相对功率（频带功率/总功率）。将 5 个前额叶电极作为感兴趣区，分别为 FCz、Fz、Cz、FC1 和 FC2。总功率分析显示出明显的治疗主效应（p=0.003），事后分析显示在高原低氧暴露后只有对照组出现了功率的增加（58 μV^2 vs. 72 μV^2，p=0.049）（图 13.9），而间歇性低氧训练组则没有明显差异（72 μV^2 vs. 80 μV^2，p=0.399）。治疗的主效应在以下频带是有明显差异的：delta 频带 p=0.032，delta 频带相对功率 p=0.009，beta 频带 p<0.001，beta 频带相对功率 p=0.032。

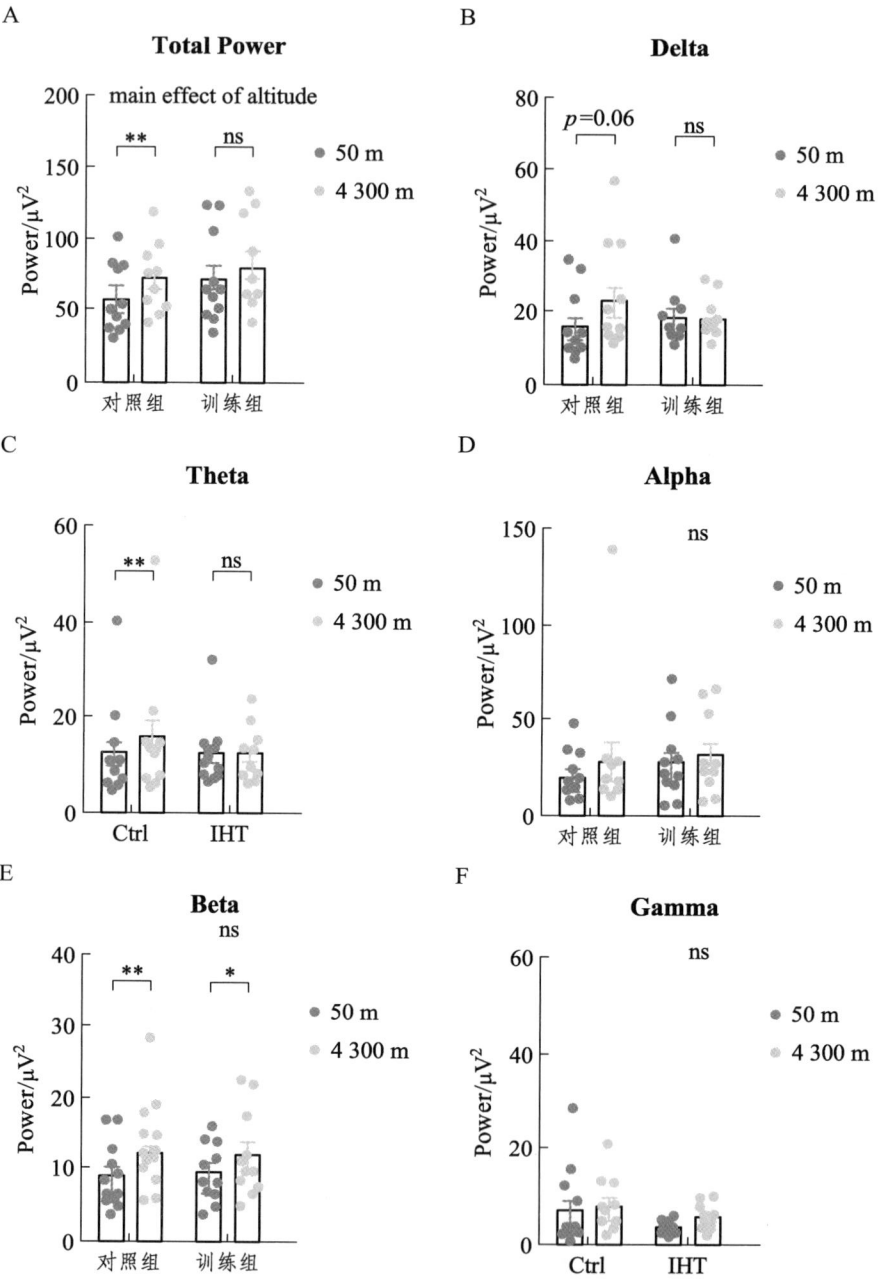

图 13.9 高原低氧环境下间歇性低氧训练对于脑电信号总功率和各个频带功率的影响

六、间歇性低氧训练增加高原低氧暴露期间重要脑区的血流灌注

急性高原低氧暴露前后脑血流量（CBF）的逐像素对比结果发现，在高原低氧暴露后对照组双侧颞叶、额叶、小脑、基底节区 CBF 明显下降（图 13.10A）；而间歇性低氧训练组 CBF 的逐像素对比结果表明，在高原低氧暴露后仅仅在双侧颞枕叶局部脑区 CBF 下降，CBF 下降区域明显小于对照组，并且在右侧小脑半球及蚓部、右侧海马、丘脑、额顶叶白质明显血流灌注增加（图 13.10B）。

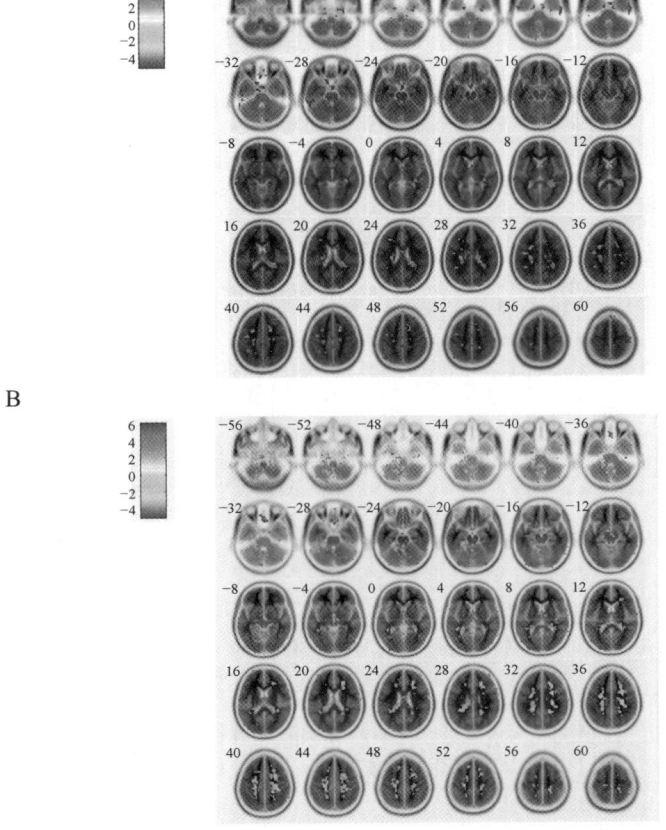

图 13.10　急性高原低氧暴露前后 CBF 的逐像素对比

为了了解局部脑区血流灌注情况,进行了感兴趣区(ROI)分析,一共划分为 6 个感兴趣区:大脑皮质、大脑白质、半卵圆中心、丘脑、小脑、胼胝体。结果表明,间歇性低氧训练组在高原低氧暴露后大脑白质 CBF 出现了下降(30.89±5.84 mL/100 g/min VS 28.32±6.55 mL/100 g/min),而在半卵圆中心(33.46±5.84 mL/100 g/min VS 36.15±4.68 mL/100 g/min)、丘脑(44.95±6.78 mL/100 g/min VS 48.27±6.26 mL/100 g/min)、小脑(47.23±7.23 mL/100 g/min VS 50.64±7.45mL/100g/min)3 个脑区 CBF 表现为明显的增加(图 13.11C ~ 图 13.11E),在大脑皮质、胼胝体血流灌注无明显变化。而对照组在高原低氧暴露后这 6 个 ROI 的 CBF 均无明显变化。

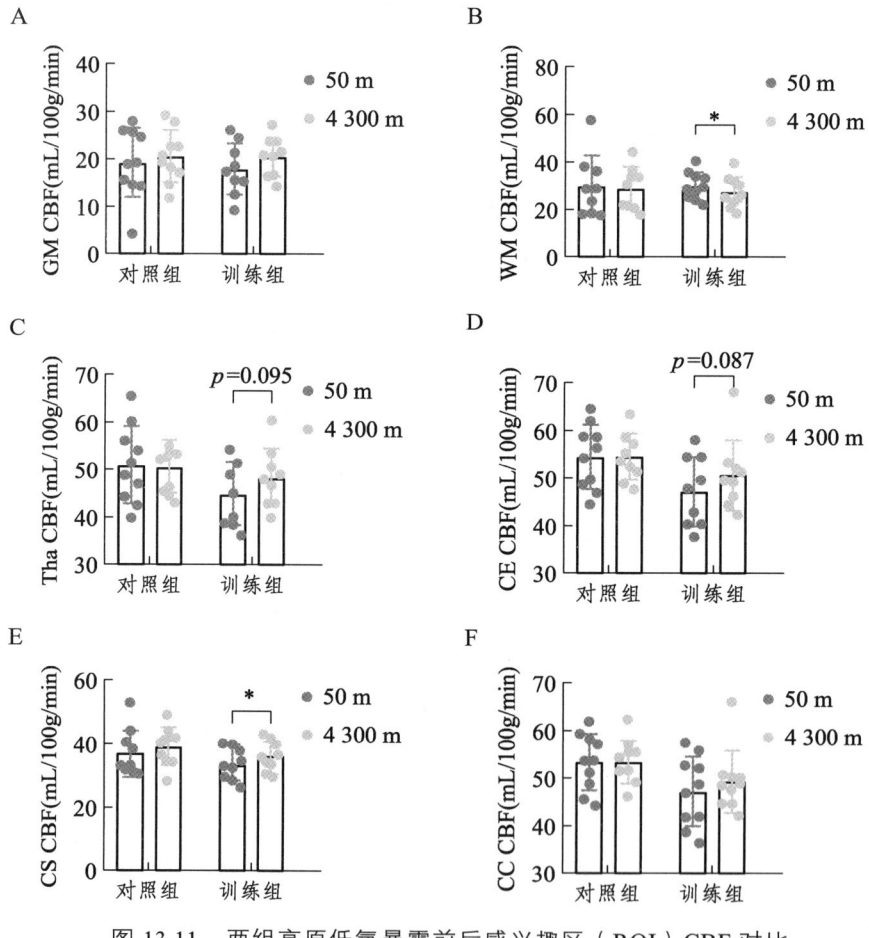

图 13.11 两组高原低氧暴露前后感兴趣区(ROI)CBF 对比

七、讨 论

本研究证明了间歇性低氧训练可减轻高原反应，促进低氧习服。并且间歇性低氧训练可以减轻急性低氧暴露后的焦虑抑郁情绪，并改善急性低氧暴露后认知功能的下降。此外，间歇性低氧训练后还可增加急性低氧暴露后的脑血流，减轻脑体积的增加。这些结果揭示了间歇性低氧训练通过提高机体耐缺氧的能力，增加重要脑区的血流灌注，改善低氧引起的睡眠障碍，促进体内 BDNF 的表达以及减轻高原低氧下脑白质体积的增加等机制，促进了高原习服及急性低氧暴露后认知功能的改善。

以前，间歇性低氧训练主要是应用在运动医学方面，结果表明该方法可以提高运动员的有氧耐力及运动成绩。以往的几项研究报道，经过数天的间歇性低氧训练后可以增加 100 m 游泳速度以及改善峰值力量，并且可以提高长跑运动员的耐力（最大氧摄取量增加了 5%，力量枯竭时间延长了 35%）。以上列举的研究中一个明显的发现就是间歇性低氧训练的额外获益看起来与糖分解潜能的上调和增加的无氧能力有关。在我们的研究中，采用低氧耐力测试对间歇性低氧训练后的耐低氧能力进行评估，发现低氧训练第 10 天的平均 SPO_2 高于第 1 天的平均 SPO_2，在间歇性低氧训练前后进行的低氧耐力测试提示经过 10 天的低氧训练受试者的耐低氧能力是明显改善的。

我们对受试者每日的训练数据包括心率、SPO_2、吸入氧浓度等参数行了数据分析。以低氧区间耐氧能力指标，即在低氧训练 5 min 内受试者 SPO_2 第 1 次下降到 85% 的时间（未下降到 85% 的以 300 s 计算）作为评价患者训练结果的指标，并取低氧区间耐氧能力指标频数分布的第 20 百分位数作为此日训练结果，结果提示 18 位受试者平均耐低氧能力有所提升，并且第 10 日低氧区间耐氧能力指标与训练后低氧耐力测试、高原低氧睡眠深睡时间、深睡比例和夜间平均血氧饱和度都具有一定相关性。此结果说明由平原训练数据实时获得的第 10 日低氧区间耐氧能力指标可以较好评价受试者的耐氧水平，可以对受试者上高原后是否发生高原反应进行有效的预测。David A. 等通过闭环软件设计（MediTrain）对受试者进行 6 周的呼吸冥想训练，根据受试者自我观察并汇报注意力的集中程度，软件运用阶梯样算法调整下一次实验的难度,如此不断进行反馈以指导训练。结果发现该方法可以明显提高受试者的注意力和工作记忆,可以增加额叶 θ 波的一致性,并减少顶叶 P3b 的潜伏期。我们对受试者进行低氧训练时,也类似于上述设计将目标 SPO_2 设定在 80%,当受试者 SPO_2 下降到 80% 以下时,会自动上调吸入氧气的浓度,类似于负反馈效应。这样既可以保证受试者达到训练效果,又可以充分保护受试者不至于因 SPO_2 下降过低而产生不利后果。因此,基于不同的个体间耐低氧能力的差异性,这种负反馈设计可能有助于提高低氧训练的效果。

高原低氧可影响人的睡眠,海拔高度的急性上升会引起睡眠紊乱,可引起觉醒次数增多,交感神经兴奋,阻塞性睡眠呼吸暂停、SPO_2 下降等。在本次实验研究中采用床垫式生理信息监测分析系统进行持续的整夜睡眠监测,对受试者高原低氧前后睡眠状态进行评估。结果发现高原低氧环境对对照组影响较大,睡眠质量明显下降。夜间持续睡眠监测显示间歇性低氧训练组的深睡时间、深睡比例优于对照组,并且间歇性低氧训练组的夜间睡眠平均 SPO_2 高于对照组,夜间平均心率亦低于对照组,这些结果提示间歇性低氧训练可以有效改善低氧引起的睡眠障碍。Juli E 等也研究了间歇性低氧训练对于高原低氧睡眠的改善作用,却发现间歇性低氧训练并没有改善高原暴露后的睡眠质量。这可能与间歇性低氧训练方案不同有关,并且 Juli E 等是在间歇性低氧训练后 3 天进行的高原低氧睡眠。经过 3 天是否已经去习服,对实验结果是否造成影响尚不明确。

在高原低氧环境下,CBF 的增加对于维持脑的血氧供应是一个重要的代偿机制。刘文佳等研究显示受试者全脑 CBF 在上高原第 1 天是明显增加的,在第 5 天 CBF 有所下降,回到平原后 CBF 进一步下降。Marjorie Villien 等发现采用经颅多普勒检测(TCD)在高原暴露 5 天 CBF 是增加的,高原暴露 6 天后返回平原 6 小时内应用 MRI 检测 CBF 仍旧是增加的。不同于上述研究结果,我们的研究显示在高原低氧暴露 10 小时后,对照组大脑灰质、白质的血流较平原无明显差异。此次研究中受试者进行了 10 小时的低氧暴露,并在出低氧舱半小时后进行 CBF 检测,我们考虑出现不同结果的原因可能与复氧或者低氧暴露时间较短有关。但是我们发现对照组 CBF 的逐体素对比结果提示高原低氧暴露后双侧颞叶、额叶、小脑、基底节区局部区域 CBF 是下降的，而间歇性低氧训练组在急性高原低氧暴露后 CBF 下降区域明显小于对照组，右侧小脑半球及蚓部、右侧海马、丘脑、额顶叶白质明显血流增多。以往的研究在进行 CBF 对比时往往采用的是全脑或者皮质白质 CBF 总量的对比，但是不同的脑区对于低氧的反应可能并不相同，CBF 的逐体素对比可能更有助于发现 CBF 更为细微的变化。这些结果提示在高原低氧环境下一定的脑区会出现局部的 CBF 下降，继而影响相应的脑功能，经过 10 天的间歇性低氧训练后 CBF 下降的区域明显缩小，这对维持正常的脑功能无疑具有重要意义。

CBF 感兴趣区（ROI）分析结果显示，间歇性低氧训练组高原低氧暴露后大脑白质 CBF 下降，而半卵圆中心、丘脑及小脑 CBF 却是增加的。而对照组高原低氧暴露后大脑皮质、大脑白质、半卵圆中心、丘脑、小脑和胼胝体 CBF 均无明显变化。Samuel Verges 等发现高原低氧暴露后白质体积增加更为明显，脑白质可能对于血管源性水肿更敏感，因为脑白质密度相对皮质密度较低，对于液体的侵袭抵抗力低，白质体积增加和 ADC 值升高也提示白质细胞外的水增加。间歇性低氧训练组高原低氧暴露后大脑白质 CBF 的下降可以有效缓解脑白质体积的增加，缓解颅内压的增高。半卵圆中心为大脑半球中心的白质区，主要由胼胝体的辐射纤维和经内囊的投射纤维组成，丘脑是最重要的感觉传导接替站，而小脑主要负责机体的协调运动与平衡，在高原低氧环境下，维持这 3 个部位的血液供应无疑对适应低氧具有重要意义，而此项研究显示间歇性低氧训练可以使高原低氧暴露后半卵圆中心、丘脑、小脑的 CBF 均增加。核磁共振 ASL 序列测量的是 CBF 的绝对值，并且反映的是脑组织微循环的血流。以上结果表明通过间歇性低氧训练可明显改善低氧环境下重要脑区的灌注，这对于维持人的认知、感觉、运动、平衡协调功能，更好地适应低氧具有重要意义。VEGF 是非常重要的低氧诱导的血管生成因子，具有神经保护作用。它作用于血管内皮生长因子受体 2（VEGFR-2），该受体在血管内皮细胞和神经元表达，通过 MAPK/ERK 和 PI3K/Akt 信号通路产生神经保护作用，也可以抑制促凋亡因子的产生。研究表明间歇性低氧训练可以促进机体 VEGF 的表达，增加组织毛细血管密度，改善组织的灌注。因此我们考虑间歇性低氧训练明显改善高原低氧暴露后 CBF 可能与其促进机体表达 VEGF 有关。

高原环境恶劣，对人的认知功能可造成严重影响，比如知觉、记忆、反应和注意力等。由于大脑知觉加工的容量有限，人们不得不对比较重要的信息优先加工，因此选择性注意是人非常重要的高级认知功能。注意网络的功能异常使得难以将注意分配到最为重要的事情中去，造成作业效率下降。注意网络作为一个特别的系统在脑内有其特定的解剖区域和生化机制，主要分为三个注意力成分，即警觉、定向和执行控制。警觉（alerting）指维持警觉状态，是注意独立成分也是各种认知加工的基础；定向（orienting）是指从传入的感觉中，按照空间分布信息进行选择加工的过程；执行控制（executive control）指对认知操作进行协调控制和解决反应冲突的能力。在经典的注意网络测验中，根据是否出现线索来检测警觉的水平，根据线索出现的位置（中心或偏向一侧）来检测定向的水平，而通过flanker任务的一致和不一致条件来检测执行系统的水平。以往已有多项研究应用注意网络测试（ANT）对不同人群的注意网络进行了测试。Katherine等应用 ANT 软件对注意力缺陷多动症（ADHD）的儿童进行检测，发现这些儿童的执行控制能力和警觉性受到了损害，而定向力没有受到影响。Fumiharugo 等对于伴有或者不伴有抑郁症的慢性疲劳综合征患者进行 ANT 检测，结果发现这类患者对于刺激的反应时间是明显延长的，尤其是在复杂任务条件下。目前应用 ANT 范式对于高原低氧暴露人群进行注意网络检测的研究还鲜有报道。我们的研究发现，在急性高原低氧暴露 10 小时前后对照组和间歇性低氧训练组高原低氧暴露前后的警觉、定向和执行控制作用无明显改变。有研究发现急性暴露于常压低氧模拟海拔 4 500 m、24 h 后，受试者的注意力、视觉、工作记忆和执行功能显著减退，睡眠效率明显低下。Caldwell 等研究发现，高原低氧急性暴露 0.5 h 后大脑皮层缺氧影响了反应时间，但未影响复杂认知能力。总之，目前大多数研究认为急性高原低氧暴露认知损害的海拔高度在 3 000 m 以上，且认知功能损害以注意力、执行力及记忆力减退为主，低氧暴露时间越长认知功能损害越严重。我们的研究中高原低氧暴露持续时间为 10 h，受试者的注意网络尚未受到明显影响，可能与暴露时间较短有关。

大脑对冲突情境的解决依赖于有效的认知控制能力，在认知控制水平较高时能够有效解决冲突情境带来的干扰。对冲突的解决是认知控制的一个重要方面。ERP 的诱发对于 Stroop-Simon 范式是非常敏感的。即使是健康的老年人，其执行控制功能也是下降的。在 Stroop 任务中，与青年人相比老年人的反应时间更慢，Stroop 效应和 Simon 效应更大。不同的冲突任务都包含一个一致条件和一个不一致条件，通常发现不一致同条件下的反应时和正确率要显著差于一致条件下的成绩，受试者需要付出更大的努力来克服不一致条件所产生的干扰。

在此次研究中采用经典的 Stroop-Simon 范式采集受试者完成冲突任务时的脑电信号。ERP 的 N200 成分是在刺激开始后 200～300 ms 出现的一个负向波，目前认为是在进行认知控制时所必须的，主要包括抑制控制和干扰抑制两个方面，它是冲突性任务解决的特征性成分，负责错误与正确反应的察觉和监测。在一项研究中老年人较青年人在 Stroop 任务中表现出更长的 N200 潜伏期。在此次研究中 FCz 电极记录到的 N200 成分对照组和间歇性低氧训练组均未发现高原低氧暴露前后存在差异，这说明 10 h 的高原低氧并未影响到前额叶的冲突察觉和监测能力。此次研究中所有受试者在 FCz 和 Pz 电极均诱发出了 ERP 晚期成分（LP，550～650 ms）。LP 同样是一个认知控制成分，它反映了高级别的认知过程，其意义在于更好地对刺激进行评估以及反应决策的过程。我们的研究发现，Pz 电极记录到的 LP 存在明显的干预主效应，对照组在高原低氧暴露后出现了明显的 LP 下降，而间歇性低氧训练组则无明显变化。间歇性低氧训练组 LP 的波幅维持在较高的水平，表明有更多的注意力资源分配到冲突处理过程中，其中主要包括处理冲突的动力和情绪，这提示经过间歇性低氧训练的受试者在高原低氧暴露时可以有更加充足的动力和高涨的情绪参与冲突的解决。

工作记忆能力是完成很多任务过程中必须具备的能力，它是将任务相关的信息存储并保持在短时记忆中，进而在没有外界线索的情况下指导行为的完成。N-back 任务是测量工作记忆的重要工具之一，有很多不同的形式，最常用的是一致性判断任务。比如给被试顺序呈现一系列的字母，要求判断当前的字母和前一个（1-Back）/前两个（2-Back）/前 n 个（n-Back）是否相同。N 是决定工作记忆负荷的变量，一般最高取值为 3。N-back 可以考察工作记忆的刷新和记忆负荷过程中的注意加工机制。工作记忆任务的二次完成会带来明显的练习作用，即再次完成任务时的反应会变好，因此我们在数据分析时着重去除了练习效应对实验结果的影响。在此次研究中，对照组在 0-back 测试中出现了准确率的明显下降，而间歇性低氧训练组则在高原低氧暴露前后无明显变化，N-back（n=3）和 0-back 错误率之间的差异方面对照组在高原低氧暴露后没有明显的变化，而间歇性低氧训练组的错误率明显下降。这些结果提示间歇性低氧可以改善高原低氧环境下的工作记忆能力，减少错误的发生。

多项研究发现，缺氧时的脑电图表现为 β 波减少，δ、θ 波增加，δ、θ 波频带能量值相对增高，正常的 α 波节律消失，这可能与大脑神经元代谢降低、神经纤维传导速度变慢、神经元退化变性和缺失有关。脑电 delta 波主要在机体疲乏睡眠时出现。脑电静息态结果显示，在急性高原低氧暴露前后对照组与疲劳关联密切的 delta 波的能量表现出明显差异，这种现象在间歇性低氧训练组却不明显，说明间歇性低氧训练可以明显改善低氧导致的疲劳。

本研究运用多种检测手段证明了间歇性低氧训练可提高机体耐缺氧的能力，有效地减轻急性高原病的症状和脑认知功能，使机体更好地适应低氧环境。通过间歇性低氧训练数据分析发现，第 10 日耐氧能力指标可以很好地反映间歇性低氧训练效果，可以作为一个预测指标来评估机体对于高原习服的能力。间歇性低氧训练的优势在于短时间内将机体暴露于低氧，可以避免一些不利的后果，比如高原反应、脑水肿及肺水肿等，并且可以节省时间及花费，同时又可以有效地提高机体耐缺氧的能力，因此在高原习服方面该方法可以作为一种非常有价值的预防手段进行推广。

八、总　结

间歇性低氧训练可提高机体耐缺氧的能力，能有效减轻急性高原反应的症状；可改善低氧引起的睡眠障碍，以及低氧下执行控制能力的下降；可减轻高原低氧下脑白质体积的增加，有力地缓解颅内压的增高，并改善重要脑区的血流灌注。间歇性低氧训练改善急性高原反应（AMS）和认知功能的模式见图 13.12。

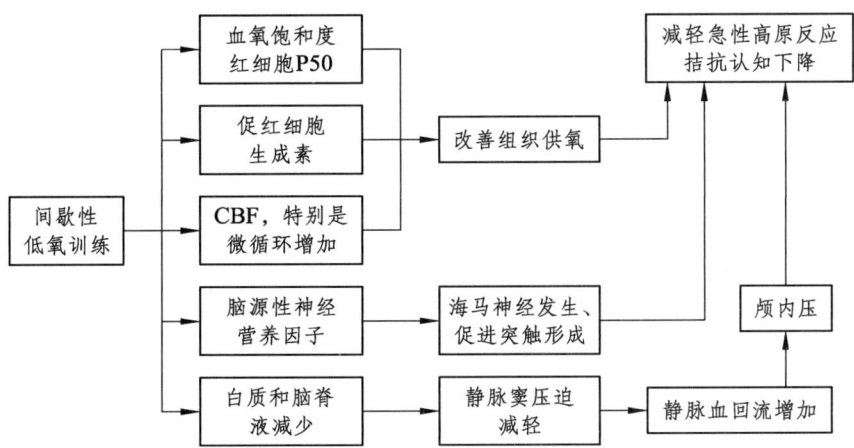

图 13.12　间歇性低氧训练改善 AMS 和认知功能的模式图

本章参考文献

［1］丁伏生，范明，朱玲玲. 适度低氧对脑损伤的保护作用[J]. 生理科学进展，2018，49（4）：241-246.

［2］张广波，范明，朱玲玲. 高原低氧对脑影像结构与脑功能的影响[J]. 军事医学，2019，43（8）：625-629.

［3］LUKS A M, SWENSON E R, BÄRTSCH P. Acute high-altitude sickness [J]. Eur Respir Rev. 2017, 26(143):160096.

［4］JOYCE K E, LUCAS S J E, IMRAY C H E, et al. Advances in the available non-biological pharmacotherapy prevention and treatment of acute mountain sickness and high altitude cerebral and pulmonary oedema [J]. Expert Opin Pharmacother. 2018, 19(17): 1891-1902.

［5］SRIDHARAN K, SIVARAMAKRISHNAN G. Pharmacological interventions for preventing acute mountain sickness: a network meta-analysis and trial sequential analysis of randomized clinical trials [J]. Ann Med. 2018, 50(2): 147-155.

［6］MCMORRIS T, HALE B J, BARWOOD M, et al. Effect of acute hypoxia on cognition: A systematic review and meta-regression analysis [J]. Neurosci Biobehav Rev. 2017, 74(Pt A):225-232.

[7] PILMANIS A A, BALLDIN U I, FISCHER J R. Cognition Effects of Low-Grade Hypoxia [J]. Aerosp Med Hum Perform. 2016, 87(7): 596-603.

[8] PUN M, GUADAGNI V, BETTAUER K M, et al. Effects on Cognitive Functioning of Acute, Subacute and Repeated Exposures to High Altitude [J]. Front Physiol. 2018, 9: 1131.

[9] RIMOLDI S F, REXHAJ E, DUPLAIN H, et al. Acute and Chronic Altitude-Induced Cognitive Dysfunction in Children and Adolescents [J]. J Pediatr. 2016, 169: 238-243.

[10] TURNER C E, BARKER-COLLO S L, CONNELL C J, et al. Acute hypoxic gas breathing severely impairs cognition and task learning in humans [J]. Physiol Behav. 2015, 142: 104-110.

[11] ALGAZE I, PHILLIPS L, INGLIS P, et al. Incidence of Mild Cognitive Impairment with Ascending Altitude [J]. High Alt Med Biol. 2020, 21(2): 184-191.

[12] GANGWAR A, POOJ A, SHARMA M, et al. Intermittent normobaric hypoxia facilitates high altitude acclimatization by curtailing hypoxia-induced inflammation and dyslipidemia [J]. Pflugers Arch. 2019, 471(7): 949-959.

[13] WILLE M, GATTERER H, MAIRER K, et al. Short-term intermittent hypoxia reduces the severity of acute mountain sickness [J]. Scand J Med Sci Sports. 2012, 22(5): e79-85.

[14] NAVARRETE-OPAZO A, MITCHELL G S. Therapeutic potential of intermittent hypoxia: a matter of dose [J]. Am J Physiol Regul Integr Comp Physiol. 2014, 307(10): R1181-1197.

[15] MALLET R T, MANUKHINA E B, RUELAS S S, et al. Cardioprotection by intermittent hypoxia conditioning: evidence, mechanisms, and therapeutic potential [J]. Am J Physiol Heart Circ Physiol. 2018, 315(2): H216-H232.

[16] KIMURA H, OTA H, KIMURA Y, TAKASAWA S. Effects of Intermittent Hypoxia on Pulmonary Vascular and Systemic Diseases [J]. Int J Environ Res Public Health. 2019, 16(17): 3101.

[17] ZHU X H, YAN H C, ZHANG J, et al. Intermittent hypoxia promotes hippocampal neurogenesis and produces antidepressant-like effects in adult rats [J]. J Neurosci. 2010, 30(38): 12653-12663.

[18] GONZALEZ-ROTHI E J, LEE K Z, DALE E A, et al. Intermittent hypoxia and neurorehabilitation [J]. J Appl Physiol (1985). 2015, 119(12): 1455- 1465.

[19] MATEIKA J H, EL-CHAMI M, SHAHEEN D, et al. Intermittent hypoxia: a low-risk research tool with therapeutic value in humans [J]. J Appl Physiol (1985). 2015, 118(5): 520-532.

[20] VINIT S, LOVETT-BARR M R, MITCHELL G S. Intermittent hypoxia induces functional recovery following cervical spinal injury [J]. Respir Physiol Neurobiol. 2009, 169(2): 210-217.

[21] WANG K, LI Q, ZHENG Y, et al. Temporal and spectral profiles of stimulus-stimulus and stimulus-response conflict processing [J]. Neuroimage. 2014, 89: 280-288.

[22] ZHENG Y, MEI S, YI W, et al. Abnormal performance monitoring but intact response inhibition in sensation seeking. Psychophysiology [J]. 2019, 56(8): e13373.

[23] SCHOBERSBERGER W, BURTSCHER M, LEICHTFRIED V. Acute mountain sickness and arterial oxygen saturation [J]. Sleep Breath. 2016, 20(3): 1077-1078.

[24] ZHANG W, ZHOU C, HUANG Z, et al. Effect of Continuous Monitoring of Oxygen Saturation to Counter Acute Mountain Sickness in Physician Climbers: A Pilot Study [J]. High Alt Med Biol. 2019, 20(2): 204-205.

[25] HEINRICH E C, DJOKIC M A, GILBERTSON D, et al. Cognitive function and mood at high altitude following acclimatization and use of supplemental oxygen and adaptive servoventilation sleep treatments [J]. PLoS One. 2019, 14(6): e0217089.

[26] MARTINOWICH K, MANJI H, LU B. New insights into BDNF function in depression and anxiety [J]. Nat Neurosci. 2007, 10(9):1089-1093.

[27] CAVIEDES A, LAFOURCADE C, SOTO C, et al. BDNF/NF-κB Signaling

in the Neurobiology of Depression [J]. Curr Pharm Des. 2017, 23(21): 3154-3163.

[28] KUSHWAH N, JAIN V, DEEP S, et al. Neuroprotective Role of Intermittent Hypobaric Hypoxia in Unpredictable Chronic Mild Stress Induced Depression in Rats [J]. PLoS One. 2016, 11(2): e0149309.

[29] LIU W X, WANG J, XIE Z M, et al. Regulation of glutamate transporter 1 via BDNF-TrkB signaling plays a role in the anti- apoptotic and antidepressant effects of ketamine in chronic unpredictable stress model of depression [J]. Psychopharmacology (Berl). 2016, 233(3): 405-415.

[30] LI Z, GÖSCHL F, YANG G. Dissociated Neural Mechanisms of Target and Distractor Processing Facilitated by Expectations [J]. J Neurosci. 2020, 40(10): 1997-1999.

[31] MA H, WANG Y, WU J, et al. Long-Term Exposure to High Altitude Affects Conflict Control in the Conflict-Resolving Stage [J]. PLoS One. 2015, 10(12): e0145246.

[32] LARSON M J, CLAYSON P E, CLAWSON A. Making sense of all the conflict: a theoretical review and critique of conflict-related ERPs [J]. Int J Psychophysiol. 2014, 93(3): 283-297.

[33] HINAULT T, LARCHER K, ZAZUBOVITS N, et al. Spatio-temporal patterns of cognitive control revealed with simultaneous electroencephalography and functional magnetic resonance imaging [J]. Hum Brain Mapp. 2019, 40(1): 80-97.

[34] MANUKHINA E B, DOWNEY H F, SHI X, et al. Intermittent hypoxia training protects cerebrovascular function in Alzheimer's disease [J]. Exp Biol Med (Maywood). 2016, 241(12): 1351-1363.

[35] MALLE C, GINON B, BOURRILHON C. Brief Working Memory and Physiological Monitoring During a High-Altitude Expedition [J]. High Alt Med Biol. 2016, 17(4): 359-364.

[36] MA H, ZHANG D, LI X, et al. Long-term exposure to high altitude attenuates verbal and spatial working memory: Evidence from an event-related potential studyv[J]. Brain Behav. 2019, 9(4): e01256.

[37] LEFFERTS W K, DEBLOIS J P, WHITE C N, et al. Changes in cognitive function and latent processes of decision-making during incremental ascent to high altitude [J]. Physiol Behav. 2019, 201: 139-145.

[38] PAPADELIS C, KOURTIDOU-PAPADELI C, BAMIDIS P D, et al. The effect of hypobaric hypoxia on multichannel EEG signal complexity [J]. Clin Neurophysiol. 2007, 118(1): 31-52.

[39] SALETU B, GRÜNBERGER J, LINZMAYER L, et al. Brain protection of nicergoline against hypoxia: EEG brain mapping and psychometry [J]. J Neural Transm Park Dis Dement Sect. 1990, 2(4): 305-325.

[40] TALUKDAR U, HAZARIKA S M, GAN JQ. Motor imagery and mental fatigue: inter-relationship and EEG based estimation [J]. J Comput Neurosci. 2019, 46(1): 55-76.

[41] BABILONI C, DEL PERCIO C, LIZIO R, et al. A review of the effects of hypoxia, sleep deprivation and transcranial magnetic stimulation on EEG activity in humans: challenges for drug discovery for Alzheimer's disease [J]. Curr Alzheimer Res. 2014, 11(5): 501-518.

[42] LAWLEY J S, ALPERIN N, BAGCI A M, et al. Normobaric hypoxia and symptoms of acute mountain sickness: Elevated brain volume and intracranial hypertension [J]. Ann Neurol. 2014, 75(6): 890-898.

[43] LAWLEY J S, LEVINE B D, WILLIAMS M A, et al. Cerebral spinal fluid dynamics: effect of hypoxia and implications for high-altitude illness [J]. J Appl Physiol (1985). 2016, 120(2): 251-262.

[44] KRASNEY J A. A neurogenic basis for acute altitude illness [J]. Med Sci Sports Exerc. 1994 Feb; 26(2): 195-208.

[45] SAGOO R S, HUTCHINSON C E, WRIGHT A, et al. Birmingham Medical Research and Expedition Society. Magnetic Resonance investigation into the mechanisms involved in the development of high-altitude cerebral edema [J]. J Cereb Blood Flow Metab. 2017 Jan; 37(1): 319-331.

[46] LIU W, LIU J, LOU X, et al. A longitudinal study of cerebral blood flow under hypoxia at high altitude using 3D pseudo-continuous arterial spin labeling [J]. Sci Rep. 2017 Feb 27; 7: 43246.

第十四章 远隔缺血训练对高原缺氧脑功能的保护作用

远隔缺血适应（Remote ischemic conditioning，RIC），也称为远隔缺血训练，是一种新的缺血适应方式，即通过远隔器官短暂的缺血-再灌注，以保护靶器官持续缺血性损伤。其常用方式是通过前臂的缺血（即骨骼肌缺血）为靶器官提供缺血保护，现已逐渐应用于缺血性心脑血管疾病的临床研究。RIC可降低缺血性脑血管疾病的发生率，改善缺血性脑血管疾病的预后。

对组织器官进行短暂的、非致死性的缺血，在随后的持续缺血的过程中，可提高机体对缺血的耐受能力。缺血适应由Murry等于1986年首次报道。多项动物实验表明，短期闭塞和再通均可在随后的持续缺血过程中发挥保护作用。RIC最常用的方式是通过前臂的缺血（即骨骼肌缺血）为靶器官提供缺血保护，其操作方法是采用血压袖带充气和放气以诱导上肢的缺血和再灌注，通常需重复3~4个循环才能起到保护作用，现已逐渐应用于缺血性心脑血管疾病的临床研究。RIC对缺血-再灌注过程的保护作用机制主要涉及体液通路、神经通路及免疫通路。

高海拔可通过缺氧、低气压、寒冷等环境因素引起机体一系列病理生理变化。根据高原暴露时间长短，高原病可分为急性高原病和慢性高原病。在高原，氧分压降低会影响脑组织的氧气供应，例如边缘系统和海马中的敏感组织，从而导致认知障碍。有研究表明，急性或慢性低氧暴露会通过影响记忆、感知、视力、决策、学习技能等一系列功能，导致认知功能障碍和损害，而所有这些影响都源于神经元生理机能紊乱。因此，寻找有效的干预措施来预防或治疗高海拔引起的认知障碍具有重要意义。

RIC是一种全身性策略，在该策略中，几次循环缺血后四肢再灌注可以保护远处的重要器官。RIC 已被证明有益于心脑血管疾病患者，发挥强大的神经保护作用。有趣的是，RIC 已被证明可以延迟常压缺氧中急性高原病的发作，提高血氧饱和度，并减少高海拔地区缺氧性肺血管收缩，这表明 RIC 在预防高原病方面具有潜在的应用价值。然而，目前尚不清楚 RIC 是否可以改善高海拔暴露期间的神经元缺氧耐受性并有助于减轻认知功能障碍。

近期的一些研究表明，短暂暴露于高海拔会干扰注意力网络。已有的研究证实注意力转换任务（AST）的分数随着环境适应（暴露于高海拔 6 d）而降低。不过，这些研究只使用了不同民族和地点的小样本。高海拔暴露对注意力的影响的证据仍然很少。在本研究中，我们招募了 120 名健康男性志愿者，旨在调查高海拔暴露对未适应高海拔地区的年轻健康志愿者的注意力和认知功能的影响，并评估 RIC 对高海拔缺氧脑损伤的保护作用。

一、实验方法

1. 实验分组

受试者被随机分为两组。第一组 60 名年轻健康男性志愿者，他们都是初次进入高原地区，在进入研究前 3 天抵达海拔 3 700 m 的青藏高原。另一组包括 60 名年轻健康男性志愿者，他们一直生活在海拔 42 m 的平原上，从未在高海拔地区（>3 000 m）生活过。这两组受试者被随机分配到 RIC 组或假手术组（n=30）。本研究的其他纳入标准包括：① 年龄 18~30 岁；② 右手优势，视力或矫正视力正常，无智力障碍，无神经/精神疾病或出血性疾病病史；③ 上肢无血管内血栓形成史。

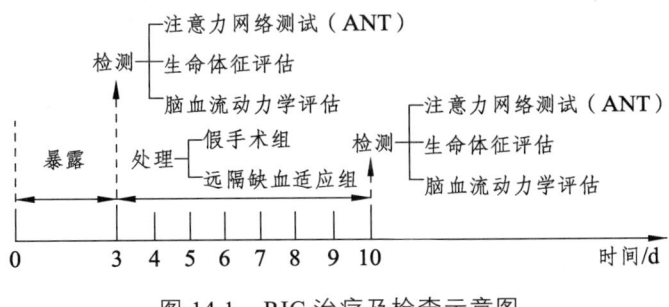

图 14.1 RIC 治疗及检查示意图

2. 干预方案

从高原暴露的第 3 天开始，所有受试者都接受了为期一周的 RIC 或假 RIC（Sham-RIC）治疗（图 14.1）。RIC 治疗包括 5 个周期的双侧上肢缺血 5 min，然后再灌注 5 min，每天进行两次，共 7 d。处理采用自动电控装置进行。通过将血压袖带充气至 200 mmHg 诱发肢体缺血。在每次 RIC 治疗开始时，该设备都会实时记录心率和血压。如果出现不适或缺乏耐受性，患者可以随时终止 RIC 过程。高海拔和低海拔假手术组经历相同的过程，只是袖带压力为 60 mmHg。

3. 生命体征评估

在 RIC 治疗之前和之后获得每个受试者的心率和血压。我们使用专为医院病房设计的便携式氧饱和度仪监测血氧饱和度（SpO_2），并使用脑氧监测仪（EGOS-600）测量脑组织氧合指数。

4. 注意力网络测试（ANT）

所有的刺激都显示在电脑屏幕上。受试者被要求确定位于中心的箭头是指向左侧还是右侧，并被指示通过两个按钮做出反应。在提示反应时间条件下，提供了四种提示类型之一：无提示、中央提示、双重提示或空间提示，以提醒参与者注意箭头阵列的可能位置（侧翼条件）随后出现在屏幕上。箭头可能出现在固定点的上方或下方，有或没有侧翼。三种注意力网络的效率是通过测量反应时间来评估的，它受警觉线索、空间线索和侧翼条件的影响。

5. 脑血流动力学评估

所有脑血流动力学数据均使用经颅多普勒根据适用的规范和技术标准在治疗前和治疗一周后收集。记录受试者双侧大脑中动脉（MCA）的峰值收缩血流速（PSV）、舒张末期血流速（EDV）和平均流速（MFV），计算脉搏指数（PI）。

二、研究结果

1. 人口学特征统计

四组受试者的人口统计学和临床特征总结在表 14.1 中。年龄在各组之间没有观察到差异（高海拔：假 RIC 组 19.70±1.42 岁，RIC 组 19.17±1.53 岁；低海拔：假 RIC 组 19.07±1.82 岁，RIC 组 19.50±1.50 岁，各组 P>0.05）。同样的，其他一些指标在各组之间也没有差异。这些基本的人口特征指标包括身高（高海拔：假 RIC 组 174.37±4.42 cm，RIC 组 174.93±4.88 cm；低海拔：假 RIC 组 176.70±5.91 cm，RIC 组 176.83±4.19 cm，各组 P>0.05），体重（高海拔：假 RIC 组 65.43±6.29 kg，RIC 组 63.70±5.32 kg；低海拔：假 RIC 组 66.10±5.51 kg，RIC 组 69.46±5.4 kg，各组 P>0.05），或受教育年限（高海拔：假 RIC 组 9.87±0.97 年，RIC 组 9.97±1.19 年；低海拔：假-RIC 组 9.87±1.07 年，RIC 组 9.9±1.39 年，各组 P>0.05）。

表 14.1　人口统计数据

特征	高海拔		低海拔		P
	假手术（A）(n=30)	远隔缺血适应（B）(n=30)	假手术（C）(n=30)	远隔缺血适应（D）(n=30)	
年龄（y）	19.70±1.42	19.17±1.53	19.07±1.82	19.50±1.50	0.819
身高（cm）	174.37±4.42	174.93±4.88	176.70±5.91	176.83±4.19	0.212
体重（kg）	65.43±6.29	63.70±5.32	66.10±5.51	69.46±5.4	0.092
受教育年限（y）	9.87±0.97	9.97±1.19	9.87±1.07	9.9±1.39	0.734

2. RIC 前生命体征和 ANT 数据的评估

在心率或血压方面，高海拔组和低海拔组之间没有观察到差异。在高海拔队列中，假 RIC 组的血氧和脑组织氧合指数分别为 90.93±2.07 和 59.13±2.53，RIC 组的血氧和脑组织氧合指数分别为 91.13±2.07 和 58.14±2.79；低海拔队列中，假 RIC 组分别为 94.23±2.53 和 65.95±3.62，RIC 组分别为 93.67±2.13 和 65.15±3.64。两个队列的参数有显著差异（P<0.001）。假-RIC 组和 RIC 组高海拔队列的警觉功能分别为 28.53±19.62 和 27.87±12.85；这些值显著低于低海拔组（假 RIC 组和 RIC 组分别为 42.70±27.30 和 43.16±19.74，P=0.025，见表 14.2）。相比之下，高海拔和低海拔人群在定向或执行功能方面没有显著差异。

表 14.2　RIC 前的生命体征和 ANT 数据

特征	高海拔		低海拔		P（A vs. C）
	假手术组（A）(n=30)	远隔缺血适应（B）(n=30)	假手术组（C）(n=30)	远隔缺血适应（D）(n=30)	
心率	81.4±16.9	78.30±11.68	77.43±2.07	76.83±6.75	0.772
血压	116.73±12.46	120.23±14.09	116.56±13.92	119.14±15.41	0.315
	80.20±8.92	77.83±11.58	76.80±10.56	77.46±9.55	0.723
血氧	90.93±2.07	91.13±2.07	94.23±2.53	93.67±2.13	<0.001
脑组织氧合指数	59.13±2.53	58.14±2.79	65.95±3.62	65.15±3.64	<0.001
注意力网络测试					
警戒	28.53±19.62	27.87±12.85	42.70±27.30	43.16±19.74	0.025
定向	35.13±19.05	33.63±16.86	42.03±25.56	39.89±27.18	0.138
执行	117.83±46.27	121.70±32.74	126.13±36.99	122.84±37.97	0.425

3. RIC 或假治疗后低海拔队列的生命体征和 ANT 数据评估

治疗 1 周后，低海拔 RIC 组和低海拔假手术组的生命体征评估或 ANT 结果均无显著差异。因此，RIC 对低海拔地区健康志愿者没有影响（表 14.3）。

表 14.3　RIC 或假手术后低海拔队列的生命体征和 ANT 数据

特征	假手术组（n=30）	远隔缺血适应（n=30）	P
心率	75.92±5.46	72.45±6.12	0.84
血压	117.25±16.73	110.46±20.14	0.71
	78.82±8.27	76.16±9.73	0.43
血氧	92.39±1.81	91.56±1.42	0.09
脑组织氧合指数	66.13±2.41	67.56±3.02	0.67
注意力网络测试			
警戒	42.43±18.56	40.18±20.04	0.75
定向	39.75±25.13	38.11±24.75	0.97
执行	120.35±36.07	121.45±34.21	0.77

4. RIC 或假手术后高海拔队列的生命体征和 ANT 数据评估

治疗 1 周后，高海拔 RIC 组和假手术组在心率或血压方面没有显著差异。RIC 组的脑组织氧合指数为 62.78±4.40%，高于假 RIC 组（60.39±3.40%，

P=0.022），RIC 组的血氧合也高于假手术组（92.87±3.40%，P=0.022）。总之，这些结果表明 RIC 治疗显著改善了血氧饱和度和脑组织氧合指数。在 ANT 数据方面，定向功能（假 RIC 组 vs RIC 组：38.53±18.01 vs. 43.23±25.75，P>0.05）或执行功能（假 RIC 组 vs. RIC 组：115.47±31.60 vs. 117.53±50.59）方面没有显著差异。然而，在高海拔队列 RIC 或假手术后，假手术 RIC 组的警觉评分为 26.96±18.18，而 RIC 组的警觉评分为 48.80±24.32，显著高于假手术组（P<0.001；表 14.4）。

表 14.4　RIC 或假手术后高海拔队列的生命体征和 ANT 数据

特征	假手术组（n=30）	远隔缺血适应（n=30）	P
心率	76.04±4.41	78.3±8.81	1.000
血压	116.19±15.31	115.53±13.13	0.159
	72.13±9.07	73.56±10.38	0.148
血氧	90.53±2.06	92.87±1.68	<0.01
脑组织氧合指数	60.39±3.40	62.78±4.40	0.022
注意力网络测试			
警戒	26.96±18.18	48.80±24.32	<0.001
定向	38.53±18.01	43.23±25.75	0.091
执行	115.47±31.60	117.53±50.59	0.417

5. 高海拔条件下的脑血管血流动力学指标

在志愿者双侧中动脉的收缩期血流速峰值、舒张末期血流速度或平均血流速度等指标中，高海拔和低海拔队列之间没有观察到差异。然而，高海拔组的双侧脉搏指数显著（P<0.01）高于低海拔组（高海拔队列：假 RIC 和 RIC 组的左侧中动脉脉搏指数分别为 0.93%±0.09% 和 0.92%±0.12%，右侧中动脉的脉搏指数分别为 0.93%±0.11% 和 0.93%±0.13%；低海拔队列：假 RIC 和 RIC 组的左侧中动脉脉搏指数分别为 0.83%±0.10% 和 0.82%±0.09%，右侧中动脉的脉搏指数分别为 0.81%±0.13% 和 0.80%±0.08%，见表 14.5）。除双侧脉搏指数显著降低外，治疗后收缩期血流速峰值、舒张末期血流速度和平均血流速度无明显变化。RIC 组双侧中动脉的脉搏指数（LMCA 的脉搏指数：0.86%±0.12%，右侧中动脉的脉搏指数：0.84%±0.08%）低于假 RIC 组（LMCA 的脉搏指数：0.92%±0.10%，右侧中动脉的脉搏指数：0.90%±0.12%；表 14.6）

表 14.5 RIC 前高海拔和低海拔队列的 CVHI

		高海拔		低海拔		P
		假手术组 (A)(n=30)	远隔缺血适应 (B)(n=30)	假手术组 (C)(n=30)	远隔缺血适应 (D)(n=30)	(A vs. C)
左侧大脑中动脉	收缩期血流速峰值（mm/s）	104.59±19.52	105.16±21.01	107.49±17.82	106.12±21.75	0.552
	舒张末期血流速度（mm/s）	43.83±12.74	44.17±11.92	51.21±12.33	51.55±9.84	0.798
	平均血流速度（mm/s）	65.28±11.17	65.89±10.45	67.12±12.33	66.26±11.29	0.854
	脉搏指数（%）	0.93±0.09	0.92±0.12	0.83±0.10	0.82±0.09	<0.01
右侧大脑中动脉	收缩期血流速峰值（mm/s）	104.34±20.34	103.6±19.78	104.24±20.19	105.14±19.51	0.656
	舒张末期血流速度（mm/s）	43.22±14.26	42.97±13.41	52.67±13.28	53.19±15.55	0.673
	平均血流速度（mm/s）	65.98±11.45	65.29±9.56	63.44±13.67	64.86±10.71	0.908
	脉搏指数（%）	0.93±0.11	0.93±0.13	0.81±0.13	0.80±0.08	<0.01

表 14.6 RIC 后高海拔和低海拔队列的 CVHI

		高海拔		P	低海拔		P
		假手术组 (A)(n=30)	远隔缺血适应 (B)(n=30)		假手术组 (C)(n=30)	远隔缺血适应 (D)(n=30)	
左侧大脑中动脉	收缩期血流速峰值（mm/s）	106.30±20.05	105.91±19.98	0.934	107.78±19.13	106.07±21.82	0.847
	舒张末期血流速度（mm/s）	45.64±8.54	48.01±10.00	0.276	50.89±10.56	51.18±9.74	0.094
	平均血流速度（mm/s）	65.86±12.04	67.31±12.90	0.617	66.23±10.52	64.88±13.46	0.736
	脉搏指数（%）	0.92±0.10	0.86±0.12	0.035	0.85±0.08	0.84±0.14	0.858
右侧大脑中动脉	收缩期血流速峰值（mm/s）	105.81±19.84	103.63±19.33	0.632	103.47±20.13	102.96±18.55	0.476
	舒张末期血流速度（mm/s）	46.61±10.00	47.82±9.82	0.600	50.71±11.29	49.14±9.87	0.549
	平均血流速度（mm/s）	66.35±12.83	66.43±12.78	0.978	64.84±15.13	65.37±13.34	0.724
	脉搏指数（%）	0.90±0.12	0.84±0.08	0.037	0.81±0.11	0.82±0.16	0.101

三、讨 论

在本研究中，我们发现与低海拔队列相比，高海拔队列的警觉功能减弱，而定向和执行功能保持不变。此外，在高海拔队列人群中接受 RIC 治疗一周后，这种警觉功能的降低得到显著改善，表明 RIC 治疗是治愈高海拔暴露期间认知障碍的一种有前景的策略。

Posner 和 Petersen 在 2003 年提出了注意力网络模型（ANT）。该模型假设注意力包括三个不同的功能：警觉、定向和执行功能。这三个功能由不同且在很大程度上独立的神经网络组成。警觉被定义为与对传入信号的相位响应同步地保持警觉状态的能力；定向网络被定义为在大量传入的感觉信号中选择信息的能力；执行功能涉及信息冲突的解决。关于不同环境条件下注意力网络功能的变化的报道尚不多见。

我们的研究表明，高海拔组的血氧饱和度低于低海拔组。根据 ANT，与低海拔受试者相比，高海拔受试者的警觉功能有所降低。警觉是一种为感觉信号做准备的能力，使人能够达到并保持高度敏感的警觉状态，在这种状态下，一个人可以为任何传入的刺激做好准备。戈弗雷等人发现疲劳会降低个体认知功能。血氧饱和度降低在中枢疲劳（即起源于中枢神经系统的疲劳）的发展中起着关键作用。我们假设未适应环境的受试者突然暴露在高海拔地区时，由于中枢疲劳而难以保持警惕状态。然而，当参与者处于更高的海拔时，我们没有发现定向或执行功能的任何差异，这一现象还需要进一步研究来确认。

RIC 能够使一个组织或器官的短暂缺血以保护另一个组织或器官免受持续的缺血-再灌注损伤。之前研究发现，RIC 可以减少颅内动脉狭窄患者中风复发、减轻炎症和改善脑循环。RIC 也被证明对有轻度认知障碍的脑小血管病患者是安全有效的。另一项研究表明间歇性缺氧可以提高严重缺氧条件下的运动耐力和中枢性疲劳。然而，迄今为止还没有研究关注 RIC 在高海拔地区的适用性和脑保护作用。在我们的研究中，30 名未适应高海拔条件的年轻男性受试者接受了为期一周的 RIC 治疗，治疗耐受性良好，心率或血压没有任何显著变化，并且未发生严重不良反应。研究发现 RIC 干预对于高原缺氧反应是安全的，并能改善警觉功能。尽管 RIC 治疗所引起的脑保护机制尚不清楚，但我们发现 RIC 增加了血氧饱和度，表明改善脑组织中的微循环可能有助于缓解中枢疲劳和增强警觉功能。

然而，本研究还存在一定的局限性。研究采用的样本数还是偏少，后续观察的时间偏短，这些因素可能会带来认知评价的偏差。同时，虽然本研究发现 RIC 治疗后注意力网络功能有所改善，但并未深入研究 RIC 发挥这种作用的确切机制。最后，由于本研究只招募了男性志愿者，因此性别上的差异可能会影响这些结果的普遍性。

四、总　结

短期暴露于高海拔对警觉功能产生了显著影响，RIC 治疗是缓解高海拔或其他缺氧环境中警觉功能降低的有用策略。还需要进一步的研究以确认改善效果并探索可能的作用机制。

本章参考文献

[1] LI S, HAN C, ASMARO K, et al. Remote ischemic conditioning improves attention network function and blood oxygen levels in unacclimatized adults exposed to high Altitude[J]. aging Dis, 2020, 11 (4): 820-827.

[2] 赵童，马欣，吉训明. 远隔缺血适应在缺血性脑血管疾病中的应用研究进展[J]. 中国脑血管病杂志，2019，16（4）：213-217.

om
第十五章 神经调控技术对高原缺氧脑功能的保护作用

神经调控是利用侵入性或非侵入性技术、采用物理性（光、磁、电、超声）或化学性手段改变神经系统功能的生物医学工程技术。随着人们对脑功能调控机制的深入研究以及现代科学技术的发展，神经调控已经从基本概念转化为临床应用，从单纯技术发展成上百亿的产业。同时，新兴的神经调控技术也不断涌现。神经调控技术的发展不但为神经科学基础研究提供了全新的研究工具，也为包括高原缺氧在内的极端环境下脑功能的异常提供了崭新的干预手段。

一、神经调控技术简介

神经调控技术是指通过侵入性或非侵入性技术，利用光、磁、电、超声等物理性或化学性手段改变神经系统信号传递，调节神经元及其所在神经网络活动性，最终引起特定脑功能改变的生物医学工程技术。根据不同的刺激手段，神经调控不但可以引起快速的、局部的功能改变，也可以引发持续的神经元功能和神经环路连接改变，如神经元可塑性变化以及神经环路重塑。因此，神经调控技术既是研究神经环路、解析脑功能的重要工具，又是治疗神经系统疾病的有效手段。在过去的30年内，随着现代神经科学技术的发展，神经调控已经从基本理论发展为临床应用，从单纯技术发展成上百亿的产业。随着欧盟人脑计划和美国脑计划以及各国/区域脑计划的推出，神经调控技术及产业将获得更快速长远的发展。

目前，神经调控技术的应用领域主要有以下3个方面：① 假体。假体是用于取代或者改进受损神经功能（例如感知、运动甚至是认知功能）的装置。人工耳蜗就是已经成熟应用于临床的神经假体。人工眼即视网膜假体和兼具感知和运动功能的人工整合假肢也初步应用于临床。② 治疗。神经调控在临床治疗中的应用主要是脑功能刺激，包括侵入性刺激和非侵入性刺激。侵入性刺激例如深部脑刺激（Deep Brain Stimulation，DBS）治疗帕金森病，迷走神经刺激（Vagus Nerve Stimulation，VNS）治疗难治性癫痫；非侵入性刺激例如经颅磁刺激（Transcranial Magnetic Stimulation，TMS）和经颅直流电刺激（transcranial Direct Current Stimulation，tDCS）治疗难治性抑郁及其他精神疾病。③ 神经科学基础研究。神经调控技术在神经科学研究方面为研究者提供了解析神经元、神经环路以及神经网络功能与其调控行为之间因果关系的工具。同时，神经科学研究也促进了全新的神经调控技术的产生。本文将简述神经调控技术的发展现状和应用领域，阐明不同神经调控技术的作用原理和优劣势，以及展望神经调控技术的发展前景。

二、神经调控技术的应用现状

神经调控技术的应用开始于 20 世纪 70 年代，今已广泛应用于临床，包括脊髓刺激（Spinal Cord Stimulation，SCS）治疗疼痛，深部脑刺激（DBS）治疗帕金森病、震颤、肌张力障碍和强迫症，迷走神经刺激（VNS）治疗癫痫和抑郁，骶神经调控（Sacral Nerve Stimulation，SNS）治疗尿失禁、尿频尿急综合征和大便失禁，植入式药物输注系统（Implantable Drug Delivery System，IDDS）治疗疼痛和痉挛等。此外，植入式神经刺激器对二十余种神经或精神疾病具有良好的治疗前景。

三、神经调控技术在改善高原缺氧脑功能中的应用

1. 经颅磁刺激（TMS）

重复经颅磁刺激治疗技术已被应用于各种脑系疾病辅助治疗中。鉴于口服抗焦虑、抗抑郁药物患者依从性差，擅自停药或减药可能性大，并有可能出现药物副反应，重复经颅磁刺激治疗更容易被接受。因此，近年许多研究人员尝试用重复经颅磁刺激治疗某些精神疾病，如抑郁症、精神分裂症、强迫症、焦虑症等。陈富贤等针对高原地区工程人员因海拔和居住

环境等因素导致焦虑及抑郁等患病率较高的特点，开展了重复经颅磁刺激治疗的临床疗效研究。研究结果显示，重复经颅磁刺激在治疗广泛性焦虑的同时能保持短期的治疗效果，说明重复经颅磁刺激具有短时程和长时程调节皮层兴奋性作用。重复经颅磁刺激治疗技术通过兴奋大脑皮层中神经元，使大脑皮层局部代谢水平增高，在治疗抑郁症方面有很大潜力，该研究结果也证实了这一点。该研究显示，重复经颅磁刺激治疗对于焦虑、抑郁的短期疗效是肯定的，与国内研究报道结果一致。

急进高原时 32%~74% 的人会出现睡眠障碍，导致白天认知能力降低、乏力不适，甚至可能会引起急性高原病。目前，治疗失眠仍以药物为主，而由于药物治疗的副作用和潜在的依赖性，导致患者依从性和治疗效果较差。因此，非药物治疗越来越引起人们的关注。重复经颅磁刺激是一种安全、无创的神经生理学方法，已广泛应用于神经和精神疾病的治疗。近年来，有研究发现重复经颅磁刺激具有改善睡眠质量、优化睡眠结构、维持治疗效果的优势。此外，重复经颅磁刺激对妊娠期和哺乳期妇女、老年人和其他特殊人群失眠症的治疗具有较好的安全性。张玥等以急进高原失眠官兵为研究对象，连续 10 天通过重复经颅磁刺激对大脑前额叶进行低频刺激，结果显示匹兹堡睡眠质量指数（PSQI）评分由 11.86 ± 0.59 分降至 8.45 ± 0.46 分，睡眠治疗显著改善，说明重复经颅磁刺激对急进高原失眠具有显著疗效。进一步的机制研究提示，其疗效可能与血清 γ-氨基丁酸（GABA）神经递质的含量增加，皮质兴奋性降低有关。

2. 经颅直流电刺激（tDCS）

经颅直流电刺激是一种新兴的无创脑调控技术。目前在睡眠和认知领域的初步研究中发现，经颅直流电刺激可改善睡眠、促进觉醒、提高认知功能、缓解疲劳等。高原环境下，学习能力尤其是精细动作受到影响，且极易出现疲劳，因此经颅直流电刺激是一个有效的干预措施。经颅直流电刺激除了有助于更快地学习新的运动技能以外，对运动技能的提高也有作用。Janine 等学者通过对受试者进行顺序视觉等距捏力技能任务（SVIPT）测试，记录并分析结果。发现经颅直流电刺激以 1 mA 的电流作用于左侧运动皮层后与假刺激相比，在运动技能的获取与离线提高方面确实有显著差别。经颅直流电刺激可以更好地帮助人们改善疲劳状态，提升学习能力。服用咖啡后的人群疲劳程度改善，但短时间内就会出现作业能力的下降。相比之下，前额叶皮质在经颅直流电刺激之后的更长时间内，受试者依然可以保持较高的警觉性，同时通过眼球追踪系统进一步证实，经颅直流电刺激后眨眼频率加快，证实受试者确实保持了清醒。

赵彦超以大鼠脑血流为研究对象，探讨了经颅直流电刺激下脑血流动力学反应。经颅直流电刺激下的脑血流变化率能够达到 10.1%±5.1%；经颅超声刺激下脑血流变化率能够达到 115.1%±6.5%。研究还发现经颅直流电刺激能够有效增强大鼠脑血流量，进而改变大鼠脑血流血液动力学反馈。因此，经颅直流电刺激将成为缺血缺氧性脑血管疾病一种新的潜在治疗手段。

原空军航空医学研究所陈勇胜研究员发明了一种高原脑功能理疗仪，采用经颅微电流刺激技术，通过头皮电极直接作用于大脑中枢神经系统，通过模拟脑电波的附加电场作用于大脑神经组织，调理神经递质代谢及神经细胞膜电位水平，能有效改善高原低氧引起的失眠、头痛等脑功能障碍，提高脑功能。

3. 超声调控技术

超声作为一种基于声波（超声波）的医学影像学诊断技术，已经广泛应用于临床。超声神经调控在人群中的研究也已经开展，多项以健康人群为研究对象的临床随机对照试验证实，对体感皮层进行经颅聚焦超声干预可明显影响受试者的触感以及体感皮层的活动性。对健康受试者视觉皮层进行经颅聚焦超声刺激同样可以引发视觉反应，同时使用功能磁共振监测发现，聚焦超声干预不但可激活视觉皮层，同时也激活了与视觉处理相关的多个脑区。超声神经调控由于其无创且可在核磁共振影像学指导下进行定点刺激等多个优点，已成为无创神经调控领域的研究热点。

4. 光照疗法

光照疗法是一种用不同波长、强度、时长以及不同部位的光线照射，作为一种无创的非药理学的治疗方法，对多种神经精神疾病都有一定的辅助治疗效果。有研究报道，光疗对于一般的睡眠问题有效，特别是对于昼夜节律睡眠障碍和失眠症状。

四、总结与展望

高原缺氧引起的失眠、头痛是初进高原者最常见的脑功能障碍,虽然服用改善红细胞代谢的药物如景天或直接吸氧也能改善上述症状,但均是间接改善脑功能,且很容易影响工作。神经调控技术的发展为高原缺氧环境下脑功能的维护和提高提供了崭新的干预手段。随着对脑功能调控机制的不断深入研究和现代科学技术的发展,以及机器学习和人工智能技术的高度交叉融合,神经调控技术在特种医学中的应用可望开辟出新的天地。

本章参考文献

[1] LEWIS P M, THOMSON R H, ROSENFELD J V, et al. Brain neuromodulation techniques: a review[J]. Neuroscientist. 2016, 22(4): 406-421.

[2] AMIDFAR M, KO Y H, KIM Y K. Neuromodulation and Cognitive Control of Emotion[J]. Adv Exp Med Biol. 2019, 1192: 545-564.

[3] MEDAGLIA J D, ERICKSON B, ZIMMERMAN J, et al. Personalizing neuromodulation [J]. Int J Psychophysiol. 2020, 154: 101-110.

[4] LOUTH E L, JØRGENSEN RL, KORSHOEJ A R, et al. Dopaminergic neuromodulation of spike timing dependent plasticity in mature adult rodent and human cortical neurons[J]. Front Cell Neurosci. 2021, 15: 668980.

[5] SHIN S S, PELLED G. Novel Neuromodulation techniques to assess interhemispheric communication in neural injury and neurodegenerative diseases[J]. Front Neural Circuits. 2017, 11: 15.

[6] GOODALL S, TWOMEY R, AMANN M. Acute and chronic hypoxia: implications for cerebral function and exercise tolerance[J]. Fatigue. 2014, 2(2): 73-92.

[7] HU S, SHI J, XIONG W, et al. Oxiracetam or fastigial nucleus stimulation reduces cognitive injury at high altitude[J]. Brain Behav. 2017, 7(10): e00762.

[8] 张迪，于猛，刘霞. 神经调控技术简述[J]. 山东大学学报（医学版），2020，58（8）：50-60.

[9] 袁媛，姜长青，陈玥，等. 神经调控技术的发展与展望[J]. 生命科学仪器，2018，16（Z1）：20-28.

[10] 张玥，董丽萍，李进春，等. 重复经颅磁刺激对急进高原失眠官兵血清中 GABA 的影响[J]. 西北国防医学杂志，2020，41（9）：570-573.

[11] 陈富贤，马龙，宋永娟，等. 重复经颅磁刺激治疗高原地区筑养路职工焦虑及抑郁的研究[J]. 华南国防医学杂志，2018，32（6）：407-409.

[12] 朱永生，马龙，李海霞，等. 海拔>4 000 米高原地区筑养路职工的焦虑现状调查及重复经颅磁刺激和药物干预的疗效分析[J]. 中华卫生应急电子杂志，2017，3（5）：277-281.

[13] 赵彦超. 经颅直流电和超声刺激下大鼠脑血流动力学研究[D]. 秦皇岛：燕山大学，2018.

[14] 陈勇胜. 高原便携式脑功能理疗仪的研制[J]. 医疗卫生装备，2017，38（9）：16-19.

[15] 潘建，肖海峰，刘福玉，等. 低氧预适应训练在陆航飞行员高原驻训中的应用研究[J]. 西南国防医药，2013，23（3）：307-309.

[16] 徐树杰. 预适应训练对于高原环境下脑功能的影响[J]. 科技视界，2015（6）：85.

[17] 蒋春华，黄庆愿，高钰琪，等. 预适应锻炼对急进高原新兵脑功能的保护作用[J]. 解放军预防医学杂志，2005（5）：323-326.

第十六章 冥想训练对脑功能的保护作用

冥想作为一种心理训练形式旨在改善个人的核心心理素质能力，例如注意力和情绪的自我调节。冥想包含一系列复杂的练习，包括正念冥想、咒语冥想、瑜伽、太极和气功等。在这些练习中，正念冥想（通常被称为对当前时刻体验的非评判性的关注）在神经科学领域过去二十年的研究中受到广泛的关注。虽然冥想研究还处于起步阶段，但大量的研究发现，大脑在休息和特定任务期间的活化状态与正念冥想有关。有新的证据表明，正念冥想可能会导致大脑中参与注意力、情感和自我意识调节的区域的结构和功能发生神经可塑性变化。这些研究说明了初学者和高级冥想者、健康个体和患者群体的心理功能发生了多方面的变化。

综合冥想，首先通过对该方法进行简短的指导来达到预期状态（我们称之为初始思维设置，其目的是诱导将影响训练的认知或情感设置）。该方法强调不努力控制思想，而是一种宁静的警觉状态，允许高度觉察身体、呼吸和来自外部的指令。它强调平衡的放松状态，同时集中注意力。思想控制是在教练的帮助下通过姿势放松、身心和谐和平衡逐渐实现的，而不是让学员尝试按照指导进行内部斗争来控制思想。

在本研究中，我们使用随机分配的方法将 40 名大学生分配到实验组，另 40 名分配到对照组，每天训练 20 min，训练时间为 5 d。实验组接受短期综合冥想 IMBT（模块一）。培训以标准化方式呈现，并由熟练的综合冥想教练指导。教练通常有几年的综合冥想经验。对照组接受了一种在西方非常流行的放松训练形式。两组在训练前 1 周和最后一次训练后立即进行一系列测试：标准的计算机化注意力测试测量定向、警觉和解决冲突的能力（执行注意力）；注意网络测试（ANT）包括对被指向相同或相反方向的侧翼包围的箭头目标做出响应。训练后测试情绪状态分析（POMS）；在心算任务的应激挑战之后，测量皮质醇和分泌型 IgA（sIgA）。所有这些标准测试都是由对实验条件不了解的人进行客观评分。

一、研究结果

1. 短期的综合冥想训练会影响执行注意力的效率

以分组（训练和控制）和训练（之前和之后）为因素进行方差分析，使用每个注意力网络分数作为因变量。训练前，两组的警觉、定向和执行网络没有差异。训练主要对执行网络有显著影响。更重要的是，组间×训练交互作用对执行网络很重要，表明冲突解决分数的前后差异仅对受训组显著（图 16.1）。训练后各组在定向或警觉方面没有差异。结果表明，短期的综合冥想实践会影响执行注意力的效率。

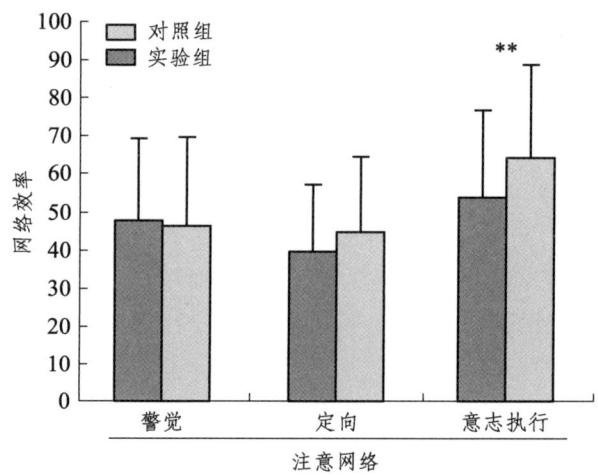

图 16.1 对照组和综合冥想训练 5 天后的 ANT 的表现

2. 短期综合冥想增强积极情绪并减少消极情绪

由于执行注意力的效率提高，我们推测具有更好地自我调节情绪。我们使用 POMS 来测量相同两组的情绪。训练前，POMS 的六个量表均未显示两组之间的差异。方差分析显示，训练后实验组在发怒-敌视，抑郁-气馁，紧张-焦虑，精力-活动性和疲劳-迟钝等方面存在显著差异（图 16.2）。这表明短期综合冥想可以增强积极情绪并减少消极情绪。

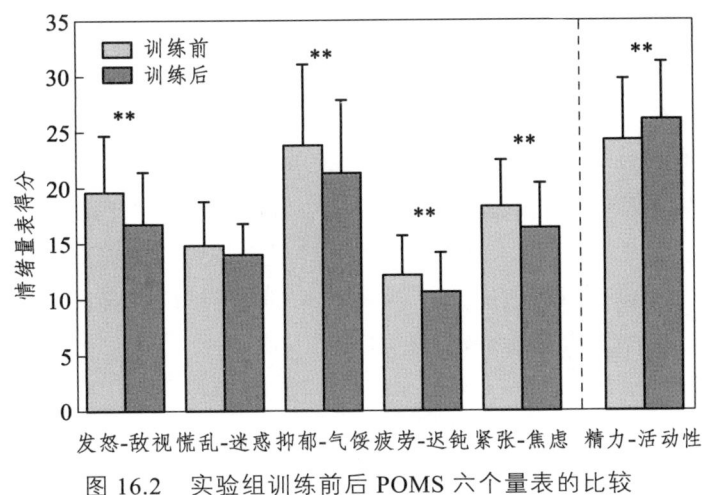

图 16.2 实验组训练前后 POMS 六个量表的比较

3. 应激前后的生理变化

皮质醇和分泌型 IgA（sIgA）是由认知挑战引起的应激量的指标。在综合冥想或放松 5 d 后，我们应用 3 min 的心算作为急性应激。图 16.3 显示，在应激前的基线时，各组之间没有显著差异，表明皮质醇和 sIgA 反应在正常状态下对应激没有敏感性，这与之前的研究结果类似。算术应激后，两组的皮质醇活性都增加，表明心算应激是有效的。然后实验组接受额外的 20 min 综合冥想和 20 min 的放松训练。方差分析显示，组间（实验组与对照组）×训练（应激前与额外训练后的基线）交互作用显著。与对照组相比，实验组在训练后对精神应激的皮质醇反应显著降低（见图 16.3A）。同样，应激前基线 sIgA 组间无显著差异。训练后，方差分析显示组间×训练交互显著，算术挑战导致实验组的 sIgA 显著高于对照组（见图 16.3B）。5 d 的训练减少了对精神挑战的应激反应，尤其是在额外的 20 min 练习之后。

4. 生理指标的变化

训练 5 d 后，实验组与对照组相比，训练对皮肤电导反应的主效应显著。组间×训练交互作用显著。此外，与放松相比，综合冥想引起的皮肤电导反应在练习阶段 2 和阶段 3 以及基线之后（但不是在阶段 1 和基线之前）显著降低，表明皮肤电导反应与训练量有关（见图 16.4A）。在心率、腹部呼吸幅度和胸部呼吸频率方面也发现了类似的结果。训练 5 d 后，训练的主效应对心率显著降低，腹部呼吸幅度更大，胸部呼吸频率更低。组间×训练交互作用分别对心率、腹部呼吸幅度、呼吸频率有显著影响。经过 5 d 的培训，我们还对心率变异进行了分析。与放松组相比，综合冥想组中高频心率变异的变化百分比对训练的主要影响显著并且组间相互作用也很显著。与放松组相比，综合冥想组的高频心率变异在练习第 2 阶段有显著改善，并且在练习第 3 阶段略显著，分别表明高频心率变异与受试者维持的状态相关（见图 16.4B）。较低的皮肤电导反应、增加的腹部呼吸幅度、降低的胸部呼吸频率和更多的高频心率变异表明冥想训练对自主神经系统，尤其是副交感神经活动具有较好的调节作用。

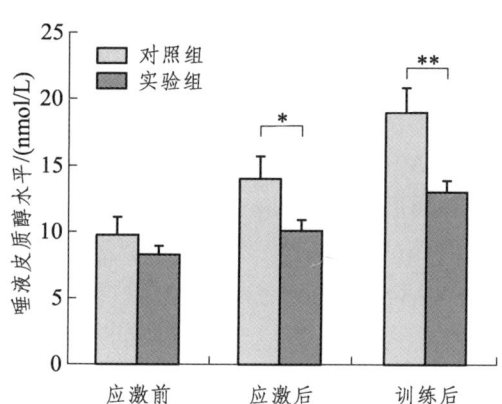

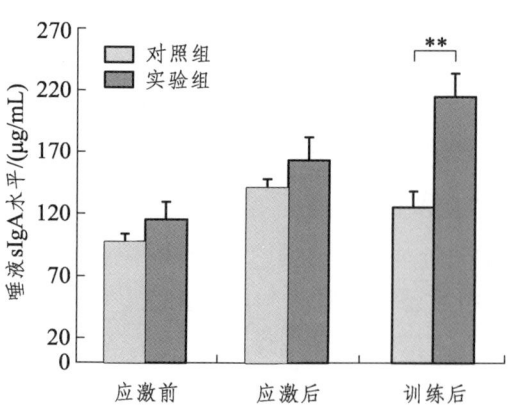

图 16.3　应激前后唾液皮质醇和 sIgA 的变化

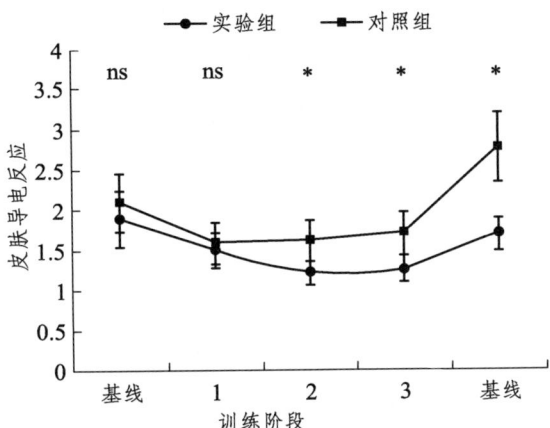

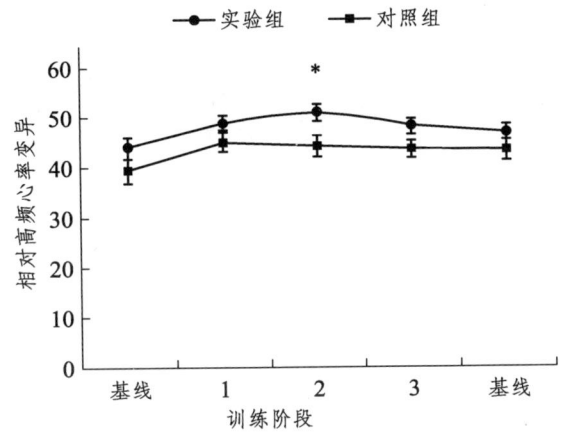

图16.4 综合冥想与放松训练的生理指标对比

5. 脑成像的变化

为了探索短期冥想期间的大脑机制,我们使用脑电图(EEG)和单光子发射计算机断层扫描(SPECT)记录大脑活动,以获得时间和空间信息。训练前,脑电图的头皮电极均未表现出两组间的差异。在综合冥想组中,方差分析显示额中线电极 Fz 和 Cz 存在组间×训练交互作用。训练后,测试表明综合冥想组的额中线电极 Fz、FCz 和 Cz 在 theta 频带(3~8 Hz)的 EEG 功率显著增加,通常与前扣带皮层(ACC)中的脑电发生有关。经过

5 天的训练，与放松组相比，综合冥想组的全局大脑活动减少。然而，综合冥想组在右侧 ACC 中显示出更多的局部脑血流量（r-CBF），包括膝下 ACC（Brodmann 区，BA25，x=8，y=18，z=-10）和相邻的腹侧 ACC（BA32）、左脑岛、枕叶、右后扣带回皮层（PCC）、右楔前叶以及壳核和尾状核的皮层下结构。与综合冥想组相比，放松组在右额叶（BA47）、右脑岛、颞叶（韦尼克区）、枕叶、顶叶、角回、缘上回、舌回、PCC、楔前叶和丘脑的 r-CBF 变化更大（图 16.5）。

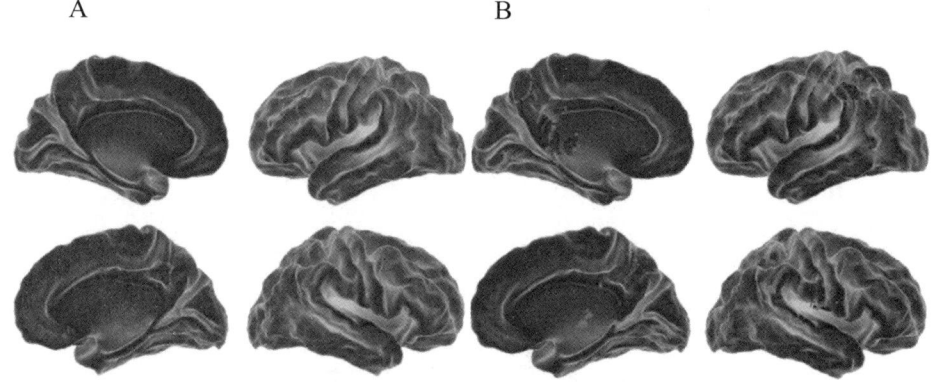

图 16.5　综合冥想组和放松组在训练前后的左右半球脑血流量变化
A—综合冥想组；B—放松组。上一行为左半球，下一行为右半球

6. 中枢和自主神经系统相互作用。

为了探索大脑活动与生理指标之间的关系，我们分析了额叶中线 theta 功率（电极 Fz、FCz 和 Cz，来自 ACC）与高频心率变异的变化之间的关系。综合冥想 5 d 后，Fz-theta 和高频心率变异、FCz-theta 和高频心率变异以及 Cz-theta 和高频心率变异显著正相关。然而，放松组训练 5 d 后，θ 活动与高频心率变异之间没有显著相关性（见图 16.6）。虽然只有综合冥想训练产生了显著的相关性，但两组之间的相关性没有显著差异，可能是因为功效太低。

7. 讨　论

在 ANT 和 POMS 中，实验组在综合冥想 5 d 后显示出比放松对照组更大的改善，综合冥想比放松控制更能提高注意力并增强自我调节能力。实验组对精神压力的反应也显著改善，在额外训练后，与对照组相比，皮质醇更少，免疫反应更强。综合冥想通过使用类似于用于测试药物或其他干预的适当实验和控制方法，为研究冥想训练的影响提供了一种方便的方法。我们的研究结果进一步表明，综合冥想在压力管理、身心健康以及改善认知能力和自我调节能力方面具有一定的潜力。

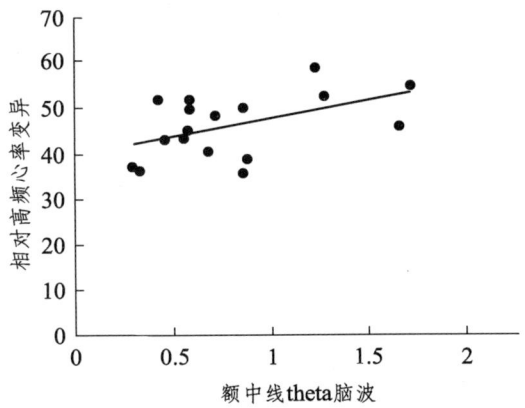

图 16.6　训练五天后，综合冥想中高频心率变异与 FCz-theta 的相关性

尽管本研究中没有使用直接测量大脑变化的方法，但之前的一些研究表明大脑网络可能会发生变化。托马斯等人的研究表明，在大鼠中，一次急性暴露于社会心理压力的短期经历降低了新生海马神经元的短期和长期存活率。同样，人脑对短暂的经验很敏感。纳卡什等人的研究表明情绪词的潜意识表达在长潜伏期调节杏仁核的活动并触发持久的大脑过程。Brefczynski-Lewis 等人每天使用三种不同技术比较新手与专业冥想者，两者都显示出与注意力相关的大脑区域的大型重叠网络的激活。Raz 等人描述了另一种单次训练改变大脑活动过程的情况。当给予高度催眠的人一个将某个词视为无意义的指令时，表现出在冲突试验中不仅消除了 Stroop 干扰效应，也消除了前扣带回的活动。研究还表明，使用计算机程序进行 5 天的注意力训练可以提高儿童执行注意力网络的效率。总之，我们有理由相信，5 天的综合冥想练习可以改变大脑网络，从而改善注意力、认知、情绪和对压力的反应。

综合冥想只需经过几天的练习就可以奏效，可能与以下几个方面有关。首先，综合冥想整合了身心技术的几个关键组成部分，包括身体放松、呼吸调整、心理意象和正念训练，在以往的研究中，它们在注意力、情绪和社会行为方面显示出广泛的积极作用，这种组合可以放大训练效果。其次，由于每个人都有体验正念的时候，合格的教练可以帮助每个参与者增加这种体验的量，从而保证每次练习都取得良好的效果。最后，选定的舒适背景音乐效果更好。光盘可整合音乐与练习指导，并通过持续的感官输入来占据初学者的游荡心智，以维持和促进正念状态。许多冥想训练方法使用录音带或光盘来帮助初学者。培训师的工作至关重要，培训师需要知道如何与受训者互动以获得所需的状态。培训师很可能是综合冥想有效成分的一部分，他们的角色需要额外的研究。

越来越多的研究支持冥想训练对身心健康和认知能力产生有益影响，它可以减轻压力和促进健康。然而，潜在的神经机制仍不清楚。为探讨其机制，我们检测了受试者的脑成像和生理测量指标。生理测量包括心率、皮肤电导反应以及呼吸幅度和频率，以监测自主神经系统活动。

在生理指标方面，心率、皮肤电导反应、呼吸幅度和频率以及心率变异的生理测量是放松和冥想中自主调节的生物标志物。训练期间和训练后5天，综合冥想组和放松组的生理指标均出现积极变化，表明训练效果良好。然而，综合冥想实验组在降低心率和皮肤电导反应，增加腹部呼吸幅度，降低胸部呼吸频率方面明显优于放松对照组。这些结果反映了与放松训练组相比，在综合冥想练习期间和之后，ANS调节需要更少努力，就能够使身体更放松，心态更平和。心率变异是一种无创技术，可以可靠、准确地测量交感神经和副交感神经功能。高频心率变异与副交感神经功能有关。综合冥想组在训练期间高频心率变异的显著增加表明，与放松训练相比，综合冥想组成功抑制了交感神经紧张和激活了副交感神经紧张。这一结果与之前在冥想期间交感神经活动减少和副交感神经活动增加的发现一致。

在脑成像方面，训练5天后，与放松组相比，综合冥想组在右膝下区ACC（BA25）和相邻腹侧ACC（BA32）中显示出更多的r-CBF变化。这些脑区通过控制自主神经系统调节情绪，可能暗示ACC在冥想训练中的调节作用。在功能和解剖学上，膝下区ACC与自主控制中心的联系比背侧dACC更强。dACC在需要费力的任务下激活，而膝下区ACC在需要注意力的任务期间停用，并且在基线休息状态下更加活跃。在我们的研究中，综合冥想组表现出膝下区ACC活动增加，同时出现高频心率变异，这是ANS的副交感神经指数之一。这些观察结果表明膝下ACC活动与副交感神经而非交感神经的自主系统有关。相比之下，放松训练比综合冥想产生更多的额叶、颞叶和顶叶皮层激活（包括韦尼克区）。生理结果和自我报告表明放松训练的结果。然而，我们在放松训练后没有发现更多的 ACC 活动。相反，右腹侧 PFC 活跃，该区域是众所周知的认知控制、反应抑制和信息选择的关键区域。放松组大脑高度活跃的原因可能是因为"做事状态"需要在训练期间集中注意力并努力控制放松身体的不同部位。综合冥想和放松组之间的这些差异可能暗示了放松训练中不同的调节策略，例如通过语言的使用、注意力等进行有意识的控制。放松组表现出的激活模式与目标导向和刺激驱动的控制相一致。驱动大脑中的注意力，表明需要努力和控制来维持放松状态。

大脑默认网络的特征在于内侧 PFC、PCC 和楔前叶内中线区域的活动。这些区域的活动与自发的自我产生的心理活动有关，即思想流、情景记忆和游移思想。在这个默认网络中综合冥想组和放松组表现出不同的大脑模式，表明训练可能会影响静息状态。与放松对照组相比，综合冥想组显示出明显的整体激活减少，包括训练后的默认网络，进一步表明大脑网络的有效改变和重组。这种减少的大脑模式可能反映了综合冥想练习期间不太费力的心理过程。这可能涉及使用最小限度的控制来维持"存在"的内部状态，而不是放松训练中使用的"做"状态。这一提议得到了来自综合冥想组"忘记我的身体或我自己"的自我报告的证据的支持。

在中枢和自主神经系统相互作用方面，在冥想期间，脑电图额中线 theta 功率的增加已被广泛报道，ACC 被认为是这种活动的发生器。训练 5 天后，综合冥想组的额中线电极 Fz、FCz 和 Cz（ACC 源）的 theta 功率显著增加。额叶中线 theta 节律与 ANS 的副交感神经成分相关。结合较低心率和皮肤电导反应下更大的副交感神经活动、增加腹部呼吸幅度、降低胸部呼吸频率和高频心率变异，这些结果为综合冥想实践中中枢和自主神经系统相互作用提供了强有力的证据。训练 5 天后，与放松组相比，综合冥想组也表现出更多的左脑岛活动。而奥本海默等人的研究报道左脑岛主要负责副交感神经作用，这种激活可能反映副交感神经活动增加。我们还发现仅综合冥想组的高频心率变异与额叶中线 theta 活动之间存在显著相关性（来源于 ACC）。综合冥想组中额中线 theta 与高频心率变异之间相关性的显著增加与这一观点一致。这些变化表明中枢和自主神经系统相互作用增强，这可能是综合冥想实践中强调的大脑-身体和谐的结果。综合冥想组中膝下区 ACC 和左脑岛激活的同时增加与先前关于这两个脑区中 VonEconomo 神经元的分布及其在静息状态下的连通性的发现一致。这两个区域可以为成功的自我调节提供解剖学基础。

我们还发现在放松训练中，右脑岛比左脑岛更活跃。右脑岛被认为在参与内部身体状态（内感受觉）和参与能量消耗和唤醒方面发挥作用。几项冥想研究报告了右脑岛参与，包括专注于内部体验的集中注意、观察正在进行的内部体验流以及以现在为中心的瞬时自我参考。这些形式的冥想训练通常需要专注和努力来维持状态，而这种努力与右脑岛叶皮层的功能是一致的，后者更容易产生交感神经反应。右脑岛活动与意识控制的调节策略有关的发现与其在放松和某些形式的冥想中的发生一致。我们的结果表明，虽然许多形式的冥想应该产生更强的 ACC 活动，但强调控制思想的形式可能会表现出更多的背侧激活，并且更有可能产生交感神经活动。

二、总　结

本研究表明，与接受放松训练的类似选择的对照组相比，综合身心训练的冥想训练使得受试者显示出更好的注意力和应激控制力。实验组在注意力网络测试中的冲突得分有显著的改善，焦虑、抑郁、愤怒和疲劳的程度更低，并且更有活力。在神经机制研究中，脑成像和生理指标均表明，综合冥想组的自主神经和中枢神经系统发生了变化，反映了身心平衡。五天的综合冥想通过改变中枢（大脑）和自主（身体）系统之间的相互作用来提高注意力和自我调节。我们相信综合冥想通过促进平衡的身心状态、产生大脑和自主神经活动的变化以及它们之间的相互作用来发挥认知改善作用。

本章参考文献

[1] TANG Y Y, MA Y, WANG J, et al. Short-term meditation training improves attention and self-regulation[J]. Proc Natl Acad Sci USA. 2007, 104(43): 17152-17156.

[2] TANG Y Y, MA Y, FAN Y, et al. Central and autonomic nervous system

interaction is altered by short-term meditation[J]. Proc Natl Acad Sci USA. 2009, 106(22): 8865-8870.

［3］ TANG Y Y, HÖLZEL B K, POSNER M I. The neuroscience of mindfulness meditation[J]. Nat Rev Neurosci. 2015, 16(4): 213-225.

［4］ 李瑞阳，鲍海华. 冥想的神经影像学研究进展[J]. 临床医药文献电子杂志，2019，6（61）：187.

［5］ 王玉正，罗非. 短期冥想训练研究进展、问题及展望[J]. 中国临床心理学杂志，2017，25（6）：1184-1190.

第十七章 新兴可穿戴生理感知技术助力高原缺氧脑功能的监测和防护

多年以来大量研究致力于阐明急性高原病（AMS）的发病机制，并发掘更多的潜在危险因素。AMS 的病理生理过程十分复杂，与 AMS 发生概率和 AMS 易感性相关的生理指标繁多，其中部分指标难以量化。在相关研究中，由于个体差异性、非标准化的实验方案设计和生理数据分析方法，得到的结果也不尽相同。虽然血氧饱和度（SpO_2）和心率（HR）对 AMS 的研究价值已被广泛认同，但在 SpO_2 诊断阈值、心率变异性（HRv）预测能力等方面，依然需要进一步研究。大部分实验都只局限在某一特定的海拔范围，而 AMS 在不同海拔下的生理表现也有很大差异。因为高原环境复杂，除缺氧外，低气压和强紫外线等因素可能也会导致高原不良反应，所以模拟高原环境的低氧面罩或低氧舱能否代替真实高原环境依然存在很大争议。近年来，随着可穿戴医疗感知技术的发展和生理数据挖掘算法的完善，基于生理参数的实时监测和预测在急性高原病的预警和检测中的应用越来越受到关注，成为该领域极具价值的研究方向。本章以 acute mountain sickness、altitude sickness、hypoxemia、intermittent hypoxic training、wearable physiological sensors、decision aids 和 prediction metric 作为关键词，在 PubMed、Science、Nature、IEEE 和知网等数据库进行文献检索，对急性高原病的病理、相关生理指标、相关可穿戴设备和生理数据辅助决策的研究进展做一综述。

一、急性高原病

急性高原病（Acute Mountain Sickness，AMS）是一种以头痛、厌食、恶心、呕吐、失眠和倦怠乏力为主要症状的综合征。当人在短时间内进入更高海拔地区时，低压低氧的环境会导致上述不适。重症急性高原病患者还会出现高海拔脑水肿（High Altitude Cerebral Edema，HACE）和高海拔肺水肿（High Altitude Pulmonary Edema，HAPE）等。一些研究表明，导致 AMS 并影响其严重程度的主要因素有：个体对高海拔的适应性、进入高原前后所处的海拔差、进入高原的速度、暴露于高海拔的持续时间等。通常来说，AMS 在暴露于高海拔（>2 500 m）后的 6~24 h 内出现，但不同个体间的 AMS 易感性差异很大，高度易感人群也会在较低海拔时发病。这可能与遗传、体育锻炼水平和其他环境变量有关。AMS 一般是暂时性的，在进入高原的 2~7 d 后，随着对缺氧的适应，其症状会得到缓解。此外，如果不再提高甚至降低患者所处的海拔高度，并允许患者休息，往往能达到自愈的效果，这也是对于 AMS 的最佳治疗方案。

（一）急性高原病的病理

急性高原病的根本病因是低压低氧环境导致的组织缺氧。

1. 心肺反应

心血管对缺氧环境的适应性部分由交感神经系统介导，交感神经激活导致肺血管收缩。肺动脉压力增加是高原不适应的常见临床反应。低氧环境下交感神经过度激活、一氧化氮（NO）合成不足和内皮素-1（ET-1）过度合成会导致肺血管收缩；血管内皮生长因子和氧化应激反应的增加可能导致血管通透性的增加和血管源性水肿。以上因素都会引起肺动脉高压，从而影响 AMS 的发生。

AMS 的发生常伴随着较为严重的低氧血症，即血液中含氧不足。其主要表现为血氧分压 PaO_2 或动脉血氧饱和度 SaO_2 低于同龄人正常下限。缺氧换气反应（Hypoxic Ventilatory Response，HVR）是指由缺氧引起的通气增加，使身体能够以更高的速率摄入和处理氧气。若在升高海拔的同时未能增加 HVR 并伴有肺气体交换受损，将会导致动脉血氧分压 PaO_2 或动脉血氧饱和度 SaO_2 降低。Elliot 在实验中发现，卵圆孔闭合不全（Patent Foramen Ovale，PFO）会引起肺气体交换受损和高原地区通气适应性减弱。多数 PFO 患者无症状，但其罹患 AMS 的风险会更高。此外，较低的每分钟静息通气量（Resting minute ventilation，VE）也被认为是血氧饱和度 SaO_2

降低的原因之一，但 Burtscher 等的后续研究发现 VE 和 SaO_2 的变化之间仅有中等相关性。

2. 脑部反应

头痛是 AMS 的主要症状，所以高原环境下的脑部反应一直被认为与 AMS 的发生有关。研究发现，急性暴露于低压低氧环境会在短时间内导致全脑与灰质体积增加，白质与脑脊液体积减小，而灰质体积增加可能参与 AMS 的发生机制。临床观察表明，AMS 常表现为高海拔脑水肿（HACE）的早期阶段。Li 等在高原条件下利用遥感装置直接监测颅压的研究发现，在高原休息状态下，所有受试者的颅内压均正常，但在海拔 4 752 m，AMS 患者在轻微活动状态下颅内压急剧升高、头痛加剧。因此轻度脑水肿和颅内压升高可能是 AMS 的诱发因素。但一些研究通过脑核磁、经颅多普勒超声等技术对 AMS 患者进行监测，发现其脑肿胀程度很小甚至难以检测到，且 AMS 患者和非 AMS 患者的肿胀程度几乎没有差别。脑血流主要由血压、动脉血氧分压和二氧化碳分压决定。在急性暴露于高原低氧环境时，脑血流的自身调节机制表现为低氧血症同时导致脑血流量增加和呼吸代偿，而呼吸代偿引发的低二氧化碳血症又会导致脑血流量减少。AMS 患者的脑调节机制紊乱，其高原头痛症状可能源于脑血流量增加情况下的静脉流出受限。

3. 血容量和肾部反应

健康人群在进入更高海拔的过程中，会出现血浆容量减小和轻度多尿症状，从而引起血液浓缩。实验发现 AMS 患者的血容量不会减小甚至可能会增加，从而造成血浓度失衡。所以体液失衡可能是引起 AMS 的原因。另外，研究发现与缺氧和 VE 降低相关的低碳酸血症可引起高海拔多尿症状，已被认为可以预防或减轻 AMS。

4. 其他因素

遗传因素和心理因素是否能够作为 AMS 的触发因素还存在着争议。在遗传方面，虽然基因背后的机制仍需要进一步研究，但已有研究发现 EDN1 基因多态性可能是 AMS 的诱发因素，具有 R577X 多态性 R 等位基因的个体对低氧环境的适应性更差；在心理方面，抑郁症、焦虑症、强迫症、人际关系敏感性、恐惧焦虑、偏执观念和精神病等，都可能与 AMS 的发生有关，而 AMS 病症又会影响患者的心理状态，从而形成恶性循环。

（二）急性高原病的诊断与预防

最常用的 AMS 症状问卷是路易斯湖 AMS 评分系统（LLS）。1993 年制定的评分规则包括对 AMS 五个症状的自我评估：头痛，胃肠道症状，疲劳/虚弱，头晕/头昏眼花和睡眠困难。每个症状的评分为 0 到 3（0 分为无不适，1 分为轻度症状，2 分为中度症状，3 分为严重症状）。患者在傍晚和第二天早餐前接受 LLS 评估，分数较高的一次用于 AMS 诊断。当头痛与至少一种其他症状同时出现且总分大于或等于 3 分时，将被诊断为 AMS。2018 年的新评分规则已将"睡眠困难"去除。

当前，国内外研究都以 LLS 作为诊断 AMS 的公认标准，来评估其他诊断工具的准确性。中国 AMS 评分（CAS）和 LLS 之间的区别在于 CAS 考虑了更多非特异性症状，有研究通过统计学分析和 LLS 验证，表明 CAS 能够有效诊断 AMS，但使用 CAS 评估比使用 LLS 评估的 AMS 患病率更高。另外，可视化模拟量表（VAS）、急性高原病-脑评分（AMS-C）、临床功能评分（CFS）都表现出和 LLS 不相上下的诊断能力。

对 AMS 的检测与预测仍存在很多困难和争议。越来越多的研究表示很多 AMS 患者并没有头痛症状，而睡眠障碍与 AMS 之间的相关性也很低。另外，AMS 的症状具有高度非特异性，在很多其他情况下表现出相似的症状，例如病毒性流感样疾病、酗酒宿醉、精疲力竭、偏头痛、体温过低、低血糖、一氧化碳中毒或脱水。另一方面，AMS 的诊断需要患者主动报告自身状况，路易斯湖评分系统无法对否认症状的患者进行诊断。所以，对相关生理指标进行实时监测与个性化检测是很有必要的。动脉血氧饱和度和心率因其与 AMS 较强的关联且易于测量，是目前最常用的客观生理变量。

1. 动脉血氧饱和度

动脉血氧饱和度（SaO_2）是反映人体血红蛋白携氧能力和人体对低氧环境适应力的重要生理指标。SpO_2 是经脉搏血氧仪等仪器测得的 SaO_2 值。研究证明，静息状态下的血氧饱和度（$R\text{-}SpO_2$）与临床 AMS 的发生相关。Roach 和 Kao 相继发现受试者于 4 200 m 和 2 659 m 的 $R\text{-}SpO_2$ 和 LLS 评分呈负相关。轻度运动后的血氧饱和度（$Ex\text{-}SpO_2$）是评估健康受试者高海拔适应程度的有效指标。Savourey 和他的同事提出缺氧状态下 30 min 后低强度运动时的 SpO_2 是预测即将发生的 AMS 的良好指标。在 4 300 m 暴露的早期，运动过程中的血氧饱和度与即将发生的 AMS 相关。多数研究表明，与 $R\text{-}SpO_2$ 相比，$Ex\text{-}SpO_2$ 和 AMS 之间的相关性明显更高。

很多研究通过统计分析等方法计算得一个 SpO_2 阈值，若低于此值，患 AMS 的可能性就很高。Mandolesi 等发现 3 647 m 时将 SpO_2 低于 88%作为诊断标准，可达到最高的灵敏度。Heikki 等发现 4 300 m 时将 $R\text{-}SpO_2$ 低于 89%、$Ex\text{-}SpO_2$ 低于 79%作为诊断标准，可达到最高的灵敏度。但由于实验方法的差异，即使是相同海拔所得的 SpO_2 阈值也可能不尽相同。另外，相关研究大都基于某个特定的高度，以海拔高度和 SpO_2 阈值作为双标准的 AMS 诊断方案目前还需要进一步研究。

SpO_2 具有很高的敏感性且特异性易受到影响，从而可能导致大量假阳性预测。因为 SpO_2 具备昼夜生理节律，所以测量实际不准确以及受试者对环境适应程度的不同是造成假阳性预测的重要原因。研究证明，夜间 SpO_2 值相比白天有显著提高，早上休息时 SpO_2 值达到一天之内最高值，且昼夜血氧饱和度的差值是衡量个体高海拔适应性的一个重要指标，差值太小意味着个体对高海拔适应性较差。在休息、睡眠或体育活动等不同状态下测得的 SpO_2 值需要不同的分析方法。测量间隔时间太长所得的 SpO_2 值难以准确地表现一个人的低氧血症程度。如果能够连续记录，SpO_2 将会成为对 AMS 的研究更有效的指标。

2. 心率相关参数

可以连续记录心率的医疗设备应用广泛、准确性高且不易被干扰，所以对 HR 的实时监测与分析在严峻的高原地区受限更小。

暴露于高原环境前后的心率差异（ΔHR）可能与 AMS 相关。李明等通过实验发现，当急性暴露于高原环境的受试者 ΔHR 大于 25%，高原预适应的受试者 ΔHR 大于 15%时，表现出较高的 AMS 发生率。在所处海拔上升的过程中，心率升高是非常普遍的反应，但心率的升高并不一定会伴随着 AMS 的发生。

研究发现，在不同的模拟海拔高度下，心跳间隔和呼吸周期之间的心肺相位同步（CRPS）的程度发生了变化。具有不同生理压力的自主调节强烈影响心肺偶合。缺氧状态下的 CRPS 是一种复杂的非线性生理偶合，相比常氧环境其同步程度会显著增加。

心率变异性（Heart Rate Variability，HRv）是指逐次心跳周期差异的变化情况，在心电图中表现为 RR 间隔的逐次跳动变化，可将其用于监测自主神经系统的活动。可通过确定不同分量宽度内的频谱区域来分析 RR 间隔数据并量化 HRv 的功率：高频（HF：0.15～0.4 Hz），低频（LF：0.04～0.15 Hz），甚低频（VLF：≤0.04 Hz），超低频（ULF：≤0.003 3 Hz）和总功率（TP，ms^2）。低氧介导的交感神经激活被认为是维持重要器官氧气供应的代偿机制。大量研究表明 HRv 的某些参数与 AMS 具有较强的相关性。研究发现低压缺氧会导致 HF、LF 和 TP 显著降低，而作为交感神经平衡指标的 LF/HF 则显著增加。HRv 在诊断 AMS 中具有良好的敏感性和特异性，有研究发现急性暴露于低氧环境后 HRv 会降低；Taralov 等通过分析 HRv 的变化规律，发现间歇性暴露于低氧环境可以帮助人体预适应高原环境并有效预防 AMS。

HRv 是否可以预测 AMS 还存在很大争议。有研究认为 HRv 的 HF、LF 和 LF/HF 对个体升至更高海拔后的 AMS 预测有较高准确性。Sutherland 等发现常氧的 LF/HF 和常压低氧暴露 15 min 后的 LF，对预测随后暴露于更高海拔的 AMS 发生可能性显示出良好的诊断准确性。其中常氧 LF/HF 在所有预测指标中具有最高的诊断准确性（具有最高的 AUC）和最佳的敏感性（85%）及特异性（88%）。但后续一些研究表明 HRv 变化虽和海拔升高有关，却并不具备预测能力。

呼吸频率的变化会很大程度上影响心率变异性的频谱成分，而人体的呼吸在实验中难以受到控制。短期监测到的甚低频和超低频数据并不是十分可靠的，利用这些数据计算的 TP 也许并不能作为 HRv 的研究依据。另外实验环境的差异也会导致相关研究得出不同的结论。HRv 和 AMS 之间的联系还需要设计更科学的实验进一步研究。

3. 血容量和血流量

研究发现，血容量（Plasma Volume，PV）会在暴露于高海拔后的一到二周内下降，此后逐渐平稳在初始水平的 70%～90%，PV 终值取决于海拔高度。一般来说，暴露于不同海拔前期的 PV 下降速度不会有很大差异，后期下降速度差异较大且决定了 PV 的最终水平。Beidleman 等发现暴露于 4 000 m 后 24 h 内 PV 会下降超过 10%。Reynafarje 等发现受试者暴露于 4 540 m 一个月后 PV 降低了约 20%，缓慢恢复 1 年后又回到初始水平。然而 Pugh 等发现在暴露于 4 650～5 800 m 后的 33 周内，PV 在初始下降后并没有出现明显回升。

Siebenmann 等的研究认为高海拔地区的血细胞比容（HCT）增加归因于 PV 的减少。在暴露于高海拔的初期，为抵消动脉血氧含量（CaO_2）和动脉血氧分压（PaO_2）的降低，维持足够的脑氧输送（CDO_2），HCT 和血红蛋白增加，脑血流量（CBF）升高。CBF 与 AMS 的相关性存在很大争议。Jensen 等使用放射性氙技术测量受试者 CBF 的变化，从 150 m 上升至 3 475 m，CBF 在 1 d 后平均增加 24%，6 d 后平均增加 4%，是否患有 AMS 对 CBF 的增量并没有影响。Baumgartner 等发现与健康受试者相比，患 AMS 受试者的脑动脉血流速（MCA-v）增量更多。但其 5 年后的研究通过监测 10 名受试者在暴露于模拟 4 559 m 环境 12 min、36 min、72 min 的脑动脉血流速平均峰值（V_{MCA}），发现 3 名受试者在 12 min 时被诊断为 AMS 且 V_{MCA} 有所提高，4 名受试者在 36 min 时被诊断为 AMS 且 V_{MCA} 在 12 min 后便无明显增加。结果表示 CBF 的变化在暴露于模拟高海拔的早期表现出明显个体差异，与 AMS 的发生无关。Dyer 等的研究表明 AMS 易感性也与 CBF 的变化没有明显相关性。

虽然大量研究认为 CBF 增量与 AMS 的诊断没有直接关联，但也有研究发现，CBF 增量可能与高原适应性有关。Flück 等通过评估受试者颈内动脉（ICA）和椎动脉（VA）血流量，发现久居低海拔地区受试者的 CBF 比久居高海拔地区受试者更高。

研究发现健康人群在高海拔地区时心肌血流量（MBF）升高。目前较少研究探讨 MBF 与 AMS 的关联性。Kaufmann 等发现高海拔肺水肿患者的心肌血流储备（MBFr）明显低于健康受试者。由此推断 MBF 可能与 AMS 有关。

4. 睡眠相关参数

高原环境会导致有效睡眠时间减少，睡眠相关参数与 AMS 的发生有关。Ochsner 等发现，由 490 m 快速上升至 4 559 m 后第一晚，受试者的总睡眠时间、慢波睡眠和（REM）睡眠减少，唤醒次数增加，VE 增加，并伴有频繁的中枢性呼吸暂停。适应三天后，受试者的睡眠质量有所改善，但夜间呼吸情况并没有好转。Burgess 等发现睡眠不足参与 AMS 的发病机制，受试者的唤醒次数与海拔、AMS 无明显相关性，睡眠期间 SaO_2、PaO_2 与 LLS 评分具有明显负相关，中枢性睡眠呼吸暂停指数（CSA）与 LLS 评分具有明显正相关。大多数研究认为睡眠质量下降是高原低氧血症的并发症状，目前较少研究将睡眠相关参数作为 AMS 诊断或预测的独立因子。

5. 呼吸相关参数

呼吸频率和肺活量参数与 AMS 的诊断和预测有关。Jafarian 等发现上升至高海拔后一小时内呼吸频率的上升可预测 AMS 后续发生概率。James 等发现受试者在到达 2 835 m 的前三天用力肺活量（FVC）降低，AMS 越严重的受试者 FVC 降低越明显。Torrero 等发现受试者到达 3 404 m 后，一秒内用力呼气量（FEV_1）降低 12.3%，FVC 降低 7.6%，FEV_1/FVC 总体不变，只有 AMS 患者的 FEV_1/FVC 下降至原来的 70%，且 FEV_1 与 SaO_2 具有很强相关性。Jorand 等发现，暴露于高原 3~4 d 后，健康受试者的呼吸敏感性随缺氧引起的换气过度和口压升高而显著增加，而 AMS 患者的呼吸敏感性明显下降。呼吸敏感性可作为衡量高原适应性的有效指标。多数研究表示换气不足不能作为 AMS 的预测因素，如 Milledge 等发现 HVR 无法预测 AMS 易感性。

6. 其他相关指标

除动脉血氧饱和度和心率以外，其他生理指标也表现出 AMS 检测与预测方面的潜力，但仍存在很大争议或并没有被大量研究。有研究将功率频谱分析应用于收缩压（SBP）的分析，发现低频 SBP 与 AMS 之间存在关联；有研究使用近红外光谱（NIRS）对脑血流量、氧合作用进行监测，发现患 AMS 受试者的 NIRS 脑组织散射显著增加，总血红蛋白浓度升高，视神经鞘管直径（ONSD）、视网膜静脉扩张程度和视盘肿胀程度增加；有研究发现缺氧时呼出气中 NO 含量有所降低，但是并不能作为 AMS 的预测指标。

心率、舒张压（DBP）、VE、CaO_2 和动脉血二氧化碳分压（$PaCO_2$）等生理指标均不能作为独立因素参与 AMS 的诊断或预测，但可以帮助区分 AMS+和 AMS-，这是 SpO_2 或 HRv 无法独立实现的。研究发现在急性暴露于高海拔地区时,与 AMS-组相比,AMS+组受试者的 HR 显著提高,DBP、VE 和 $PaCO_2$ 值降低,SpO_2 和 CaO_2 降低更明显。

最近有研究显示:微 RNA(microRNA)已成为各种疾病的有希望的非侵入性生物标记,Huang 等的研究首次揭示唾液 miR-134-3p 和 miR-15b-5p 可用作非侵入性生物标志物,用于对 AMS 的预测。专利通过实时荧光定量(q-PCR)等方法检测被测者血浆中 microRNA-3591-3p 的含量,并与正常 microRNA 水平比较来诊断急性高山病,灵敏度高、特异性强、操作方便,易于安全无创地进行大量筛查。

(三)急性高原病的预防

对急性高原病的一个重要预防措施是间歇性低氧预训练(Intermittent Hypoxic Training,IHT)。Taralov 等发现每天在模拟 4 200 m 的缺氧环境下暴露 1 h,连续训练 10 d,会导致 SpO_2 升高、心率降低和总功率 TP 增加。这可能是因为副交感神经的激活。大多研究使用常压低氧(NH)环境代替实际的高海拔。然而,关于 NH 环境下的实验结果是否可以近似于低压缺氧环境的结果,仍然存在争议。对此 Dipasquale 等比较了常压低氧(NH)和低压低氧(HH)对运动时 SpO_2 和 HR 的影响,发现这两种低氧情况下 SpO_2 并无太大差异,而 HH 环境下的心率增加比 NH 环境下更显著。IHT 的训练效果很大程度上依赖于训练时长,但在很多情况下,需要急进高原的人群并没有很长的预备时间用来进行 IHT,所以如何设计个性化的 IHT 训练方案,使拟急进高原人群在最短时间内最大程度上适应低氧环境依然是亟待解决的问题。

AMS 易感性预测也是预防 AMS 的措施,期望利用合适的指标从拟进入高原者中筛查出不宜进入高原的人群。相关实验中的受试者大多由平原急进高原,或处于模拟高原低氧环境。对受试者实验过程中 LLS 评分的分析表明,肥胖或超重、饮食生活习惯、体育锻炼水平、精神状态以及心肺功能等都是预测 AMS 易感性的重要指标,但如何对这些指标进行量化仍需进一步研究。目前常用的量化生理指标包括身体质量指数(BMI)、动脉血氧饱和度、血液酸碱度、血皮质醇含量、心电图 ST 段、血压、平原肺活量和基因相关指数等;量化心理指标包括艾森克问卷、焦虑自评量表(SAS)和抑郁自评量表(SDS)等。

AMS 易感性测试具有极大复杂性，受试者的个体生理差异、实验条件的差异都会导致生理指标的非标准化测量，所以在健康人群中大规模采用 AMS 易感性测试可能不是降低 AMS 风险的有效方法。

二、可穿戴设备

1. 可穿戴脉搏血氧仪

对急性高原病的生理数据监测多基于 SpO_2 和 HRv 值，脉搏血氧仪是能够同时测量二者的最常用设备。非侵入性的可穿戴式设备可以方便地实现无创、准确且连续的测量，主要有使用探头的接触式和使用相机的非接触式。设备大多基于光学传感器，最常用的是光电容积描记（PPG）技术。通过光反射或投射，可以探查较浅的皮肤层。例如，Azhari 等发明了一种贴片型无线可穿戴脉搏血氧仪，可从人的前额测量心率和血氧饱和度；Chacon 等介绍了一种可穿戴的光学生物传感系统，使用探头连续测量脉搏血氧饱和度和心率，此外还设计了一种新颖的依赖数据的运动伪影调整算法，以消除运动伪影产生的噪声数据。

可穿戴脉搏血氧仪致力于提升便携性和穿戴舒适性。横田智之和其东京大学的同事设计了超柔性皮肤血氧仪（如图 17.1A），这是一种可以层压到指尖以确定血氧饱和度的有机脉搏血氧计，由两个有机聚合物发光二极管（PLED）组成，并封装一个有机光电探测器（OPD）。PLED 和 OPD 各自只有 3 微米的厚度，比人表皮薄一个数量级。Guber 等经过评估确定，更为舒适的腕式脉搏血氧仪 Oxitone-1000（Oxitone Medical）（如图 17.1B）在肺病患者日常活动中对 SpO_2 和 HR 的测量准确，不逊于其他指尖式标准设备。另有一种更小型便携的、支持蓝牙且带有婴儿传感器 8008J 的 WristOx2 3150 脉搏血氧仪，其测量精度和准确度甚至可以与较大型的医院级脉搏血氧仪 Masimo LCNS 相媲美。

随着嵌入式、物联网技术的发展，脉搏血氧仪构造更简单，成本更低，功能更强大。Sutar 等使用基于微型 AT AT328 微控制器的低成本 Arduino Mini 套件以及德州仪器（TI）OPT101 光电二极管，以 SMD 模式设计开发了 PCB 用于心率监测和血氧饱和度测定；Augustine 等采用物联网技术，实现了对患者进行远程监控与警报，WLAN 路由器将脉搏血氧仪传感器设备连接到 Blynk 服务器，在 Android 上显示和应用测量到的数据。

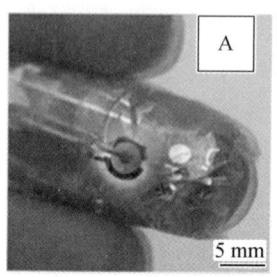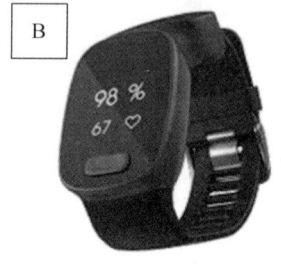

图 17.1　脉搏血氧仪

A—超柔性皮肤血氧仪；B—腕式脉搏血氧仪 Oxitone-1000

　　智能手机技术和与健康相关的应用程序为便携式脉搏血氧仪提供了一个通用的、成本相对较低的平台。Tomlinson 等评估了基于智能手机的脉搏血氧仪应用程序的两种主要类型，发现基于手机自带的相机镜头和闪光灯的应用程序（CBA）可靠性较差，而基于直连到手机的外部探针的应用程序（PBA）可靠性较好。Kenek O_2 脉搏血氧仪（如图 17.2 所示）是加拿大卫生部批准的唯一基于智能手机的脉搏血氧仪，可用于医疗。它由一个手指探针和一个可下载的应用程序组成，可与 iPhone，iPad 以及 iPod Touch 系统兼容。Chan 等以 Nono 8500 脉搏血氧仪为标准参考设备，评估了 Kenek O_2 智能手机脉搏血氧仪的可用性、有效性和可靠性，发现智能手机血氧仪只在静息时可靠，无法准确记录运动期间有慢性肺病的患者的 HR 或 SpO_2。

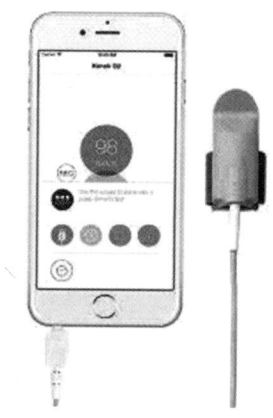

图 17.2　Kenek O_2 脉搏血氧仪

2. 可穿戴心肺参数测量系统

除脉搏血氧仪外，其余心肺功能参数测量系统也做到了可穿戴。与心电图相比，使用便携式设备进行的 HRv 测量显示出少量绝对误差，但是考虑到便携式设备的实用性和合规性，此小误差是可以接受的。源自 PPG 的脉搏率变异性（PRv）已被普遍接受可替代源自心电图的 HRv。Hernando 等以 Apple H7 胸带心率监测仪（Polar Electro Oy，Kempele，芬兰）的 RR 间隔作为参考，对 Apple Watch 测得的 HRv 进行了验证，发现 Apple Watch 的测量结果显示出非常好的可靠性和一致性。

徐浩然等以 SensEcho 随行生理参数监护系统（如图 17.3 所示）为受测设备，METALYZER 3B 型心肺功能测试系统为参比设备，通过数据验证和 Bland-Altman 分析、相关性分析，证明 SensEcho 随行生理参数监测系统能够准确测量人体心率和呼吸率等关键心肺生理参数。SensEcho 在各种强度的运动状态下都能保持很好的稳定性，能够满足运动状态下的连续生理信号采集和分析应用。新兴的便携式血压计采用气压传感器、光电传感器和单片机，集成度高，体积小且可穿戴，克服了传统水银血压计操作难、不易携带的缺点。

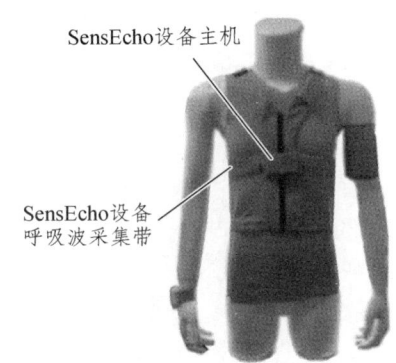

图 17.3　SensEcho 随行生理参数监护系统

3. 可穿戴脑部监测设备

通常基于近红外光谱、经颅多普勒和脑电图实现 AMS 监测中的脑血氧及脑血流量测量。例如有专利发明了一种基于近红外技术的无线可穿戴式脑血氧测量设备。Hsu 等发明了一种头戴式脑电监测装置，该设备利用干金属电极感知初始信号，集成 Arduino 芯片、模拟前端模块、蓝牙模块、

SD 卡模块、RTC 模块等对初始信号进行分析与储存（如图 17.4A），将数据传入 Android 系统并在手机屏幕实时显示 EGG 波形（如图 17.4B）。

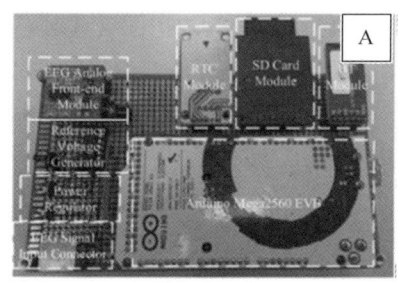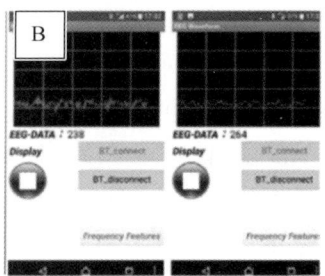

图 17.4　头戴式脑电监测装置
A—硬件集成；B—实时 EGG 波形

4. 便携式睡眠监测系统

睡眠参数监测常基于多导睡眠描记（PSG）技术。LifeShirt（VivoMetrics）是一种可穿戴多功能生理信号监测设备（如图 17.5 所示），在文献报道中有研究用于监测受试者在高原适应期的睡眠脑电图（EEG）、眼电图（EOG）、颏肌电图（EMG）、SpO_2 和呼出气中 CO_2 含量。Compumedics 便携式睡眠监测系统有 13 个数据通道，比 LifeShirt 增加了腿部运动和鼻腔血流量监测功能。

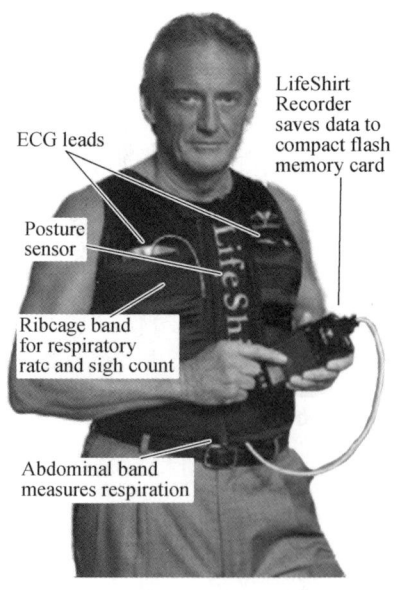

图 17.5　LifeShirt 多功能生理监测设备

文献使用 Ambulatory-Monitoring-Inc（AMI）公司的腕式活动监测器（如图 17.6A）采集接受 IHT 训练者的睡眠生理信号，并利用公司配套软件 ACTION4（如图 17.6B）计算相对觉醒时间、每小时唤醒次数、睡眠百分比。

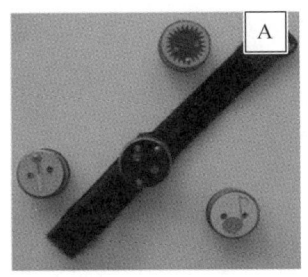 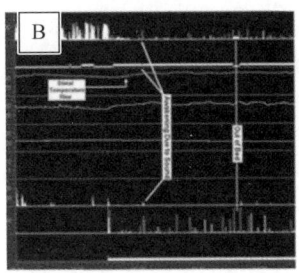

图 17.6　AMI 睡眠监测系统

A—腕式活动监测器；B—配套软件 ACTION4

5. 便携式呼出气分析仪

呼出气分析可能有助于 AMS 的诊断和严重程度评估。Lacey 等探讨了一种假设，有关 AMS 发生的生理过程可表现为通过代谢过程产生的挥发性有机化合物（VOC）的变化，并通过 Cyranose 320（Sensigent 美国）手持式蒸气分析仪（如图 17.7）所采集的数据验证了该假设，这种技术也称为电子鼻（e-nose）。

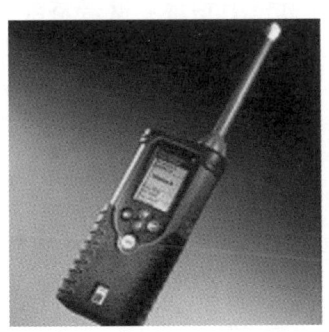 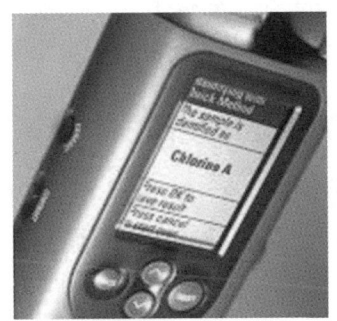

图 17.7　手持式蒸气分析仪 Cyranose 320

而同年文献报道，通过实验发现，快速上升到 4 554 m 后"电子鼻"无法区分 AMS 患者和非 AMS 患者。"电子鼻"呼吸分析初步表现出 AMS 检测方面的潜力，其具体应用还需要进一步研究。

三、基于生理数据的检测与预测

相关实验中采集的生理数据包括健康受试者在海拔上升过程中的监测数据、高原环境下 AMS 患者和非 AMS 患者的对照数据以及志愿者在模拟常压低氧环境中的实验数据,从中可以分析各项指标与 AMS 的相关性或预测 AMS 的易感性和发生概率。

(一) 静态指标的计算

部分研究只在较为重要的时间段对相关生理参数进行测量,并从中提炼出较有代表性的指标,计算方法不会因数据的改变而变化。Heikki 等的实验在海拔高度上升过程中,以 15 s 为间隔测量受试者 4 次 R-SpO_2,并计算平均值。因发现运动结束 15 s 后 SpO_2 开始下降,所以在受试者停止行走后的 15 s 内以 5 s 为间隔测量 4 次 Ex-SpO_2,并计算平均值。Horiuchi 等发现,SpO_2 的波动周期大约在 2~3 min,建议在一个周期内完成一次完整的测量,并记录测量间隔的最大值和最小值及其对应的 SpO_2。斋藤茂等发现运动后 30~45 s 左右 SpO_2 会降至最小值,并通过所处的海拔和周围环境的氧分压使用玻尔方程计算理论静息 SpO_2 值,再将其与实际测得的 SpO_2 比较。Horiuchi 等在海拔上升 2 周前和上升过程中测量受试者睡眠参数,分析时将平均动脉压(MAP)作为重要变量,计算方法为:(SBP-DBP)/3+DBP。

(二) 动态数据的信息挖掘

部分研究得到的生理数据是连续监测的时间序列数据,测量间隔通常较短且不变,对其进行分析使用实时算法,算法参数和结果随着新数据的不断加入会得到同步的优化。

1. 动态系统性能评价

人体在某种程度上可以看作一个自调节控制系统,所以过程控制方法也可以应用于 AMS 的研究中。有研究表示,急性缺氧被认为会损害脑自动调节(CA)。CA 的测量即脑血流量(CBF)对动脉血压(ABP)变化的瞬态响应,可通过与第二阶参数相关的自动调节指数(ARI)建立微分方程模型（如图 17.8），包含增益（K）、阻尼系数（D）和时间常数（T）。ARI 的局限性可通过提高数值分辨率和概括参数空间来解决。Panerai 等使用传递函数分析和二阶微分方程仿真表明，CA 的改变是缺氧的内在后果，与 AMS 的发生或严重程度没有直接关系。Subudhi 等对高海拔地区的 ARI 进行评估，利用稳态振荡传递函数分析 ABP 和脑动脉血流速（MCAv），通过 classic thigh-cuff 技术分析 ABP 突然大幅度下降导致的 MCAv 变化。发现中度低氧血症期间，非 AMS 患者的脑血管系统对 ABP 的大阶跃变化的缓冲能力可能会减弱，但仍能保持调节缓慢的节律性振荡的能力，ARI 在高海拔地区依然是评价 CA 的有效指标。

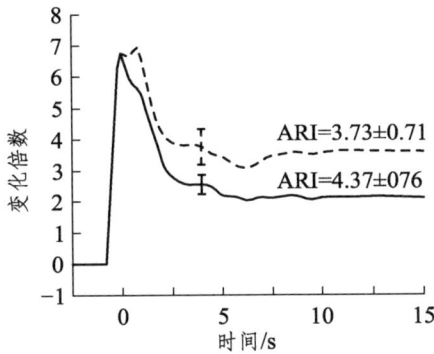

图 17.8 常氧（黑色）和缺氧（阴影）下休息 4 分钟后 ARI 的阶跃响应

高碳酸血症可能和 AMS 的发生有关。Chacón 等为检测高碳酸血症中 CA 的受损程度，使用支持向量机（SVM）进行学习和验证，建立以 ABP 作为输入和 CBF 速度（CBFv）作为输出的非线性模型。动态 SVM 的实现依赖移动平均或自回归结构，动态 CA 的效率是根据模型推导出的 CBFv 对 BP 阶跃变化的响应作为线性和非线性模型的自调节指标来估计的。Subudhi 等为证明缺氧和 CA 受损之间有关联，通过傅里叶反变换对脑调节系统的脉冲响应和阶跃响应进行预处理，并使用中值滤波器和 Butterworth 滤波器对其进行连续平滑处理；引入 Welch 算法的傅里叶变换具有 256 个节点的窗口和 40% 的重叠，从而产生了至少 5 个数据段。对这些数据段的平均相干性、增益和相移进行评估，最后对增益和相位进行上述傅里叶变换，得到时域的脉冲响应和阶跃响应。

2. 时间序列分析

一些研究通过时间序列数据设计了新指标，可以更直观地分析动态数据与 AMS 之间的关系。Beidleman 等提出了一种新的低氧剂量指标：累积的海拔暴露量（AAE）。计算方法为：上升至 4 000 m 之前到达的海拔高度和上升至该海拔所用的天数的乘积，并将其作为自变量，将暴露于 4 300 m 约 24 h 后 AMS 的患病率作为因变量，建立了 bootstrap-logistics 定量预测模型。暴露于低氧环境后，血氧饱和度会下降直至动态平衡，此过程所用的时间也可能会是有效的指标。氧气储备指数（ORI）是新的连续无创变量，由使用多波长脉冲共血氧测定法的新一代脉搏血氧仪提供。虽然目前并未发现 AMS 相关研究将 ORI 作为参考指标，但 ORI 具有优秀的表示氧合作用、血氧水平的能力，也许将来会成为实时监测 AMS 的有效指标。

序列信息的挖掘可以帮助分析或诊断病理状态，例如可将 HRv 数据在时域中的变化规律作为指标评估 AMS 的严重程度。常用的时间序列模型有自回归模型、滑动平均模型、自回归滑动平均模型和自回归积分滑动平均模型等，时间序列复杂性常用维数、熵、李雅普诺夫指数等来衡量。熵具有很多变体如样本熵（Sampen）、近似熵（Apen）、模糊熵（FuzzyEn）、Kolmogorov-Sinai 熵和光谱熵。有文献对比了样本熵、近似熵和模糊熵对生理数据集处理的能力。近似熵适用于嘈杂的中型数据集，广泛应用于各种生理和临床数据集，例如遗传序列、激素脉动性、呼吸模式、心率变异性、心电图、脑电图和肌电图。但是，近似熵是有偏差的统计数据，缺乏相对的一致性，对数据长度的依赖性很大。样本熵可以缓解自匹配引起的偏差，具有相对一致性，并且对数据长度的依赖性较小。其向量的相似性定义还是基于近似熵中的 Heaviside 函数。由于 Heaviside 函数的固有缺陷，在熵定义的有效性方面仍然存在问题，特别是在涉及小的参数时。模糊熵源自 Zadeh 模糊集的概念，具有较强的相对一致性，对数据长度的依赖性较小，偏差较小，而且可以实现连续性，更自由的参数选择以及对噪声的鲁棒性。样本熵、近似熵、模糊熵和 Renyi 熵在 HRv 分析上的应用已经十分普遍，鉴于 HRv 和 AMS 的紧密关联，熵分析方法也许对 AMS 的生理数据挖掘表现较好的效果。

血氧饱和度变异性（OSv）领域目前鲜少研究，Bhogal 等使用规律性

（样本熵分析）、自相似性（去趋势波动分析）和复杂度（多尺度熵分析）来表示 OSv 的特征，通过这几个参数，OSv 可能可以作为研究 AMS 的有效指标。

3. 机器学习

在 AMS 预测方面，神经网络可以自主学习模型参数，克服相关指标繁多、内部机制不明确等难点，更好地拟合数据并生成鲁棒性更强的模型。游海燕针对 AMS 易感性预测建立了学习向量量化（Learning Vector Quantization，LVQ）模型，平均正确预测精度达到 72.22%，初步实现对 AMS 易感人群的筛选。目前 AMS 相关研究中较少使用误差反向传播（Back Propagation，BP）模型，但在其他医学研究中，BP 模型已经显示出较好的鉴别与预测效果。如有文献通过建立 BP 模型鉴别 2 型糖尿病肾病。

循环神经网络（RNN）和长短期记忆网络（Long Short-Term Memory，LSTM）是时间循环神经网络，是更适合时间序列数据的深度学习网络。LSTM 对 HR 数据、睡眠监测数据等具有较好的分析能力，并在很多疾病的预测中已被广泛应用。Mishra 等利用信息挖掘和分类技术，设计了一个动态 LSTM 冠状动脉疾病预测模型，该模型可在 HR 动态数据集上边学习边预测。Maragatham 等提出的基于 LSTM 的心率衰竭预测模型在网络的隐藏层中使用 SiLU 和 tanh 作为激活函数，在输出层中使用 Softmax，在整个网络权值优化的正则化中使用 Bridgeout。根据实时数据进行的评估显示出该模型在心衰风险预测中的有效性和可行性。另外，有文献为了确定各种病症诊断结果与睡眠的关系，建立了基于 LSTM 的循环神经网络模型。数据中的各项指标均来自匹兹堡睡眠质量指数量表。先对数据进行标准化预处理，再采用逐步线性回归方法选取几个比较重要的指标，同时基于上述模型预测在不同指标值下患每种病的概率，最后再与原数据中的实际诊断结果进行比较分析，得出诊断结果与睡眠的关系。目前尚未发现对 AMS 的研究引入 LSTM，但以上研究所使用的数据和 AMS 相关生理数据类似，由此推测，LSTM 对 AMS 的鉴别和预测可能会有较好的效果。

（三）统计学分析方法

实验数据经过静态、动态分析后所获得的生理信息结合 LLS 评分，可用来进行相关性分析并建立拟合模型。最常用的方法是统计学方法和回归分析方法。如 Burtscher 等对受试者急进高原时监测的生理数据进行标准化并使其服从正态分布。利用 t 分布检验相同性别受试者的生理差异；利用混合方差分析不同性别受试者在高海拔环境下的生理差异；利用 χ^2 分布来检验数据在频域表达上的差异；并且引入皮尔逊相关系数计算不同生理指标变量之间的关系。Horiuchi 等采用单因素重复测量方差分析（ANOVA）、线性趋势分析和两两配对（Bonferroni）事后检验来评估短期暴露于高原后的心血管变量、通气参数和日间及睡眠状态变化。如果使用等方差分析没有很好的效果，则使用 Friedman 非参数和成对（Scheffe）事后检验进行分析。Sikri 等还引入 Bonferroni 校正对相关性的统计显著性进行调整。可使用 Kolmogorov-Smirnov 检验来评估变量的分布正态性。

很多研究希望找到与 AMS 相关性最强的指标，主成分分析（PCA）和独立变量分析（ICA）是最常用的方法。Bian 等在利用主成分分析浓缩了原始数据，再进行各项生理指标与 AMS 相关性的分析，可以极大程度减少计算量；Lacey 等在低氧环境下的呼出气分析上，通过主成分分析减少了原始数据，并利用交叉验证的线性判别分析（CV-LDA）和 ROC-AUC 曲线评估了判别功能。决策树（CART）是一种二进制递归分区方法，通过该方法，数据沿解释变量的两个分支（即是否存在症状）进行连续分割，以便在每个节点上选择能够最大程度区分响应变量的症状。DiPasquale 等尝试使用决策树分析找出常压低氧和低压低氧环境下鉴别 AMS+最重要的症状。

回归分析中最常用的是 logistics 模型，在 AMS 研究中多分为多元 logistics 分析和逐步 logistics 分析。Li 等使用逐步 logistics 回归分析确定 ΔHR 与 SaO_2 是 AMS 发生可能性的独立预测因子；Karinen 等使用 logistic 回归确定海拔高度和暴露在低氧环境下 20~30 min 后的 SaO_2 值是 AMS 易感性的独立预测因子，达到了很高的准确率；Beidleman 等建立了一种鲁棒性更强的线性-逻辑回归混合模型，这是一种截距和斜率因个体而异的无条件均值模型，可以对任何经过归一化的受试者数据进行 AMS 严重性和患病率预测。这些模型可以适应重复测量数据、随时间丢失的数据、不规则的间隔测量和不平衡的数据，并且可以处理时变数据。模型评估将数据与拟合模型进行比较，评估工具包括残差分析、离群值检测、影响分析和模型假设验证。也有一些研究采用其他回归模型,如 Sikri 等采用 Log-Binomial 回归来分析 AMS 与疲劳、头痛和失眠之间的关系。

四、结论与展望

随着科技的发展,可穿戴医疗设备的技术日渐成熟。大量临床实验表明,便携式、可穿戴式医疗设备的测量能力甚至可以和医院级的标准设备相媲美。利用可穿戴生理感知技术对急进高原环境下生理参数的实时动态监测和评估,将会在急性高原病的预警和辅助诊断中发挥重要作用。但是,实验过程中采集的数据可能存在重复、缺失、时间间隔混乱和个体之间不平衡等问题,如何处理这些异常数据以及所有样本之间的标准化,是实时监测算法中的一大难点。未来 AMS 相关研究可能需要更加科学的实验方案设计。在能力范围内,尽可能地选择年龄、健康状况和生活习惯相类似的志愿者参与实验,统一志愿者在实验过程中的放松状态和呼吸频率等干扰变量。对诸如心理因素等难以量化的生理指标,需要更加科学的评分方法来定量研究。对生理指标进行 24 小时的连续监测,并对白天和夜间、休息和活动等不同状态下的数据使用不同的分析方法,可能会得到更加理想的效果。

目前 AMS 领域的数据分析方法多基于统计学,但通过调研发现,信号处理、过程控制和机器学习等技术均可以用于医学数据的信息挖掘。另外,可穿戴设备除了可以感知相关生理信号,若将嵌入式技术融入设备的设计,利用单片机对采集的信号进行实时处理,设备或能实现数据采集和分析一体化。若微处理器无法承担大量数据的计算量,可利用物联网等通信技术将数据实时传入计算机,实现 AMS 的远程医疗诊断和预测。因此,医学学科和工学学科的进一步交叉融合可能会是可穿戴感知技术助力 AMS 的实时监测与诊疗的突破点。图 17.9 为高原环境下生理参数的实时动态监测和评估的模式。

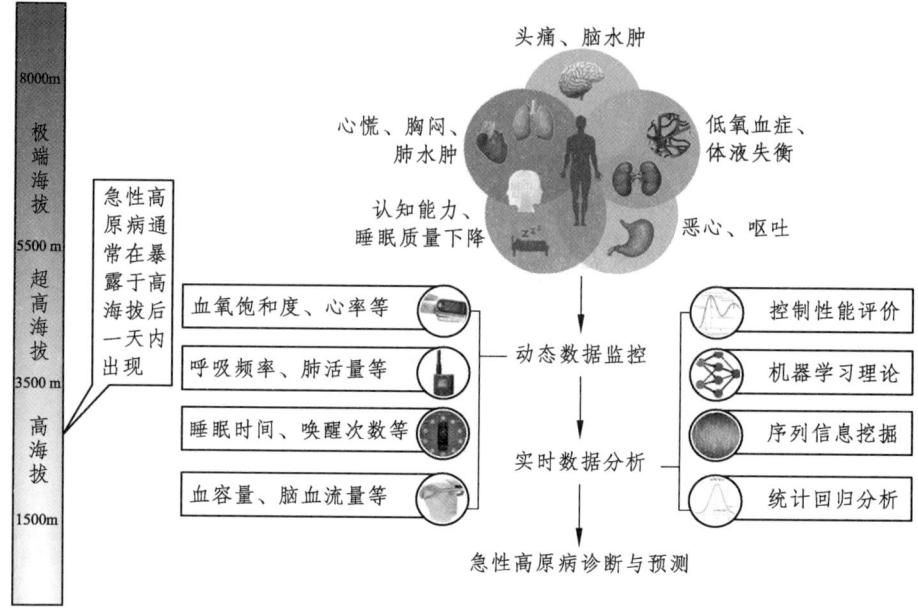

图 17.9　高原环境下生理参数的实时动态监测和评估的模式图

本章参考文献

[1] LUKS A M, SWENSON E R, BÄRTSCH P. Acute high-altitude sickness [J]. European Respiratory Review. 2017, 26(143): 160096 .

[2] HANSEN J E, HARRIS C W, EVANS W O. Influence of elevation of origin, rate of ascent and a physical conditioning program on symptoms of acute mountain sickness[J]. Military Medicine. 1967, 132(8): 585-592.

[3] LYONS T P, MUZA S R, ROCK P B, et al. The effect of altitude pre-acclimatization on acute mountain sickness during reexposure[J]. Aviation, Space, and Environmental Medicine. 1995, 66(10): 957-962.

[4] MAGGIORINI M, BÜHLER B, WALTER M, et al. Prevalence of acute mountain sickness in the Swiss Alps[J]. Bmj. 1990, 301(6756): 853-855.

[5] ROBINSON S M, KING A B, AOKI V. Acute mountain sickness: reproducibility of its severity and duration in an individual[J]. Aerospace Medicine. 1971, 42(7): 706-708.

[6] BEIDLEMAN B A, TIGHIOUART H, SCHMID C H, et al. Predictive models of acute mountain sickness after rapid ascent to various altitudes[R]. Army Research Inst of Environmental Medicine Natick Ma Thermal and Mountain Medicine Division, 2013.

[7] LUKS A M. Physiology in Medicine: A physiologic approach to prevention and treatment of acute high-altitude illnesses[J]. Journal of Applied Physiology. 2015, 118(5): 509-519.

[8] LI Y, ZHANG Y, ZHANG Y. Research advances in pathogenesis and prophylactic measures of acute high altitude illness[J]. Respiratory Medicine. 2018, 145: 145-152.

[9] DING H, LIU Q, HUA M, et al. Polymorphisms of hypoxia-related genes in subjects susceptible to acute mountain sickness[J]. Respiration. 2011, 81(3): 236-241.

[10] BAILEY D M, EVANS K A, JAMES P E, et al. Altered free radical metabolism in acute mountain sickness: implications for dynamic cerebral autoregulation and blood–brain barrier function[J]. The Journal of Physiology. 2009, 587(1): 73-85.

[11] LOEPPKY J A, ICENOGLE M V, CHARLTON G A, et al. Hypoxemia and acute mountain sickness: which comes first?[J]. High Altitude Medicine & Biology. 2008, 9(4): 271-279.

[12] SUTTON J R, BRYAN A C, GRAY G W, et al. Pulmonary gas exchange in acute mountain sickness[J]. Aviation, Space, and Environmental Medicine. 1976, 47(10): 1032-1037.

[13] BÄRTSCH P, SWENSON E R, PAUL A, et al. Hypoxic ventilatory response, ventilation, gas exchange, and fluid balance in acute mountain sickness[J]. High Altitude Medicine & Biology. 2002, 3(4): 361-376.

[14] MILLEDGE J S, THOMAS P S, BEELEY J M, et al. Hypoxic ventilatory response and acute mountain sickness[J]. European Respiratory Journal. 1988, 1(10): 948-951.

[15] ELLIOTT J E, LAURIE S S, KERN J P, et al. AltitudeOmics: impaired pulmonary gas exchange efficiency and blunted ventilatory acclimatization

in humans with patent foramen ovale after 16 days at 5,260 m[J]. Journal of Applied Physiology. 2015, 118(9): 1100-1112.

[16] ELLIOTT J E, NIGAM S M, LAURIE S S, et al. Prevalence of left heart contrast in healthy, young, asymptomatic humans at rest breathing room air[J]. Respiratory Physiology & Neurobiology. 2013, 188(1): 71-78.

[17] BURTSCHER M, FLATZ M, FAULHABER M. Prediction of susceptibility to acute mountain sickness by SaO_2 values during short- term exposure to hypoxia[J]. High Altitude Medicine & Biology. 2004, 5(3): 335-340.

[18] RICHALET J, LARMIGNAT P, POITRINE E, et al. Physiological risk factors for severe high-altitude illness: a prospective cohort study[J]. American Journal of Respiratory and Critical Care Medicine. 2012, 185(2): 192-198.

[19] ROACH R C, GREENE E R, SCHOENE R B, et al. Arterial oxygen saturation for prediction of acute mountain sickness[J]. Aviation, Space, and Environmental Medicine. 1998, 69(12): 1182-1185.

[20] BURTSCHER M, PHILADELPHY M, GATTERER H, et al. Physiological Responses in Humans Acutely Exposed to High Altitude (3480 m): Minute Ventilation and Oxygenation Are Predictive for the Development of Acute Mountain Sickness[J]. High Altitude Medicine & Biology. 2019, 20(2): 192-197.

[21] LAWLEY J S, LEVINE B D, WILLIAMS M A, et al. Cerebral spinal fluid dynamics: effect of hypoxia and implications for high-altitude illness[J]. Journal of Applied Physiology. 2016, 120(2): 251-262.

[22] 张诗雨, 冯杰, 刘文佳, 等. 急进高原人群脑形态学变化的磁共振成像研究[J]. 中国医学影像学杂志, 2019, 27（8）: 574-577

[23] 李福祥, 戢福云. 急性高山病发病机制的研究进展[J]. 解放军医学杂志, 2011, 36（4）: 413-415.

[24] 高雁青, 张淑坤, 吴世政. 急进高原的健康人群脑血管反应性研究[J]. 中国卒中杂志, 2013, 8（6）: 449-453.

[25] 郝贵生, 吴世政. 慢性高原病对脑血管反应性及血管调节因子的影响[J]. 中国神经精神疾病杂志, 2016, 42（7）: 390-394.

[26] IMRAY C. Lessons from altitude: cerebral perfusion insights and their potential translational clinical significance[J]. Experimental Physiology. 2016, 101(9): 1167-1172.

[27] WILSON M H, IMRAY C H. The cerebral venous system and hypoxia[J]. Journal of Applied Physiology. 2016, 120(2): 244-250.

[28] WILSON M H, DAVAGNANAM I, HOLLAND G, et al. Birmingham Medical Research Expeditionary Society and Caudwell Xtreme Everest Research Group. Cerebral venous system and anatomical predisposition to high-altitude headache[J]. Ann Neurol. 2013, 73(3): 381-389.

[29] BÄRTSCH P, PFLUGER N, AUDETAT M, et al. Effects of slow ascent to 4559 M on fluid homeostasis[J]. Aviation, Space, and Environmental Medicine. 1991, 62(2): 105-110.

[30] LOEPPKY J A, ICENOGLE M V, MAES D, et al. Early fluid retention and severe acute mountain sickness[J]. Journal of Applied Physiology. 2005, 98(2): 591-597.

[31] HILDEBRANDT W, OTTENBACHER A, SCHUSTER M, et al. Diuretic effect of hypoxia, hypocapnia, and hyperpnea in humans: relation to hormones and O_2 chemosensitivity[J]. Journal of Applied Physiology. 2000, 88(2): 599-610.

[32] GRANT S, MACLEOD N, KAY J W, et al. Sea level and acute responses to hypoxia: do they predict physiological responses and acute mountain sickness at altitude?[J]. British Journal of Sports Medicine. 2002, 36(2): 141-146.

[33] YU J, LIU C, ZHANG C, et al. EDN1 gene potentially involved in the development of acute mountain sickness[J]. Scientific Reports. 2020, 10(1): 1-9.

[34] BOTTURA R M, LIMA G H O, HIPOLIDE D C, et al. Association between ACTN3 and acute mountain sickness[J]. Genes and Environment. 2019, 41(1): 18.

[35] BOOS C J, BASS M, O HARA J P, et al. The relationship between anxiety and acute mountain sickness[J]. PLoS One. 2018, 13(6): e0197147.

[36] ROACH R C, HACKETT P H, OELZ O, et al. The 2018 Lake Louise acute mountain sickness score[J]. High Altitude Medicine & Biology. 2018, 19(1): 4-6.

[37] WU J, GU H, LUO Y. Differences between the "Chinese AMS Score" and the Lake Louise score in the diagnosis of acute mountain sickness[J]. Medicine. 2016, 95(21): e3512.

[38] MEIER D, COLLET T, LOCATELLI I, et al. Does this patient have acute mountain sickness?: the rational clinical examination systematic review[J]. Jama. 2017, 318(18): 1810-1819.

[39] WEST J B. Con: Headache should not be a required symptom for the diagnosis of acute mountain sickness[J]. High Altitude Medicine & Biology. 2011, 12(1): 23-25.

[40] HALL D P, MACCORMICK I J, PHYTHIAN-ADAMs A T, et al. Network analysis reveals distinct clinical syndromes underlying acute mountain sickness[J]. PLoS One. 2014, 9(1): e81229.

[41] MACINNIS M J, LANTING S C, RUPERT J L, et al. Is poor sleep quality at high altitude separate from acute mountain sickness? Factor structure and internal consistency of the Lake Louise Score Questionnaire[J]. High Altitude Medicine & Biology. 2013, 14(4): 334-337.

[42] HACKETT P H, RENNIE D, HOFMEISTER S E, et al. Fluid retention and relative hypoventilation in acute mountain sickness[J]. Respiration. 1982, 43(5): 321-329.

[43] KAO W, KUO C, HSU T, et al. Acute mountain sickness in Jade Mountain climbers of Taiwan[J]. Aviation, Space, and Environmental Medicine. 2002, 73(4): 359-362.

[44] SAITO S, SHIMADA H, IMAI T, et al. Estimation of the degree of acclimatization to high altitude by a rapid and simple physiological examination[J]. International Archives of Occupational and Environmental Health. 1995, 67(5): 347-351.

[45] SAVOUREY G, LAUNAY J, BESNARD Y, et al. Normo or hypobaric hypoxic tests: propositions for the determination of the individual

susceptibility to altitude illnesses[J]. European Journal of Applied Physiology. 2007, 100(2): 193-205.

[46] STAAB J E, FULCO C S, MUZA S R, et al. Exercise SaO$_2$ in the Early Hours of Exposure to 4300 M Altitude is Correlated with Subsequent Development of AMS[J]. Medicine & Science in Sports & Exercise. 2006, 38(5): S526.

[47] KARINEN H M, PELTONEN J E, KÄHÖNEN M, et al. Prediction of acute mountain sickness by monitoring arterial oxygen saturation during ascent[J]. High Altitude Medicine & Biology. 2010, 11(4): 325-332.

[48] TANNHEIMER M, THOMAS A, GERNGROSS H. Oxygen saturation course and altitude symptomatology during an expedition to broad peak (8047 m)[J]. International Journal of Sports Medicine. 2002, 23(5): 329-335.

[49] MANDOLESI G, AVANCINI G, BARTESAGHI M, et al. Long-term monitoring of oxygen saturation at altitude can be useful in predicting the subsequent development of moderate-to-severe acute mountain sickness [J]. Wilderness & Environmental Medicine. 2014, 25(4): 384-391.

[50] MODESTI P A, RAPI S, PANICCIA R, et al. Index measured at an intermediate altitude to predict impending acute mountain sickness[J]. Med Sci Sports Exerc. 2011, 43(10): 1811-1818.

[51] KARINEN H M, PELTONEN J E, KÄHÖNEN M, et al. Prediction of acute mountain sickness by monitoring arterial oxygen saturation during ascent[J]. High Altitude Medicine & Biology. 2010, 11(4): 325-332.

[52] BASNYAT B. Pro: Pulse oximetry is useful in predicting acute mountain sickness[J]. High Altitude Medicine & Biology. 2014, 15(4): 440-441.

[53] WINDSOR J S, RODWAY G W. Con: pulse oximetry is useful in predicting acute mountain sickness[J]. High Altitude Medicine & Biology. 2014, 15(4): 442-443.

[54] TANNHEIMER M, VAN DER SPEK R, BRENNER F, et al. Oxygen saturation increases over the course of the night in mountaineers at high altitude (3050–6354 m)[J]. Journal of Travel Medicine. 2017, 24(5):

tax041.

[55] LI M, ZHANG J, ZHAO G, et al. A specific objective supplemental factor in evaluating acute mountain sickness: ΔHR in combination with SaO_2[J]. Military Medical Research. 2015, 2(1): 26.

[56] ZHANG D, SHE J, ZHANG Z, et al. Effects of acute hypoxia on heart rate variability, sample entropy and cardiorespiratory phase synchronization[J]. Biomedical Engineering Online. 2014, 13(1): 73.

[57] KARINEN H M, UUSITALO A, VÄHÄ-YPYÄ H, et al. Heart rate variability changes at 2400 m altitude predicts acute mountain sickness on further ascent at 3000–4300 m altitudes[J]. Frontiers in Physiology. 2012, 3: 336.

[58] SUTHERLAND A, FREER J, EVANS L, et al. MEDEX 2015: heart rate variability predicts development of acute mountain sickness[J]. High Altitude Medicine & Biology. 2017, 18(3): 199-208.

[59] BOOS C J, BYE K, SEVIER L, et al. High altitude affects nocturnal non-linear heart rate variability: PATCH-HA study[J]. Frontiers in Physiology. 2018, 9: 390.

[60] TARALOV Z Z, TERZIYSKI K V, DIMOV P K, et al. Assessment of the impact of 10-day intermittent hypoxia on the autonomic control measured by heart rate variability[J]. Physiology International. 2018, 105(4): 386-396.

[61] MELLOR A, BAKKER-DYOS J, O'HARA J, et al. Smartphone-enabled heart rate variability and acute mountain sickness[J]. Clinical Journal of Sport Medicine. 2018, 28(1): 76-81.

[62] MALIK M. Heart rate variability: Standards of measurement, physiological interpretation, and clinical use: Task force of the European Society of Cardiology and the North American Society for Pacing and Electrophysiology [J]. Annals of Noninvasive Electrocardiology. 1996, 1(2): 151-181.

[63] SIEBENMANN C, ROBACH P, LUNDBY C. Regulation of blood volume in lowlanders exposed to high altitude[J]. Journal of Applied Physiology. 2017, 123(4): 957-966.

[64] BEIDLEMAN B A, STAAB J E, MUZA S R, et al. Quantitative model of hematologic and plasma volume responses after ascent and acclimation to moderate to high altitudes[J]. American Journal of Physiology-Regulatory, Integrative and Comparative Physiology. 2017, 312(2): R265-R272.

[65] REYNAFARJE C, LOZANO R, VALDIVIESO J. The polycythemia of high altitudes: iron metabolism and related aspects[J]. Blood. 1959, 14(4): 433-455.

[66] PUGH L. Blood volume and haemoglobin concentration at altitudes above 18,000 ft. (5500 m)[J]. The Journal of Physiology. 1964, 170(2): 344-354.

[67] HOWE C A, AINSLIE P N, TREMBLAY J C, et al. UBC-Nepal Expedition: Haemoconcentration underlies the reductions in cerebral blood flow observed during acclimatization to high altitude[J]. Experimental Physiology. 2019, 104(12): 1963-1972.

[68] AINSLIE P N, SHAW A D, SMITH K J, et al. Stability of cerebral metabolism and substrate availability in humans during hypoxia and hyperoxia[J]. Clinical Science. 2014, 126(9): 661-670.

[69] JENSEN J B, WRIGHT A D, LASSEN N A, et al. Cerebral blood flow in acute mountain sickness[J]. Journal of Applied Physiology. 1990, 69(2): 430-433.

[70] BAUMGARTNER R W, BÄRTSCH P, MAGGIORINI M, et al. Enhanced cerebral blood flow in acute mountain sickness. [J]. Aviation, Space, and Environmental Medicine. 1994, 65(8): 726-729.

[71] BAUMGARTNER R W, SPYRIDOPOULOS I, BARTSCH P, et al. Acute mountain sickness is not related to cerebral blood flow: a decompression chamber study[J]. Journal of Applied Physiology. 1999, 86(5): 1578-1582.

[72] DYER E A, HOPKINS S R, PERTHEN J E, et al. Regional cerebral blood flow during acute hypoxia in individuals susceptible to acute mountain sickness[J]. Respiratory Physiology & Neurobiology. 2008, 160(3): 267-276.

[73] FLÜCK D, MORRIS L E, NIROULA S, et al. UBC-Nepal expedition: markedly lower cerebral blood flow in high-altitude Sherpa children compared with children residing at sea level[J]. Journal of Applied Physiology. 2017, 123(4): 1003-1010.

[74] WYSS C A, KOEPFLI P, FRETZ G, et al. Influence of altitude exposure on coronary flow reserve[J]. Circulation. 2003, 108(10): 1202-1207.

[75] KAUFMANN B A, BERNHEIM A M, KIENCKE S, et al. Evidence supportive of impaired myocardial blood flow reserve at high altitude in subjects developing high-altitude pulmonary edema[J]. American Journal of Physiology-Heart and Circulatory Physiology. 2008, 294(4): H1651-H1657.

[76] NUSSBAUMER-OCHSNER Y, URSPRUNG J, SIEBENMANN C, et al. Effect of Short-Term Acclimatization to High Altitude on Sleep and Nocturnal Breathing[J]. Sleep. 2012, 35(3): 419-423.

[77] [78] BURGESS K R, JOHNSON P, EDWARDS N, et al. Acute mountain sickness is associated with sleep desaturation at high altitude[J]. Respirology. 2004, 9(4): 485-492.

[78] JAFARIAN S, GOROUHI F, GHERGHEREHCHI M, et al. Respiratory rate within the first hour of ascent predicts subsequent acute mountain sickness severity[J]. Arch Iranian Med. 2008, 11(2): 152-156.

[79] ANHOLM J D, HOUSTON C S, HYERS T M. The relationship between acute mountain sickness and pulmonary ventilation at 2,835 meters (9,300 ft)[J]. Chest. 1979, 75(1): 33-36.

[80] COMPTE-TORRERO L, DE MAGLIA J B, DE DIEGO-DAMIÁ A, et al. Changes in spirometric parameters and arterial oxygen saturation during a mountain ascent to over 3000 meters[J]. Archivos de Bronconeumología (English Edition). 2005, 41(10): 547-552.

[81] NOEL-JORAND M C, BURNET H. Changes in human respiratory sensation induced by acute high altitude hypoxia. [J]. Neuroreport. 1994, 5(13): 1561-1566.

[82] LANFRANCHI P A, COLOMBO R, CREMONA G, et al. Autonomic

cardiovascular regulation in subjects with acute mountain sickness[J]. American Journal of Physiology-Heart and Circulatory Physiology. 2005, 289(6): H2364-H2372.

[83] DIPASQUALE D M, MUZA S R, GUNN A M, et al. Evidence for cerebral edema, cerebral perfusion, and intracranial pressure elevations in acute mountain sickness[J]. Brain and Behavior. 2016, 6(3): e437.

[84] HADOLT I, LITSCHER G. Noninvasive assessment of cerebral oxygenation during high altitude trekking in the Nepal Himalayas (2850–5600 m）[J]. Neurological Research. 2003, 25(2): 183-188.

[85] WILLMANN G, GEKELER F, SCHOMMER K, et al. Update on high altitude cerebral edema including recent work on the eye[J]. High Altitude Medicine & Biology. 2014, 15(2): 112-122.

[86] WILSON M H, WRIGHT A, IMRAY C H. Intracranial pressure at altitude[J]. High Altitude Medicine & Biology. 2014, 15(2): 123-132.

[87] HUANG H, DONG H, ZHANG J, et al. The role of salivary miR-134-3p and miR-15b-5p as potential non-invasive predictors for not developing acute mountain sickness. [J]. Frontiers in Physiology. 2019, 10: 898.

[88] 高钰琪，刘宝，徐刚，等. 一种通过血浆 microRNA-3591-3p 诊断急性高山病的诊断试剂盒：CN201611002911. 3[P]. 2017-08-18.

[89] DIPASQUALE D M, STRANGMAN G E, HARRIS N S, et al. Acute mountain sickness, hypoxia, hypobaria and exercise duration each affect heart rate[J]. International Journal of Sports Medicine. 2015, 36(08): 609-614.

[90] VERKRUYSSE W, BARTULA M, BRESCH E, et al. Calibration of contactless pulse oximetry[J]. Anesthesia and Analgesia. 2017, 124(1): 136.

[91] AZHARI A, YOSHIMOTO S, NEZU T, et al. A patch-type wireless forehead pulse oximeter for SPO_2 measurement[C]. //2017 IEEE Biomedical Circuits and Systems Conference (BioCAS). IEEE, 2017: 1-4.

[92] CHACON P J, PU L, DA COSTA T H, et al. A wearable pulse oximeter with wireless communication and motion artifact tailoring for continuous

use[J]. IEEE Transactions on Biomedical Engineering. 2018, 66(6): 1505-1513.

[93] YOKOTA T, ZALAR P, KALTENBRUNNER M, et al. Ultraflexible organic photonic skin[J]. Science Advances. 2016, 2(4): e1501856.

[94] GUBER A, SHOCHET G E, KOHN S, et al. Wrist-sensor pulse oximeter enables prolonged patient monitoring in chronic lung diseases[J]. Journal of Medical Systems. 2019, 43(7): 230.

[95] HARRIS B U, STEWART S, VERMA A, et al. Accuracy of a portable pulse oximeter in monitoring hypoxemic infants with cyanotic heart disease[J]. Cardiology in the Young. 2019, 29(8): 1025-1029.

[96] SUTAR N, PARIHAR M, IJARE R, et al. Design and development of SMD based wearable pulse oximeter[C]. //2016 International Conference on Communication and Signal Processing (ICCSP). IEEE, 2016: 1812-1816.

[97] AGUSTINE L, MULJONO I, ANGKA P R, et al. Heart rate monitoring device for arrhythmia using pulse oximeter sensor based on android[C]. //2018 International Conference on Computer Engineering, Network and Intelligent Multimedia (CENIM). IEEE, 2018: 106-111.

[98] TOMLINSON S, BEHRMANN S, CRANFORD J, et al. Accuracy of smartphone-based pulse oximetry compared with hospital-grade pulse oximetry in healthy children[J]. Telemedicine and E-Health. 2018, 24(7): 527-535.

[99] CHAN C, INSKIP J A, KIRKHAM A R, et al. A smartphone oximeter with a fingertip probe for use during exercise training: usability, validity and reliability in individuals with chronic lung disease and healthy controls[J]. Physiotherapy. 2019, 105(3): 297-306.

[100] DOBBS W C, FEDEWA M V, MACDONALD H V, et al. The accuracy of acquiring heart rate variability from portable devices: a systematic review and meta-analysis[J]. Sports Medicine. 2019, 49(3): 417-435.

[101] HERNANDO D, ROCA S, SANCHO J, et al. Validation of the apple watch for heart rate variability measurements during relax and mental

stress in healthy subjects[J]. Sensors. 2018, 18(8): 2619.

[102] 徐浩然，褚文雅，刘晓莉，等. 随行监护系统在运动状态下的心肺生理参数测量准确性研究[J]. 生物医学工程学杂志，2020，37（1）：119-128.

[103] 左年明，张鑫，蒋田仔，等. 一种可穿戴式无线脑血氧监测设备：CN201420488297. 6[P]. 2015-01-07.

[104] HSU T, HSU T, HUANG W, et al. Wearable electroencephalogram signal detection with dry metal electrodes[C]. //2017 12th International Microsystems, Packaging, Assembly and Circuits Technology Conference (IMPACT）. IEEE, 2017: 311-314.

[105] JONES J E, MUZA S R, FULCO C S, et al. Intermittent hypoxic exposure does not improve sleep at 4300 m[J]. High Altitude Medicine & Biology. 2008, 9(4): 281-287.

[106] LACEY J R, KIDEL C, VAN DER KAAIJ J M, et al. The smell of hypoxia: using an electronic nose at altitude and proof of concept of its role in the prediction and diagnosis of acute mountain sickness[J]. Physiological Reports. 2018, 6(17): e13854.

[107] BERENDSEN R R, VAN VESSEM M E, BRUINS M, et al. Electronic nose technology fails to sniff out acute mountain sickness[J]. High Altitude Medicine & Biology. 2018, 19(3): 232-236.

[108] TANNHEIMER M, LECHNER R. The correct measurement of oxygen saturation at high altitude[J]. Sleep and Breathing. 2019, 23(4): 1101-1106.

[109] HORIUCHI M, ODA S, UNO T, et al. Effects of short-term acclimatization at the summit of Mt. Fuji (3776 m) on sleep efficacy, cardiovascular responses, and ventilatory responses[J]. High Altitude Medicine & Biology. 2017, 18(2): 171-178.

[110] CHACÓN M, NUNEZ N, HENRIQUEZ C, et al. Unconstrained parameter estimation for assessment of dynamic cerebral autoregulation [J]. Physiological Measurement. 2008, 29(10): 1179.

[111] PANERAI R B. Cerebral autoregulation: from models to clinical

applications[J]. Cardiovascular Engineering. 2008, 8(1): 42-59.

[112] SUBUDHI A W, GRAJZEL K, LANGOLF R J, et al. Cerebral autoregulation index at high altitude assessed by thigh-cuff and transfer function analysis techniques[J]. Experimental Physiology. 2015, 100(2): 173-181.

[113] CHACÓN M, JARA J L, MIRANDA R, et al. Non-linear models for the detection of impaired cerebral blood flow autoregulation[J]. PLoS One. 2018, 13(1): e0191825.

[114] SUBUDHI A W, PANERAI R B, ROACH R C. Acute hypoxia impairs dynamic cerebral autoregulation: results from two independent techniques [J]. Journal of Applied Physiology. 2009, 107(4): 1165-1171.

[115] BEIDLEMAN B A, FULCO C S, CYMERMAN A, et al. New metric of hypoxic dose predicts altitude acclimatization status following various ascent profiles[J]. Physiological Reports. 2019, 7(20): e14263.

[116] SCHEEREN T, BELDA F J, PEREL A. The oxygen reserve index (ORI): a new tool to monitor oxygen therapy[J]. Journal of Clinical Monitoring and Computing. 2018, 32(3): 379-389.

[117] YIH M L, LIN F, CHAO H, et al. Effects of rapid ascent on the heart rate variability of individuals with and without acute mountain sickness[J]. European Journal of Applied Physiology. 2017, 117(4): 757-766.

[118] CHEN W, ZHUANG J, YU W, et al. Measuring complexity using fuzzyen, apen, and sampen[J]. Medical Engineering & Physics. 2009, 31(1): 61-68.

[119] LIU C, LI K, ZHAO L, et al. Analysis of heart rate variability using fuzzy measure entropy[J]. Computers in Biology and Medicine. 2013, 43(2): 100-108.

[120] LAKE D E. Renyi entropy measures of heart rate Gaussianity[J]. IEEE Transactions on Biomedical Engineering. 2005, 53(1): 21-27.

[121] AKTARUZZAMAN M, SASSI R. Parametric estimation of sample entropy in heart rate variability analysis[J]. Biomedical Signal Processing and Control. 2014, 14: 141-147.

[122] BHOGAL A S, MANI A R. Pattern analysis of oxygen saturation variability in healthy individuals: Entropy of pulse oximetry signals carries information about mean oxygen saturation[J]. Frontiers in Physiology. 2017, 8: 555.

[123] 游海燕. 急性高原病易感性的多指标神经网络预测及应用研究[D]. 重庆：第三军医大学，2012.

[124] 黄仕鑫，罗佳婧，罗亚玲，等. 基于BP神经网络模型鉴别2型糖尿病肾病的认知图研究[J]. 中华内分泌代谢杂志，2017，33（11）：943-949.

[125] MISHRA A, SINGH D. Heart disease predictions using numerous classification techniques and dynamic LSTM model[C]. //2019 International Conference on Communication and Electronics Systems (ICCES). IEEE, 2019: 1136-1141.

[126] 米硕，孙瑞彬，李欣，等. 基于LSTM的循环神经网络模型确立睡眠与病例诊断结果的关系[J]. 微计算机信息，2018（07），99-100.

[127] SIKRI G, BHATTACHAR S. Acute mountain sickness and duration of pre-exposure to high altitude[J]. NeuroReport. 2016, 27(13): 997.

[128] BIAN S, JIN J, DONG J, et al. A higher baseline somatization score at sea level as an independent predictor of acute mountain sickness[J]. Physiology & Behavior. 2016, 167: 202-208.

[129] DIPASQUALE D M, STRANGMAN G E, HARRIS N S, et al. Acute mountain sickness symptoms depend on normobaric versus hypobaric hypoxia[J]. BioMed Research International. 2016, 2016: 6245609.

[130] SIKRI G, BHATTACHAR S. Acute mountain sickness amongst tourists to Lhasa[J]. Archives of Public Health. 2017, 75(1): 4.

后 记

《淮南子·兵略训》曰："千人同心，则得千人力；万人异心，则无一人之用"。《高海拔与脑保护》一书即将付梓，我心中更多的是充满感激之情。此书是集体智慧的结晶，它既包含了高原医学前辈的谆谆教导，也有广大研究生的刻苦研究；既有高原医学同行的杰出成果，也有出版社编辑的认真校稿。感谢大家的辛苦付出！

感谢军事医学研究院老一辈科学家吕永达教授、范明教授在特殊环境生理学与损伤防护研究方面奠定的坚实基础。感谢辛勤耕耘的诸多同行们，他们有首都医科大学吉训明教授、西藏大学马海林教授、北京理工大学史大威教授、解放军总医院段炼教授和韩聪教授、空军军医大学曹征涛教授、大连理工大学唐一源教授、系统工程研究院郝利民研究员、中国科学院兰州化物所杨军丽研究员、中国科学院心理所王妍研究员、浙江大学陈学群教授、中国药科大学廖红教授等。感谢我们研究团队的同道们赵名、赵彤、成祥、吴丽颖、赵永岐、吴海涛、郭靓、徐伦、李大虎、黄欣、施明等。感谢我们研究团队的研究生们，他（她）们的课题研究成果为本书提供了第一手的素材，他（她）们有张宽、周延召、韩莹、岳向培、王晓萌、耿亚楠、姜秀芳、林霄、张广波、丁伏生、熊雷、何云凌、李改芬、闫峰、巩生辉、张丽君、丁利平、刘丽丽等。感谢高嘉悦、郭建君、费学超等在材料整理、图表审核中给予的帮助。感谢西南交通大学出版社的罗在伟、姜远平两位编辑在图书出版中所做的大量工作。最后，感谢我的合作者赵名博士，既是我的科研助手又是一起在高原缺氧损伤防护研究方向志同道合的朋友。

朱玲玲

2021 年 12 月 30 日